기계적 테이핑에서 이해적 테이핑으로

# 스파이랄 및 키네지오 테이핑

SPIRAL AND KINESIO TAPING

저자 **박용남**

기계적 테이핑에서 이해적 테이핑으로
# 스파이랄 및 키네지오 테이핑

초판 발행  2018년 1월 19일

지 은 이  박용남
펴 낸 이  김승환
펴 낸 곳  도서출판 엠디월드(MDworld medical book co., Ltd)

출판등록  제22-2575호
주　　소  동대문구 천호대로25길 45
전　　화  02-3291-3291
팩　　스  02-3291-3455
이 메 일  gomdbook@hanmail.net
홈페이지  www.mdworld.co.kr
디 자 인  이수진

I S B N  978-89-91294-93-6
정　　가  30,000원

※ 이 책의 전부 또는 일부를 도서출판 엠디월드의 사전 승인없이 무단으로 복제하는 것은 법률로 금지되어 있습니다.
※ 잘못된 책은 바꾸어 드립니다.

# Profile

저자 **박용남**

■ 지금

　　휴내리 치료교육센터 소장
　　T.M.D.A(Touch & Movement Drawing Academy) 학회장
　　대원대학교 물리치료학과 겸임교수
　　가천대학교 물리치료학과 외래교수
　　강원대학교 물리치료학과 외래교수
　　수원여자대학교 물리치료학과 외래교수
　　대한 테이핑물리치료학회 연수강사

■ 과거

　　용인대학교 물리치료학과 초빙교수
　　안산대학교 물리치료학과 외래교수
　　동남보건대학교 물리치료학과 외래교수
　　여주대학교 물리치료학과 외래교수

■ 저서

　　노인 재활 심리학(2015).
　　몸, 그것은? 손발이 고생해야 몸이 낫는다(2014).
　　몸, 그것은? No Passive Yes Active(2008).

# 머리말

처음 가졌던 생각은 누구나 쉽게 따라할 수 있는 테이핑 책을 통해 스스로 통증으로부터 벗어나길 바랐다. '몸의 위기! 테이핑으로 잡다.', '테이핑으로 통증 벗어나기', '테이핑, 파스처럼 붙이기', '테이핑종합사전' 등의 일상의 제목을 염두에 두고 시작하였다.

하지만 한 페이지 한 페이지를 넘어 갈 때마다 두, 세 페이지의 욕심을 부렸던 것 같다. 그렇게 처음 가졌던 제목들을 넘어서 버렸다. 제목에 대한 고민을 다시 해야만 했고 최종 교정이 끝나고 난 뒤, 머리말 수정요구까지 출판사로부터 받았다. 다 끝났다고 생각했는데! 머릿속이 하얘진다. 욕심으로 인한 화근이 모든 것을 처음으로 되돌려 놓아버렸다. 처음 가졌던 생각으로 돌아갈 수 없는 지금 아니, 처음의 생각이 이렇게 될 수밖에 없다는 것을 알아버려서 한편 감사하기도 하다. 제목은 '기계적 테이핑에서 이해적 테이핑으로' 바꿨다. 파스처럼 붙이는 것을 구분 짓는 의미이기도 하며, 몸을 이해하는 과정으로써의 테이핑을 강조하고픈 생각에서이다. 이 책과 어울리는 제목이라 생각한다. 몸의 기능을 이해하고 그로부터 도구로써의 테이핑은 치료의 한 영역을 굳건히 하기에 충분하며, 창의적 치료를 가능케도 이끌 수 있기 때문이다. 그래서 본 테이핑 책은 기초적 원리로부터 시작하여 과정으로 치자면 고급과정에 이룰 수 있도록 촘촘히 구성하였다.

테이핑을 경험했고 배우고자하는 선생님들에게 본서는 테이핑의 모호함으로부터 확신을 이끌게 할 것으로 생각한다. 명료하지 않은 것을 설명하기에는 그 만큼의 주절주절 되는 수식어들이 많을 수밖에 없다. 수많은 치료법들 중 테이핑도 다양한 설명과 시술법을 소개하고 있지만 명쾌함과는 거리가 있어 보인다. 더군다나 본서는 키네지오 테이핑법뿐만 아니라 생소한 스파이랄 테이핑법까지를 한데 엮어 놓은 것이기에 더욱 그러하지 않나 걱정스런 마음이다.

분명, 이 책은 그러한 임상서다.

하지만, 몸의 이해와 치료의 원리는 환자를 치료함에 있어 지극히 자연스러운 과정이며, 이를 쫓을 때 치료는 뚜렷하고 분명해진다. 본서가 테이핑법에 앞서 몸의 이해와 치료의 원리적 부분에 대해 많은 할애를 했던 이유다. 이에 따라 본서에서 소개되는 테이핑법들 역시 그리 불명확하거나 미신적이지 않다는 생각을 조심스럽게 해본다.

테이핑 치료법이 아니어도 좋다.

본서는 몸에 대한 이해에 초점을 맞추고 있다. 몸이라는 자연에 대한 이해는 '전체는 부분의 합을 넘어선다.'는 말처럼, 수많은 치료법들의 원리로 쓰였다. 보이는 것 이면의 것을 보고, 의식하지 않았던 것들에 눈여겨보고, 조각 난 것을 온전한 하나의 부분에 불과하다고 생각되어질 때 많은 치료법들은 모호함에서 벗어날 수 있다. 부족하지만, 본서는 그러한 부분에 대해서 고민하였다.

본서는 임상에서 쉽게 경험하게 될 질환별 테이핑보다는 상당부분 증상위주의 처치법들로 구성하였다. 진단명에 따른 치료는 질환의 원인, 증상, 질환을 앓은 시간, 연령, 일상생활, 직업 등과는 상관없이 감기약을 처방하고 조제하듯 일정 과정의 틀을 만든다. 같은 진단명일지라도 원인은 다를 수 있으며, 서로 다른 원인으로 동일한 질환 명을 붙이기도 하니 보편성과 편리의 측면에선 질환별 처치가 손쉬워진다.

하지만, 근골격계 질환은 한 번의 충격으로써 드러나는 파괴적인 손상이 아니며, 작은 원인에서 광범위한 증상으로, 서로 다른 수많은 원인에서 특정부위의 손상으로 선뜻 이것이다 단정 짓지 못한다. 막연할 수밖에 없다. 따라서 본서는 질환 명의 틀을 넘어 한 개인이 갖는 다름에 치중하였고 그러하기에 증상위주의 테이핑은 합당하다.

덧붙여, 각 치료법들이 갖는 한계처럼 테이핑 역시 치료의 전부가 아니기에, 서로 다름에 하나의 치료법을 고집할 수 없고 또 자기 식으로 규정했던 설명들이 얼마나 부분적이었던 지를 알기에 다양한 치료법의 원리뿐만 아니라 도수적 방법과 자활운동에 대한 역할도 언급하여 모든 치료영역들의 가치를 함께 엮으려 노력하였다.

매번 책을 출간 쯤 드는 생각이지만, 보다 앞서가려 애썼다. 하지만 번번이 이 정도면 되었다하고 타협한다. 지쳐, 던져버리고 싶은 마음도 있었겠지만, 이번은 여운의 뒤끝도 그리 나쁘진 않은 것 같다. 결핍과 동기로 여기까지 왔다. 부디 많은 선생님들이 이 책을 통해 부족함을 채우고 치료에 대한 궁금증을 이곳에서 풀어내길 소망한다.

2018년 1월
저자 박용남

# 감사의 글

켜켜이 쌓여 먼지를 털어 놓는 것조차 꺼려지는 일들도 있지만, 엄지와 검지로 어쩔 수 없이 집어 들고 서야 '아이쿠!' 손바닥으로 훔쳐 가슴 뛰게 하는 일들도 있다.

그렇게 시작된 작업에서 삶의 흐릿한 배경들이 이처럼 설레게 인다.

사람이 살아간다는 것은 매번 사람으로 끝이 나는 것처럼, 작업 내내 한데 어우러져 그들이 그리워진다.

하지만, 무심했었다.

빨갛게 달아오르는 죄송함과 감사를 두고두고 되뇌이고 있다.

참 고마운 인연,

임상의 첫 걸음을 기다림과 사람으로 시작하게 해 주셨던 인기영 원장님과 푸석한 삶에 애린여기(愛隣如己)의 공감과 연민의 미소를 지으셨던 노영범 원장님, 그리고 '사는 대로 생각지 않고, 생각대로 사는 것이 좋다!'하며 훌쩍 해남으로 떠난 김대홍 형님께 염치 없지만, 그 동안의 소원함을 덜어내 주시길 바래본다.

제자 인사 올립니다,

닮아지고 싶지만 그럴 수밖에 없는 구희서 교수님, 어린 제자를 어른으로 대해 주셨던 김순자 교수님, 당당하지만 여린 마음 읽게 해주신 장수경 교수님, 스승으로써의 모든 것을 보여주신 민경옥 교수님, 말을 꺼내기도 전에 이미 저의 마지막 말을 듣고 계신 김순희 교수님께 고개 숙여 인사드립니다.

벗이 있어 좋다,

김성원 교수, 고태성 교수, 이상빈 교수, 임재길 교수, 안호정 교수, 이병기 교수, 김용연 교수, 김지성 교수, 박주현 교수, 박형식 선생, 김양래 선생과 함께 이따금 노닥거리며, 그렇게 하루하루 묵혀가길 소망한다.

감동을 주는 제자,

책의 처음과 끝이 신도선 선생이 없었다면 가능했을까? 알아온지 오래도 되었지만 처음과 끝이 한결같다. 어렵게 꺼낸 말이 무색하게 흔쾌히 사진 작업을 도와준 정효진 선생, 순수 그 아름다움은 언제나 감동이다. 더불어 이들의 소중한 생명들이 건강하게 태어나길 기원한다.

사랑하는 가족,

자식의 고생에 언제나 안쓰러워 한숨만 쉬시던 부모님께 한시름 놓을 수 있게 해드려 기쁜 마음이다. 아버지, 어머니, 장모님 부디 오래오래 곁에 머물 수 있게 강녕하시길 간절히 기원드립니다. 하늘에 계신 아버님 열심히 사는 우리를 지켜 봐 주세요! 아내이자 친구며, 동료인 배영숙 교수! 당신을 사랑하고 존경합니다.

끝으로,

부족한 글을 흔쾌히 출간으로 허락해 주신 엠디월드 김승환 대표님과 이러한 인연을 맺어 주신 정광호 이사님께 고개 숙여 감사드립니다. 마지막까지 수 없이 많은 요구와 수정을 내내 진지하게 참아주시고 또 책의 완성을 위해 꼼꼼히 지적해 주신 이수진 선생님께 진심어린 고마움을 전합니다.

박 용 남 올림

# 목차
Contents

**PART 01 소개**

### chapter 1 테이핑의 소개 • 002
1. 다나까 노부다까(田中 信孝) • 004
2. 가세겐조(加瀬 建造) • 007
3. 아리까와 이사오(有川 功) • 009

### chapter 2 테이핑을 위한 인체의 이해 • 012
1. 구조와 기능에 대한 이해 • 014
2. 지근(Tonic muscle) 그리고 속근(Phasic muscle) • 017
3. 횡(가로)과 종(세로) • 019
4. 한 관절근육(one joint muscle)과 두 관절근육(two joint muscle) • 023
5. 움직임의 패턴(Movement pattern) • 025

### chapter 3 테이핑 시 패턴 이해 • 029
1. 움직임의 시작 • 030
2. 굽힘 패턴(flexion pattern)과 폄 패턴(extension pattern) • 033

### chapter 4 테이핑의 작용기전 및 효과 • 038
1. 고정과 지지 • 039
2. 방추형운동신경(fusimotor neurons)의 자극 • 040
3. 고유수용성 자극 • 042
4. 전달속도가 통증보다 빠른 촉각과 미세한 근육의 수축 • 043

### chapter 5 테이핑 시 주의사항 • 045
1. 효과 있는 근육만, 그리고 그 근육 중 어느 부위? • 046
2. 테이핑의 시작 자세는? • 047
3. 머리부터 발끝까지 하나의 기능적 단위로 이해한다. • 048
4. 말초에서 중추, 중추에서 말초, 어디에서부터 테이핑을 하는가? • 049
5. 통증 부위의 직접적 압박과 통증 부위 반대측 압박의 차이는? • 051

# 목차
## Contents

6. 테이프는 동여매는 밧줄이 아니다. •052
7. 테이핑 후 가벼운 관절가동술(mobilization)은 너무도 이롭다. •053
8. 얼마나 붙이고 언제 떼어내는가? •053
9. 키네지오 테이프의 여러 모양 •054

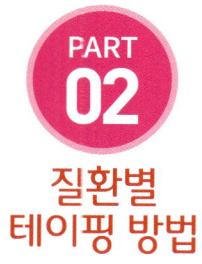

**PART 02 질환별 테이핑 방법**

### chapter 6 상지에 대한 테이핑 •056

**01. 손가락과 손목관절의 테이핑** •057
　1. 손가락 염좌(finger sprain) 또는 염증 •057
　2. 주먹질로 인한 손의 손상 [4, 5번째 손허리손가락 (MP joint) 관절] •064
　3. 드쿼르벵 병(DeQuervain's disease) •071
　4. 손등 안정화 •076
　5. 자뼈(척골, ulna) 측 또는 노뼈(요골, radius) 측 손목관절의 잔존 통증 •081

**02 팔꿉관절(주관절, elbow joint)의 테이핑** •086
　1. 테니스엘보(가쪽위관절융기염, lateral epicondylitis) •086
　2. 골프엘보(안쪽위관절융기염, medial epicondylitis) •093

**03. 어깨관절의 테이핑** •099
　1. 압통점 •100
　2. 머리에 손이 닿지 않을 정도의 통증 •104
　3. 오십견(유착성 관절낭염, adhesive capsulitis) •108
　4. 어깨세모근(deltoid m.)의 통증이나 약화의 경우 •113
　5. 똑바로 누운 자세에서의 어깨관절 통증 •117
　6. 돌림(rotation)이 어려운 경우 •120
　7. 상지 패턴 테이핑 I •124
　8. 상지 패턴 테이핑 II •127

**04 재활운동(Rehabilitation exercises)** •132

# 목차
Contents

## chapter 7 하지에 대한 테이핑 • 136

### 01 발가락과 발목관절의 테이핑 • 137
1. 엄지발가락 염좌(sprain) 또는 염증 • 137
2. 무지외반증(Hallux valgus) • 141
3. 발등 통증 • 146
4. 발의 아치(arch) 감소[flat foot]에 따른 통증 • 150
5. 족저근막염(Plantar fasciitis)과 뒤꿈치의 통증 • 155
6. 발목을 삔(ankle sprain) 경우의 통증 • 159
7. 아킬레스힘줄염(achilles tendinitis)에 의한 통증 • 166

### 02 무릎관절의 테이핑 • 170
1. 무릎이 부었을 경우 • 170
2. 수동적 돌림(rotation)에 의한 무릎통증이 확연할 경우 • 177
3. 노화로 인한 무릎의 약화 및 통증 • 181
4. 계단을 오르고 내려가는 동작 시 무릎의 통증 • 184
5. 무릎반달연골(meniscus) 손상에 따른 계단을 오르고 내려가는 동작에서의 무릎통증 • 190
6. 무릎관절의 안쪽 곁인대(medial collateral ligament)의 손상일 경우 • 194
7. 무릎뼈(patella)의 불안정성을 동반한 굽힘과 폄의 통증 • 197
8. Osgood-schlatter disease에 대한 무릎통증 • 204
9. 하지 패턴 테이핑Ⅰ• 206
10. 하지 패턴 테이핑Ⅱ• 209

### 03 재활운동(Rehabilitation exercises) • 215

## chapter 8 척추에 대한 테이핑 • 218

### 01 척추에 대한 테이핑 • 219
### 02 목에 대한 테이핑 • 224
1. 목 돌림(rotation) 시 통증Ⅰ• 224
2. 목 돌림(rotation) 시 통증Ⅱ: 채찍질 손상(whiplash injury) • 228

# 목차
## Contents

   3. 목 돌림(rotation) 시 통증 Ⅲ • 231
   4. 목뼈 과대 움직임이나 디스크가 명확한 목의 통증일 경우 • 233
   5. 목의 통증이 뒤쪽으로 집중해서 나타날 경우 • 234
   6. 목과 연결된 상부 등쪽의 무거운 느낌이 있을 경우 • 236
   7. 급성기 목의 통증으로 모든 움직임이 어려울 경우 • 239
   8. 상하지 및 체간 균형조절을 통한 목의 통증과 기능적 증진을 위한 테이핑법 • 242
   9. 반사적 조절을 통한 목의 통증과 기능적 증진을 위한 테이핑법 • 244

## 03 등과 가슴 부위에 대한 테이핑 • 245
   1. 어깨뼈와 척추 사이의 통증 • 245
   2. 타박이나 전위가 없는 갈비뼈 골절에 의한 통증의 경우 • 248
   3. 등뼈 관절에 압통점이 있을 경우 • 252

## 04 허리에 대한 테이핑 • 255
   1. 허리를 구브릴 때의 통증 Ⅰ • 255
   2. 허리를 구부릴 때의 통증 Ⅱ • 260
   3. 허리를 펼 때의 통증 Ⅰ • 266
   4. 허리를 펼 때의 통증 Ⅱ • 270
   5. 허리뼈의 통증이 명확할 경우 • 273
   6. 다리 길이 차이 조정 방법 Ⅰ • 275
   7. 다리 길이 차이 조정 방법 Ⅱ • 278
   8. 궁둥구멍근(이상근, piriformis)의 이완법 • 280
   9. 극심한 허리통증으로 걸음조차 힘겨울 때 또는 허리 좌우 회전 시 통증 Ⅰ • 284
   10. 극심한 허리통증으로 걸음조차 힘겨울 때 또는 허리 좌우 회전 시 통증 Ⅱ • 287
   11. 수술 상흔에 대한 처치 • 290
   12. 저린 방사통에 대한 처치 • 292

## 05 재활운동(Rehabilitation exercises) • 295

# Part 1

## 소 개

S·P·I·R·A·L A·N·D K·I·N·E·S·I·O T·A·P·I·N·G

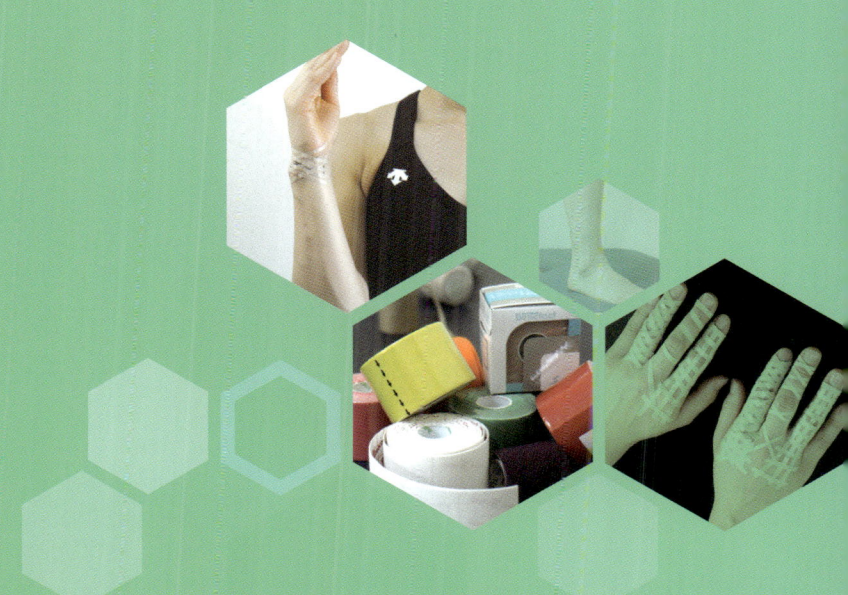

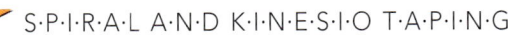

# chapter 1
# 테이핑의 소개

테이핑은 'Strap(끈, 혁대, 반창고를 붙이다.)'이라는 말로 처음 쓰여졌다. 끈, 혁대의 의미처럼 단단히 동여매어 붙이는 식의 개념이다. 인체의 불안정한 관절 즉, 뼈와 뼈를 안정되게 연결하여 고정적 의미로서 처음 사용하기 시작하였다.

관절의 의미는 움직임을 만들어 내는 데 있다. 이러한 관절에서는 흔히 움직일 때 아프거나 움직임으로 인해 더 큰 손상을 줄 수 있는 상태일 때와 부목을 덧대거나 단단한 깁스를 적용하여 안정을 취하는 처치와 다르지 않다. 하지만 손상 정도가 경미하여 석고처럼 딱딱한 고정이 필요 없을 때나 움직여야 하고 움직일 수탁에 없는 상황에서는 옷가지나 끈, 탄력붕대 등이 그 지지와 고정의 역할을 했을 것이다. 문제는 이러한 옷가지나 끈, 탄력붕대 등으로 아무리 견고히 고정하고 단단히 묶어 놨다 하더라도 앉고, 서고, 걷는 등의 기능적인 움직임에서는 빈번히 헐거워져서 번거롭게 다시 동여매는 것을 반복해야 했을 것이다.

지지와 보강 그리고 고정의 역할을 하는 끈(탄력붕대)은 움직임을 어느 정도는 허용하면서도 헐거워지거나 흘러내리지 않는 방법을 찾아야만 했다. 테이프처럼 접착성이 있다면 헐거워지거나 흘러내리는 일은 없었을 것이다. 그래서 관절을 중심으로 피부에 직접 붙이는 접착성 테이프를 사용하기 시작하였다.

접착성 테이프는 스프츠손상의 예방이나 경기 중 발생할 수 있는 응급 상황에 대한 처치방법으로 널리 쓰여지고 있다. 접착성 테이프는 압박, 수축, 이완 등을 이용하여 고정과 더불어 움직임을 허용하는 기능적 역할이 장점으로 스포츠 현장에서 여전히 활용되고 있다.

이렇게 발전한 테이핑 방법은 다나까 노부다까(田中 信孝), 가세겐조(加瀨 建造)에 의해 스포츠손상 이외의 다양한 근골격계 질환에 대한 해결책으로 발전하였다. 특히, 질환별 테이핑이라는 좀 더 역학적이고 신경학적인 접근으로 임상적 응용을 가능하게 한 아리까와 이사오(有川 功)의 체계적 테이핑 접근법이 더해지면서 한층 일반인들의 근골격계 질환에 대한 치료법의 한 부분으로써 자리를 굳히고 있다.

본문에서 주로 다루게 될 내용으로 질환별 테이핑법을 소개하기에 앞서 다나까 노부다까, 가세겐조 그리고 아리까와 이사오, 이 세 사람에 대한 테이핑 접근법의 원리와 차이를 전반적으로 이해하는 것이 앞으로 테이핑을 배우고 응용하는 데 도움이 될 것으로 생각된다.

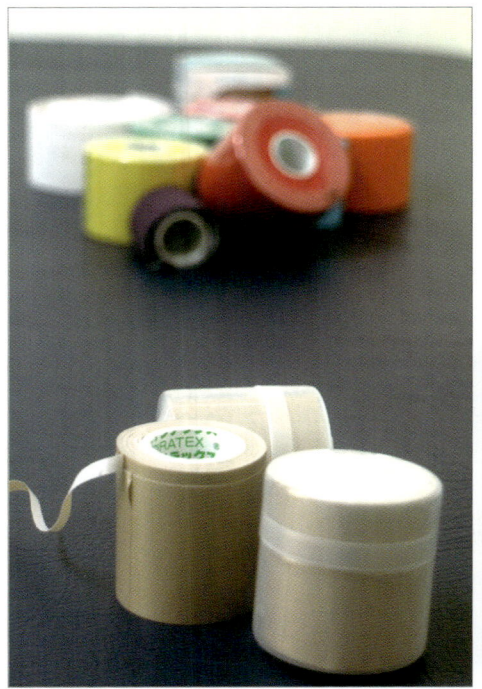
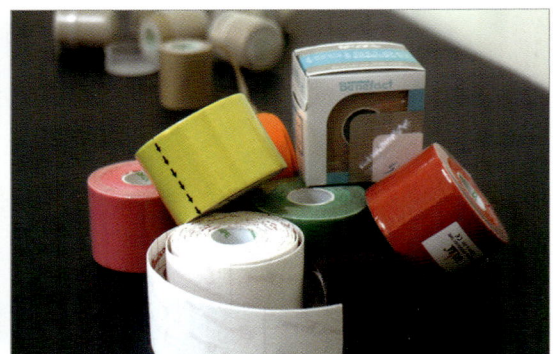

그림 1-1. 스파이랄과 키네지오 테이프

## 1. 다나까 노부다까(田中 信孝)

테이핑 방법들의 이론과 실제에 순서가 있다면, 다나까의 테이핑 방법은 실제적 적용방법을 우선하였고 차후 이론적 배경을 덧대는데 노력하였다. 그는 많은 임상적 경험(실제)을 바탕으로 인체는 좌와 우, 전·후, 상·하, 그리고 음과 양이라는 기능적 조화에 대한 이론을 제시하였다. 그가 말하는 기능적 조화란 좌와 우, 전·후, 상·하, 그리고 음과 양이라는 대비적 구분의 두 개의 서로 다른 힘이 합쳐져 하나의 기능적 회선(spiral) 움직임을 만든다는 것이다. 기능적 회선움직임의 문제란 대비적 움직임의 불일치에서 비롯된 것이고 이를 바로 잡아야 한다고 하였다. 또한 회선적 움직임의 조화를 바로 잡는 것은 각 관절뿐만 아니라 신체 전반의 밸런스(balance)를 유지하는 것이며, 이 같은 테이핑 치료법을 스파이랄 밸런스요법(spiral balance taping method)이라 명명하였다.

사실, 인체 외관상의 도양을 보면 곡선이 아닌 것이 없으며, 이러한 생김새에서 일어날 수 있는 움직임이란 비비꼬는 식의 회선적 움직임밖에는 없어 보인다. 인체움직임에서 작은 손동작을 예를 들어 설명하자면, 주먹을 쥘 때조차 이러한 회선의 움직임이 일어난다는 것을 쉽게 확인할 수 있다. 가볍게 쥔 주먹은 손가락의 굽힘(flexion)만으로 가능하다. 하지만 강하게 힘을 주어 주먹을 쥘 때에는 4번째, 5번째 손가락이 마지막으로 작용하여 손목관절의 뒤침(supination) 회전 움직임을 만들어낸다. 이러한 회선적 움직임의 연속성은 주먹을 쥔 손에서 손목, 팔꿈치, 그리고 어깨로 이어지고 급기야 몸까지 뒤틀리게 한다. 또한 발에서 발목, 그리고 무릎으로 이어져 편측의 움직임을 만들고, 이 같은 움직임이 몸의 중심에서 또 다른 측에 영향을 주는 기능적 움직임이 만들어질 때, 인체의 움직임은 전체적으로는 회선움직임이다.

대표적으로 걷는 모습이 그러하다. 한 팔이 몸 앞으로 뻗게 되면 동시에 반대측 팔은 몸통 뒤에 있게 되고, 몸통을 중심으로 앞과 뒤에 엇갈려 위치한다. 머리와 엉덩이를 수직선의 중심축으로 본다면 축을 중심으로 한 팔이 앞으로 향하면 반대 팔은 뒤로 멀어진다. 다리도 마찬가지로 서로 반대되는 움직임을 한다. 이러한 반복적 움직임을 흔히 사선 또는 회선 움직임이라고 할 수 있고, 작게는 손가락관절부터 크게는 몸 전체의 움직임이 회선이 된다. 결국 작은 부위든지, 여러 부위가 함께 작용하는 복합적인 움직임이든지 서로 연결되고 이어진 반복적 행위는 좌·우, 전·후, 상·하라는 위치적 부분들이 유기적으로 비대칭적 움직임으로서 균형있는 회선 움직임을 만드는 것이다.

다나까는 이러한 유기적이고 원활한 회선 움직임에 대한 밸런스가 기능적 이상 환자에게 중요하다고 강조하고 있다. 즉, 항중력근(antigravity muscle)의 좌·우 밸런스,

## 스파이랄 및 키네지오 테이핑

각 근육, 관절, 전체 움직임의 근육, 그리고 상지, 체간, 하지의 상호 밸런스가 깨진다면 근골격계 질환을 피할 수 없으며, 이것들에 대한 밸런스를 맞추는 것이야 말로 통증과 근골격계 질환으로부터 자유로울 수 있는 방법이라고 제시하고 있다.

덧붙여, 다나까는 항중력근의 좌·우 밸런스, 각 근육, 관절, 전체 움직임의 근육, 그리고 상지, 체간, 하지의 상호 밸런스를 위해 한 관절에서 다음 관절로, 또는 한 관절을 건너 그 다음 관절로 이어지는 팔다리의 패턴화된 운동법을 기술하기도 하였다. 운동이나 재활 치료 부분에서 이러한 운동법에 대한 신체역학에 대해 좀 더 자세히 거론하겠다.

다나까가 사용한 테이프 역시 독특하다. 탄력성이 없어서 비탄력 테이프(non elastic tape)라고도 하며, 기존의 스포츠 테이핑에 사용되는 4 cm나 5 cm 너비의 비탄력 테이프와도 다른 3~5 mm의 가는 테이프를 상황에 따라 움직임을 제한하는 방향으로, 때로는 격자의 사선으로 서로 겹쳐 압박의 의미로서 붙였다.

더욱이 다나까의 테이핑이 의미스러운 것은 회선 움직임을 원활히 할 수 있도록 보강 및 균형에 초점을 맞춰 통증 부위의 정반대 측 또는 통증과는 관련 없어 보이는 먼 부위까지 테이핑 부위를 확장해 나간다는 것이다. 이러한 밸런스 조정을 위해 3×4 테이프라는 엄지손톱만한 딱지 형태의 테이프를 사용하기도 했다.

3×4의 격자형 작은 테이프가 어떻게 큰 움직임에, 그리고 항중력적 거대 근육에 작용할 수 있을까? 하는 궁금증은 때로는 과학적 이해나 병태생리학적 이해의 곤란이라는 의구심을 낳기도 한다. 그래서 다나까의 치료법을 접한 이들 사이에서 다나까의 테이핑법과 운동법은 그만의 독단적인 치료법으로, 드러난 효과적 테이핑법 외에 더 이상의 의미를 두지 않고 과학적, 병태생리학적 이해의 정도 수준에서의 스파이랄 밸런스 테이핑법만을 받아들이고 있다. 하지만 과학적, 병태생리학적 이해의 곤란이라는 치료의 근본적 원리에 대한 의구심에도 불구하고, 그가 이야기하는 테이핑 처치 법들은 상당한 효과를 보이고 있다. 그러므로 저자는 다나까의 이와 같은 과학적, 병태생리학적 이해의 어려움을 부족하지만 최대한 풀어서 설명하도록 할 것이다.

## 2. 가세겐조(加瀨 建造)

다음으로 스포츠손상이나 근골격계 질환에서 널리 쓰여지고 있는 가세겐조의 테이핑법이다. 가세겐조의 키네지오 테이핑법은 운동학(kinesiology)을 기초로 하여 통증의 원인이 되는 근육에 대한 처치 방법이라 할 수 있다. 즉, 통증을 일으키는 움직임을 확인하고 그 움직임에 관여하는 주동근(agonist)과 협력근(synergist) 그리고 길항근(antagonist)의 역할이 어떠한지, 그리고 근육의 긴장(tension) 또는 약화(weakness) 등을 확인하여 근육의 기시(origin)와 정지(insertion)를 잇는 근육의 결인 종(longitudinal) 방향 처치 방법이다.

그는 근육은 지속적으로 정상 범위 내에서 수축과 이완을 반복하는데, 어떠한 이유로 근육이 정상 범위를 넘어 과신장되어 근육이 정상 수축을 못하거나 이와 반대로 과도하게 수축하여 긴장이 풀리지 않는다면 근육 본연의 기능을 못할 뿐만 아니라 염증과 통증을 일으킨다. 이러한 염증과 통증은 피부와 근육 사이의 공간이 압박받아 나타난 결과로 심각한 근골격계 질환을 야기 시킨다고 생각하였다.

이는 스포츠손상 시 전형적으로 고정과 제한을 목적으로 사용하는 여러 겹의 비탄력테이프가 피부와 근육 사이의 공간을 오히려 압박하여 치유를 방해한다는 근거이기도 하다. 하지만, 응급 상황에서의 고정과 제한의 의미는 더 큰 손상에 대한 예방으로써 그 목적과 가치가 다른 것으로 봐야 할 것이다.

한편, 키네지오 테이핑법은 단일 근육에 대한 접근이나 아픈 곳에 파스를 붙이듯이 손상된 근육에만 치우친 것은 아니다. 작게는 움직임을 만드는 주 근육 외에 길항적으로 작용하는 근육에 대한 처치도 꼼꼼히 살폈으며, 무엇보다 일반적으로 일상생활 등 작이나 스포츠라는 전신의 복합 움직임에 있어서의 손상은 어느 하나의 근육 문제로 볼 수는 없으며, 그룹(group)으로 작용하는 복합적이고 패턴화된 움직임의 문제를 분석하는 것이 중요하다고 강조하고 있다. 하지만 현재 임상적 적용에 있어서는 단일 근육의 처치나 고정의 의미로써 제한적인 방법으로 키네지오 테이핑이 소개되고 쓰여지고 있는 실정이다.

## 스파이랄 및 키네지오 테이핑

테이프의 재질적 측면에서는 다나까의 비탄력테이프와 달리 가세겐조는 탄력테이프(elastic tape)이다. 테이프의 탄력성 때문에 근육이나 관절에 적용했을 때 강한 압박을 줄 수 있어 지지와 고정의 역할에 의미를 두기도 하지만, 가세겐조는 좀 다른 이야기를 한다. 근육손상이 있을 때 테이프 자체를 늘리는 것이 아니라 허용되는 범위 내에서 손상 부위의 근육이나 관련된 관절을 늘리는 것이라고 말하고 있다. 이같이 늘어난 위치에서 부착된 키네지오 테이프는 근육과 관절이 원래의 위치로 돌아간 상태에서 손상 부위의 피부를 따라 테이프의 탄성이 작동하는 원리를 이용한 것이라 볼 수 있다. 즉, 테이프를 부착시킨 피부는 신장시키기 전의 원래 위치에서 테이프의 탄성에 의해 수축되어 들어 올려지고, 피부 밑 혈액과 림프액의 순환을 개선시킨다고 말하고 있다. 따라서 다나까는 테이핑 시 자세를 중립자세(neutral position) 또는 통증이 없거나 예외적으로 팔과 같은 부위는 특정 자세를 취하게 한 후 테이핑을 실시했던 반면, 가세겐조는 통증 부위가 어디이든지 적용 전에 피부조직을 늘리는 것을 원칙으로 했으며, 피부가 신장되지 않으면 아무런 소용이 없다고 단정짓고 있다.

특히, 키네지오 테이프를 부착시키는 기본적인 원칙은 손상받은 근육 주위를 테이프로 감싸는 것이다. 예를 들어, 근육의 기시에서 시작하여 근복(muscle belly)을 따라 정지부에 부착한다. 이렇게 부착하는 것은 테이프가 근육을 기시부 방향으로 잡아당겨져서 쉽게 피로해지고, 빠른 수축에 관여하는 근육의 손상 시 도움을 준다. 또는 근경련이나 과수축이 손상의 원인인 경우에는 근긴장을 완화할 목적으로 근육의 정지부에서 기시부로 붙인다. 이러한 방법은 근육을 정지부 방향으로 잡아당겨지게 하고, 앞서 말했듯이 근육의 과긴장과 과수축을 완화할 목적으로 적용한다.

그러나 근육 하나만의 손상도 없거니와 근긴장 또는 약화에 의한 손상이 함께 나타나는 경우가 일반적이어서 이러한 원칙이 절대적인 것은 아니다.

이에 비해 다나까의 테이핑법은 일관되게 말초에서 중추를 향해 테이핑을 한다. 덧붙여, 다나까의 테이프 부착 방법은 좌우측의 방향을 중시하고 크로스 테이핑을 할 경우에는 좌측으로 마무리를 하는데, 95%가 여기에 속하며, 나머지 5%가 우측으로 경사지게 부착한다고 하였다.

이와 같은 다나까와 가세겐조의 테이핑 방법의 차이는 테이핑의 치료 원리와 사용하는 테이프의 재질과 특성으로 볼 수 있으며, 질환별 테이핑 처치법에서 다나까와 가세겐조의 테이핑법 두 가지 모두를 비교하여 설명하도록 하겠다.

## 3. 아리까와 이사오(有川 功)

마지막으로, 다나까의 스파이랄 테이핑과 가세겐조의 키네지오 테이핑을 접목한 아리까와 이사오(有川 功)의 테이핑법이 있다.

아리까와는 다나까와 가세겐조의 테이핑법 모두 효과가 있음을 인정하였지만, 다나까 식의 스파이랄 테이핑은 주로 만성기(chronic stage)에 효과적이었으나 급성기(acute stage)에는 그렇지 못하였고, 시술방법에서도 너무 복잡하다고 느꼈다. 또한 아리까와는 다나까 식의 테이핑법은 적용의 어려움과 보편화된 기존의 의학적 기초에서 때로는 벗어나 이해하기 곤란하다는 단점을 가지고 있다고 생각하였다.

이와 마찬가지로 아리까와가 경험한 가세겐조의 키네지오 테이핑은 급성기에는 효과가 뛰어났으나, 다나까 테이핑법의 장점과 달리 만성기에는 효과가 떨어졌다. 더욱이 가세겐조의 테이핑법이 모두 그런 것은 아니지만, 손상 부위에 국한된 단조로운 처치법과 만성적으로 잔존하는 통증에 대한 접근법이 부족하다는 점을 아리까와는 보완하고자 하였다.

이에 아리까와는 가세겐조와 다나까를 한 그림에 넣으려고 했다. 아리까와는 다나까의 비과학적이고 병태생리학적 이해의 어려움과 복잡성에 대해 논리적이면서 단순화시키는데 노력하였다. 또한 가세겐조의 국소적 단점을 전체론적이고 체계적인 테이핑법으로 정립하기 위해 신체 밸런스와 자세반사를 응용하였고 통증 단계에서 급성통증에 효과를 더욱 극대화시키는 데 집중하였다.

이와 같은 노력으로 아리까와는 자신만의 도표(diagram)를 완성하게 되었다(표1-1).

## 스파이랄 및 키네지오 테이핑

표 1-1. 아리까와식 도표

| 그룹(Group) | I | II | III | IV |
|---|---|---|---|---|
| 통증 움직임 | 움직임 (movement) | 동작 (motion) | 행위 (action) | 스포츠 (sports) |
| 문제 단계 | 급성(acute) | 아급성(subacute) | 만성(chronic) | 회복(recovering) |
| 심각성(severity) | 극심한(severe) | 중간(moderate) | 경한(mild) | 매우 경한(very mild) |
| 관절(joint) | 한 관절에만 (only joint) | 여러 관절 (several joint) | 모든 관절 (all joint) | 모든 관절과 함께 (all joint with) |
| 부하(load) | 부하 없음 (no load) | 중력 (gravity) | 저항 (resistance) | 전체 저항 (full resistance) |
| 복합적인 움직임 (combine movement) | 불가능한 (impossible) | 가능한 (possible) | 가능한 (possible) | 거의 정상 (almost normal) |
| 주된 테이핑 (main taping) | 역원근 테이핑 | 통증 원인 부위 테이핑 | 자세반사 테이핑 | 평형 반응 테이핑 |

특히, 이 도표에서 주목해서 볼 테이핑(main taping) 원리는 3단계, 행위(action) 및 4단계, 스포츠(sports) 영역에서의 자세반사와 평형반응 테이핑법이다. 다나까의 스파이랄 테이핑법의 이해와 가세겐조의 키네지오 테이핑법의 단점을 아리까와는 전체적인 이해와 접근할 수 있는 방법으로 자세와 평형 '반사'라는 본능적인 인체의 균형을 드라마틱하게 함축적으로 정리하고 있다.

아리까와의 도표는 뼈나 근육에 대한 근골격계적 이해를 넘어 신경계에 이르기까지 그 범주를 확장해 나가는데 기여하고 있다. 어쩌면 통증이나 근골격계의 기능이상은 '반사'의 출현과 '반사'의 통합, 그리고 끊임없이 반복되는 균형에 대해 무의식적이고 자동화된 일상생활 동작을 만들어 가는 몸에 대한 전체론적 적응 과정의 결과라고 할 수 있다. 이에 아리까와의 단계별 테이핑법은 그 의미가 작지 않다.

특징적으로 아리까와는 다나까나 가세겐조와 달리 테이핑 후 관절운동 및 근육이완을 통해 테이핑의 효과를 극대화시키기 위해 정형적 도수치료의 적용을 강조하고 있다. 이는 질환의 원인 판단 기준[아리까와는 근육이 90%의 문제를 야기하고 비중의 순서대로 관절, 교감신경, 통증유발점(trigger point), 체성감각, 마지막으로 호르몬의 이상 순으로 근골격계 질환의 원인이라고 말하고 있다.] 중 90% 이상을 차지한다는 근육손상 다음으로, 관절에 초점을 맞추고 있는 것과 맥락을 같이 한다. 근육이완이 모든 종류의 성공적인 근 재교육에 있어 전제조건이 되며, 그를 통한 관절의 운동성이 회복되어야 한다는 것을 시사하고 있다.

　아리까와의 이와 같은 도수치료의 병행이 다소 수동적인 방법이라면, 다나까는 여기에 능동적인 운동법에 주목하고 있다. 머리와 체간인 중추의 안정화 운동을 바탕으로 특히, 상하지 말초로부터 움직임을 만드는 근육협력패턴(muscle synergy pattern) 운동을 강조하고 있다.

　수동과 능동의 차이는 분명히 다른 것이고, 이 둘의 적절한 적용은 질환을 치료하기 위한 과정에서 필수적인 작업이다. 그 차이와 질환의 상태에 따른 수동과 능동의 적용 방법들의 원리를 각 질환의 테이핑법 소개 후 재활운동 부분에서 다루도록 하겠다.

　이상으로 다나까 노부다까, 가세겐조, 아리까와 이사오 테이핑법의 발자취들을 간략하게나마 살펴보았다.

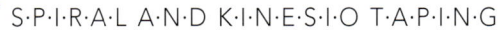

# chapter 2
# 테이핑을 위한 인체의 이해

질환에 대해 치료함에 있어 "이 질환은 이 치료법밖에는 없다!"는 식의 당위적 사고가 얼마나 위험한가를 임상적으로 경험하곤 한다. 독선적 치료는 개인의 다양성과 특수성으로 비롯된 수많은 질환의 인과관계를 눈여겨 보지 않고 있다. 때로는 독선적 치료가 현란한 눈속임으로 전체적 관점과 몸이 가지고 있는 원리를 무시하게 만들고, 아픈 환자의 여린 마음까지도 맹목적으로 흔들어 놓기도 한다. 혹시 드라마틱한 효과를 보이는 치료법일지라도 단편적이고 일시적일 때가 많으며, 동일한 질환명의 환자 앞에서 무릎을 꿇는 경우도 있기 마련이다.

그렇다면, 이러한 독단적인 치료에 빠지지 않기 위해 그리고 그에 대한 견제적 노력은 어떻게 해야 할까? 같은 병일지라도 다른 치료법을, 다른 병일지라도 같은 치료법을 강조한 의학적 사고를 멀리하면서 개개인의 질환일 뿐이라고 치료자의 굴레 속에 환자를 속박하고 있지 않은가 묻지 된다.

몸은 자연이고 그 몸에 대한 치료는 몸이라는 자연에 대한 이해이다. 치료는 관절을 중심으로 한 근육의 역할이 어떻고, 하나를 건너 또 다른 하나로 이어지는 연속적인 움직임의 형태, 그리고 이러한 모든 움직임들이 자동화된 개인이 어떠하냐에 따라 드러난 자연스런 몸을 이해하는 것으로부터 시작해야 한다.

몸은 있는 그대로의 구조에서 할 수 있는 기능과 해야만 하는 기능이 있다. 그리고 그들 사이에서 서로 어긋나는 기능에 대한 관찰로 보편적이면서도 자연스런 과정이여야 한다. 따라서 치료는 지극히 개인적인 부분을 가지고 있다. 그 개인의 직업, 활동 범위, 생활양식 등의 환경적 요소에 따른 그만이 앓고 있는 질환임을 눈여겨봐야 한다. 그 과정에서 질환을 일으킨 원인을 찾고, 치료법들의 적용과 함께 치료의 여정에서 부딪치는, 자칫 헤맬 수 있는 오류까지도 경계 해야 한다.

덧붙여, 생각의 습관 및 신념 등에 따라 질환은 시시각각 변할 수 있다는 즉, 그만이 앓고 있는 유일한 질환임을 잊지 말아야 할 것이다.

몸에 대해서 있는 그대로의 구조와 할 수 있는 기능과 해야만 하는 기능을 먼저 살펴보는 것은 독단적이고 왜곡될 수 있는 치료를 경계하는 것이며, 질환을 앓고 있는 환자 자신만의 고통을 있는 그대로 받아들이고 수용하는 첫 걸음이라 하겠다. 다시 한

번 강조하지만, 몸의 구조와 기능을 이해하지 않고 치료법만을 내세워 질환명에 껴맞추려는 일이란 오히려 치료의 보편성을 가장한 독선과 편견일 뿐이다.

지금부터 몸의 있는 그대로의 구조와 할 수 있는 기능, 그리고 해야만 하는 기능을 알아 볼 것이다. 이 또한 독선과 편견일지 모른다는 생각을 잊지 않고 말이다.

## 1. 구조와 기능에 대한 이해

만일 치료적인 부분에 있어서 뼈대 구조의 문제와 기능적 역할을 하는 근육의 문제가 동시에 발생한다면, 해부학적 뼈대 구조의 조정이 먼저일까? 아니면 그 뼈대를 움직이게 하는 근육이 하는 작용에 대한 조절이 먼저일까?

흔히, 목뼈가 '삐뚤어졌어!'하며, "우두둑" 교정을 한다. 이 같은 교정은 눈 깜짝할 사이에 이뤄진다. '우두둑'하는 선명한 소리일수록 목뼈는 자기 자리를 찾은 듯 부드럽고 편안한 움직임마저 느끼게 한다. 이렇게 맞춰진 목뼈가 더 이상 목의 문제를 야기하지 않는다면, 이 얼마나 드라마틱한 치료일까 감탄할 수 있다. 하지만 이 같은 '우두둑'의 교정 소리는 서너 시간 후에도, 내일도, 그 다음 번 치료에서도 여전히 들리게 되고 반복 되어진다면 이같은 교정치료는 무엇을 의미할까.

관절에서 소리가 나는 원인은 여러 가지가 있겠지만, 대표적으로는 뼈와 뼈 사이의 기포 형성 때문이다. 하나의 뼈와 하나의 뼈가 만나 이뤄진 관절은 관절 자체의 사용 정도에 따라 관절 내부의 압력 변화나 혈액의 정체로 인해 관절 주변 구조물들에 틈이 생기게 되고, 그 곳에 가스를 가득채운 기포를 만들게 된다. 이렇게 형성된 기포는 순간적인 압력이나 뒤틀림으로 압박되어 터지고, 이 때 어긋난 뼈가 맞춰진 것처럼 '뚝'하는 소리를 낸다. 무심결로 목을 돌리거나 오랜 시간 앉았다 일어서는 순간 무릎에서 '뚝'하는 소리를 내는 것도 같은 현상이다. 이와 같은 소리는 반복하여 낼 수는 없다. 일정 시간 기포가 만들어질 때까지 적어도 15분에서 20분 이상의 시간이 지난 후에야 소리를 다시 낼 수 있다.

또 다른 경우이면서 시간과 관계없이 계속해서 관절에서 소리가 날 수 있는 경우도 있다. 관절 주변의 인대나 건이 움직이는 과정에서 자리를 이탈할 때 소리가 나기도 하지만, 이는 관절 주변 구조의 불완전성과 인대나 건의 습관적 이탈로 임상적으로 좋지 않은 경우이다. 치료 과정에서 발생하는 소리의 근원은 관절 내의 기포가 터져서 만드는 경우가 대부분이다. 단지 '우두둑'이라는 소리가 혈액순환 정체에 따른 결과라면, 기존의 교정치료에서 빈번하게 들려오는 '우두둑'하는 소리는 체했을 때 들이키는 탄산음료수 한 잔의 효과 정도라 할 수 있다.

혹여 탈구와 같은 이탈된 뼈를 맞추는 일은 '뚝'소리와 함께 제 위치의 교정이 가능한 일이지만, 일상생활에서 비롯된 관절의 뒤틀림을 맞추는 일은 그리 간단히 생각할 게 아니다. 목뼈를 '우두둑' 교정으로 맞춰 보지만, 순식간에 또는 반복적인 '우두둑'으로 교정되었다고 생각할 수 있겠지만, 그 새로운 자리를 관절이 자신의 자리로 인식하지 못하는 데 문제가 있다. 교정된 새로운 자리가 낯설어서 예전의 익숙했던 원래의 자기 자리로 되돌아가고자 하는 것을 교정으로는 막을 수 없다는 말이다. 구조적 교정으로 구조와 주변 조직에 일시적인 변화는 가능할 수 있겠지만 지속성은 떨어진다.

뼈와 뼈를 연결하는 관절 사이에서 만들어지는 움직임인 근육의 기능은 어떨까? 관절의 뒤틀림은 지금 이 순간에도 계속되고 있는 근육의 작용으로 차곡차곡 쌓아 보여주는 결과물에 지나지 않다. 이러한 뼈대 구조의 뒤틀림 결과는 순간적이거나 하루 아침에 만들어지지 않는다. 또한 이 같은 결과는 관절을 중심으로 자동적이고 뻔한 패턴의 굽힘과 폄처럼 단편적이거나 국소적이지 않다.

다수의 기능들이 모여 처음에는 어색했을 것이고, 이후 무수한 연습과 반복을 통해 몸에 밴 몸짓이다. 그 몸짓이 일괄되고 편의대로 습관화되어 고정된 움직임으로 지금의 뒤틀린 관절, 문제의 구조적 변형을 만든 것이다. 만일 관절을 맞춘다고 생각한다면 자동화되어 몸에 밴 고집스런 기능을 염두해 두어야 한다. 그러므로 뼈대 구조를 변화시키고자 할 때에는 먼저 기능에서 답을 찾아야 한다.

기능은 무한한 가변성을 가진 몸짓으로 뼈대 구조를 변화시킬 수는 있지만, 그렇다고 하여 손쉽게 바꾸거나 멈추게 하거나 지우는 것은 어려운 일이다. 왜냐하면, 기능이 자리하기까지는 의식적 조절과 무의식적 조절이 공존했기 때문이다. 의식적으로

## 스파이랄 및 키네지오 테이핑

일상생활의 잘못된 기능을 알아차리고 바꾸려 하지만, 무의식적 기능은 이와 같은 변화를 쉽게 받아들이지 않는다. 무의식적인 기능은 습관과 같다. 습관이 쉽사리 바뀌지 않는 것처럼, 기능이 수의적이라 할지라도 전적으로 의식적일 수는 없다.

움직임의 측면에서 수의적, 불수의적이라는 말은 의식(conscious)을 통한 움직임을 인식(cognition)했느냐에 따른 손쉬운 표현이지만, 얼마만큼이 수의적이고, 불수의적이라고 나누는 것은 어렵다. 예를 들어, 자판기 커피 한 잔을 입에 가져가기 위한 수의적 행위를 보면, 동전을 넣고 원하는 버튼을 누르고 허리를 구부려 잠시 기다리고 커피 출구를 열고 커피 한 잔을 들고 허리를 펴 마침내 입으로 가져간다. 이 과정을 쪼개고 쪼개어 보면 수의적 움직임은 없다. 오로지 의식은 커피만을 생각하고 있다. 자판기의 커피를 뽑는 과정에서 근육에 대한 의식적 개입은 모호해진다. 동전 투입구에 동전을 널 때 손가락, 커피 출구를 향한 허리의 구부림, 쉽게 일그러질 수 있는 종이컵을 조심스럽게 잡은 손, 상체를 들어올린 허리, 컵을 입으로 가져가는 손, 이들 하나하나는 통제 가능한 수의적 움직임일 수 있지만, 전체적인 행위는 자동적이며 불수의적이고 무의식적인 것을 전제하고 있다.

앞서 언급한 부위와 그 밖의 부위의 모든 움직임들이 비록 각기 의식적으로 조절 가능한 움직임이고, 근육이라 할지라도 실제 실행 과정에서는 대부분의 움직임들은 의식 밖에 놓여 있는 게 사실이다. 우리의 모든 일상생활 동작은 이와 같이 상당 부분 무의식적 기능으로 이루어져 있다.

허리가 아프면 온통 허리에만 의식적 집중을 한다. 허리 외에 모든 기능들도 마찬가지로 아픈 허리를 위해 압도적인 무의식적 전략을 세운다. 이것이 일상생활 동작의 기능이며, 그 기능이 작용하는 방식이다. 또한 이로 인한 구조는 기능했던 방식을 고스란히 각 관절에 축적하고 기억한다. 그래서 기능을 바꿔 뼈대 구조를 변화시키는 것은 다시 태어나는 것처럼 어려운 일이다. 하지만 달리 방법도 없다.

그렇다면 치료는 보다 기능적이어야 한다. 치료적인 부분에 있어서도 위와 같은 무의식적 기능의 전략은 아픈 곳과 거리적으로 멀리 떨어져있다 하더라도 기능적으로는 하나의 단위로써 의미를 부여할 수 있는 전체론적 치료를 가능하게 한다. 만성과 스포츠 단계에서 아리까와가 왜 자세반사, 평형반응이라는 주요 테이핑 방법을 거론했는지 이해가 되는 부분이기도 하다.

수의적으로 조절 가능한 기능이라면 마음대로 바꾸고 멈추게도 하고, 몸에 밴 습관들을 지울 수는 있겠지만, 하나의 몸짓에 극히 일부분에 의식이 관여할 뿐이다. 그래서 질환에 무의식적 관여는 질환의 원인과 과정, 결과에서 그리고 치료에서 내재된 무의식적 기능을 반영하여야 하며, 이를 치료에서는 의식의 눈으로 살펴야 한다.

아리까와 그리고 다나까는 근골격계 질환 치유의 90% 이상을 근육, 그리고 근육의 균형이라고 강조하고, 이것에서 답을 찾을 수 있다는 치료의 이면은 곧 기능을 먼저 말하는 것이다.

## 2. 지근(Tonic muscle) 그리고 속근(Phasic muscle)

근육은 크게 두 가지 섬유로 분류할 수 있다. 앉아 있고 서 있는 기립이나 그 직립자세(upright position)를 유지하기 위해 장시간 지속적인 긴장이 가능한 근육이 있는가 하면, 눈 깜박임처럼 말 그대로 눈 깜짝할 사이에 수축과 이완을 반복하는 근육이 있다. 움직임을 할 때의 이들 근육은 서로 얽혀 원단한 기능을 만들어낸다.

근육들의 작용은 통상 시간적 개념으로 수축반응 속도에 따라 지근(slow muscles)과 속근(fast muscles)으로 나눈다. 지근은 말 그대로 수축 속도가 느리며, 덜 지쳐서 오랜 시간 자세를 유지하는데 작용한다. 그러나 지근에 비해 상대적으로 두 배 이상의 빠른 수축반응 속도를 보이는 속근은 짧은 시간에 폭발적으로 에너지를 다 써버려서 쉽게 지치거나 그로 인한 기능적 부분의 문제를 일차적으로 만들어내기도 한다.

다음 표에서 두 가지 근섬유의 특성을 살펴볼 수 있다.

표 2-1. 지근과 속근의 특성

| 특성 | 지근(적근)섬유 | 속근(백근)섬유 |
| --- | --- | --- |
| 수축 속도 | 느림 | 빠름 |
| 피로에 대한 내성 | 강함 | 약함 |

| 모세혈관 밀도 | 많음 | 적음 |
|---|---|---|
| 사립체 | 많음 | 적음 |
| 미오글로빈 | 많음 | 적음 |
| 인원질(크레아틴) | 적음 | 많음 |
| 글리코겐 | 적음 | 많음 |
| ATP분해효소(myosin-ATPase) | 적음 | 많음 |
| 근형질세망(Ca++ 저장) | 빈약 | 발달됨 |
| 분포된 운동신경 크기 | 가늘다 | 굵다 |
| 운동단위(신경섬유가 지배하는 근섬유수) | 크다 | 적다 |
| 기능장애 | 단축(shortening) | 약화(weakness) |

위와 같은 근섬유의 분류는 신경해부학적인 기전의 차이이지만, 이들이 질환에 빠져 지근과 속근의 역할이 어떻게 변화하는지의 특성을 이해한다면, 손상측뿐만 아니라 그 반대측에 왜 테이핑을 하는지에 대한 실마리를 제공할 수 있을 것이다.

근섬유가 손상을 당한다면, 지근은 짧아지는 형태의 단축(shortening)을 취하고, 속근은 약화(weakness)로 인한 기능장애를 수반하는 속성을 가지고 있다. 예를 들어, 발목관절이 삐끗했을 때 발목기능장애에 따른 근섬유의 반응으로 발목을 몸쪽으로 당기(dorsiflexion)는 속근에 속하는 앞정강근육(tibialis anterior m.)은 약화되고, 이어 발목을 발바닥쪽(plantarflexion)으로 움직이는 지근인 정강이 뒤쪽의 장딴지(gastrocnemius)근육은 단축되어 발목관절의 정상적인 상호작용을 어렵게 하고 기능을 방해한다.

지근은 항중력적 근육으로써 긴장도를 유지하는 쪽으로 주로 작용하고, 속근은 이러한 항중력적 근육을 바탕으로 빠르고 섬세한 운동을 수행하게 된다. 이러한 지근은 속근의 운동력을 지지하는 역할로써 언제나 정해진 긴장력으로 작용하는 것은 아니다. 원활한 속근의 작용을 위해 지근의 긴장도는 수시로 변화되며, 안정된 지근의 작용 속에서 속근의 운동이 허용된다.

소개 PART 1

하지만 근골격계 질환에 빠진다면 이들의 관계는 각기 서로 다른 길을 걷는 것 같이 깨지게 된다. 즉, 손상 기능에 관여하는 속근의 운동력을 극단적으로 감소시키고, 이와 반대로 지근은 자신의 긴장도를 최대한 높여서 더 이상의 손상을 막고자 하는 경직된 안정 상태를 취하는 전략을 세우게 된다. 특히, 손상에 따른 이러한 지근의 과긴장은 추후 회복에 어려움을 주게 되며, 속근의 운동력도 떨어뜨리게도 한다. 결국 일반적으로 손상 시 속근의 약화가 먼저 시작되지만, 지근의 강력한 단축은 손상 이전으로의 회복을 어렵게 만든다.

비록 지근의 이 같은 단축이 비합리적이라고 생각할 수 있지만, 위급 상황에서 몸은 섬세한 운동보다는 움츠리고 두려움 속의 긴장을 선택한다. 위험이 사라지고 난 뒤 서서히 본연의 자리로 돌아가기 마련이지만, 이미 자리한 긴장을 모두 해소하지는 못한다.

이 같은 전략은 전체적으로 지근, 곧 항중력근(antigravity m.)의 중요한 역할이기도 하다. 그러므로 근골격계 손상을 예방하는 목적으로서 몸 전체의 근긴장을 완화하는 방법뿐만 아니라 손상 시 손상의 반대측에 대한 고려는 잊지 말아야 한다.

정리하자면, 손상기전에 대처하는 근육들의 긴장 역할은 앞서 보았듯이 일정한 법칙이 있다. 근골격계의 손상은 손상 기능만의 문제가 아니다. 주동근은 길항근에, 오른쪽의 굽힘은 왼쪽의 폄에, 앞은 뒤에, 위는 아래에 서로 지근과 속근으로서의 영향을 미치는 일정한 패턴의 긴장이 전신에 걸쳐 나타난다. 때문에 테이핑이든지, 그 밖의 도수적인 처치이든지 이를 유념해야 할 것이고, 질환 시 깔려 있을 긴장을 알고 굳어버린 긴장을 푸는 방법을 찾아야 하는 것이다.

## 3. 횡(가로)과 종(세로)

인체의 모든 구조물들(뼈, 관절, 근육 등)은 모양이나 위치에 따라 부합하는 고유한 기능을 가지고 있다고 볼 수 있다. 대표적으로 좌우가 되는 횡(transverse)과 위, 아래라는 길이적 변화의 종(longitudinal)이 그것이다.

먼저 횡의 의미는 수평적(horizontal) 관점으로 좌우가 존재하는 개념이다. 움직임(mobility)의 측면에서 횡적 구조물들의 기능이란 균형의 뜻 외에는 이렇다할 움직임을 찾을 수 없다. 횡은 안정과 지지(stability)의 역할을 하는 구조물로 종의 움직임이 안정되게 원활할 수 있도록 돕는다. 그래서 대부분 횡적 근육이나 인대 구조물들은 뼈대 구조에 가까이 붙어 있거나 종 형태의 구조를 횡적으로 덮어 고정한다. 예를 들어, 복횡근(가로배근, transverse abdominis m.)이 그렇고, 움직임이 가장 큰 어깨에 붙어 있는 상완횡인대(가로어깨인대, transverse humeral ligament)가 그렇다. 또한 체간 전체의 구조에서 보자면 머리뼈, 늑골을 포함한 척추, 골반이 모두 좌우 구조로 되어 있으며, 흔히 이들에 대한 불균형을 질환의 원인으로 보기도 한다.

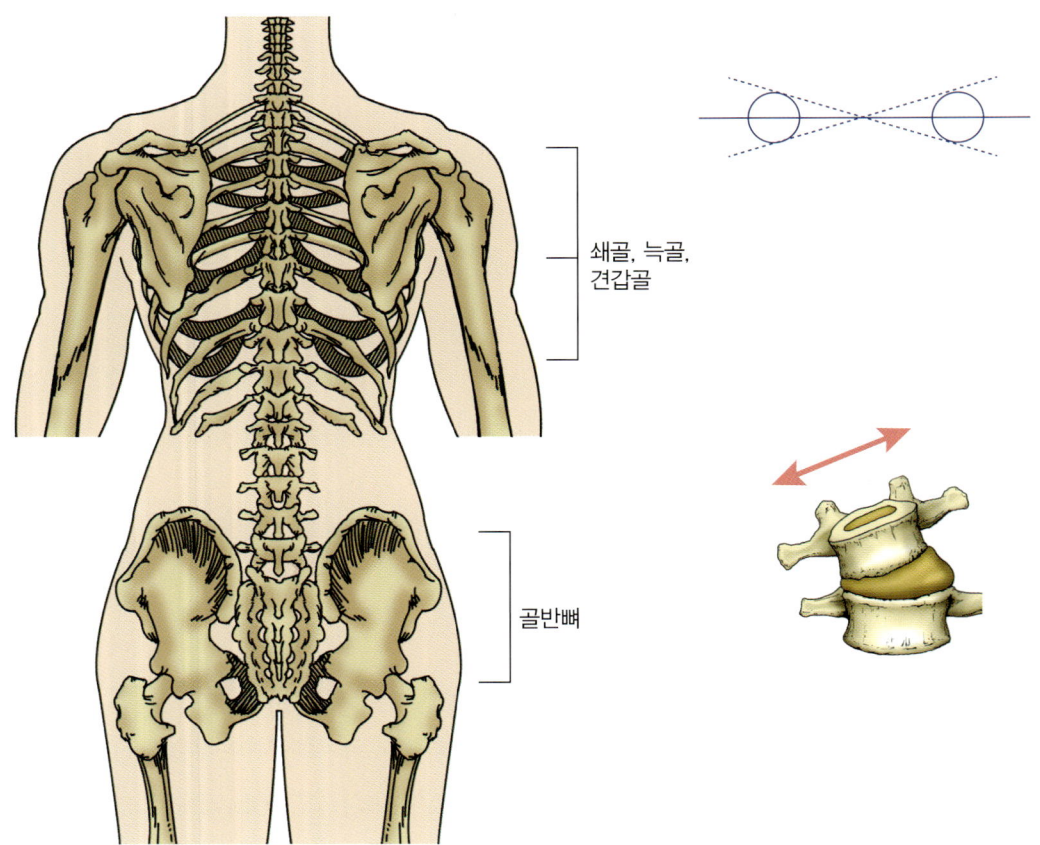

그림 2-1. **좌·우 횡적 구조**. 머리와 꼬리뼈를 중심으로 좌·우가 존재함에 따른 횡적 구조물.

이에 비해 종적 구조물은 수직적(vertical)인 개념이다. 흔히 길이의 변화를 일으켜서 움직이고 있다는 운동성을 만들어낸다. 일상생활의 대부분이 종적 움직임으로 이뤄지는데, 안정성보다는 과도한 사용이나 과도한 운동성에 치우쳐서 손상을 일으키게 한다.

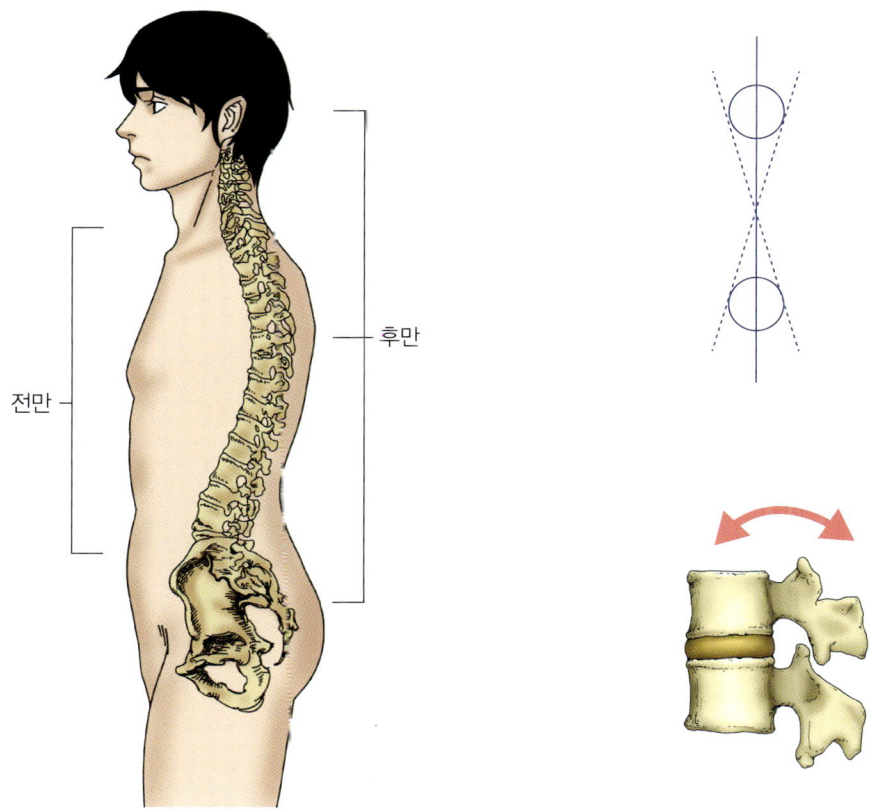

그림 2-2. **전·후 종적구조**. 머리와 꼬리뼈를 중심으로 전후가 존재함에 따른 종적 수직 구조물.

이 같은 횡과 종 기능의 반복적 사용으로 구조는 좌우가 뒤틀리거나 움직임에 따른 부하를 축적하게 된다. 기계적 부하의 축적은 관절의 변형을 의미하고, 상대적 과소(hypo)나 과대(hyper) 움직임으로 또 다른 좌우의 기능적 차이를 반복하게 되고, 이를 몸이 기억하고 재생하게 된다.

참고로, 머리를 좌우로 돌렸을 때 움직임이 크다와 작다는 어느 곳에 문제가 있음을

뜻하는 것은 아니다. 상대적인 차이만을 제시하는 것이다. 유연성과 기능상의 제한을 증가시키려는 물리치료적 접근은 사실 요변성(thixotropy)을 따르고 있지만, 문제를 야기하는 것은 과대 움직임이고, 그 과대 움직임이 원인이 되어 움직임을 제한한 경우가 더 많다. 그래서 과대 움직임에 대한 치료는 고정과 안정을 우선해야 하지만, 아이러니하게도 대부분의 치료는 이완을 목적으로 하고, 움직임의 범위를 넓히는 데에만 초점을 맞추고 있다.

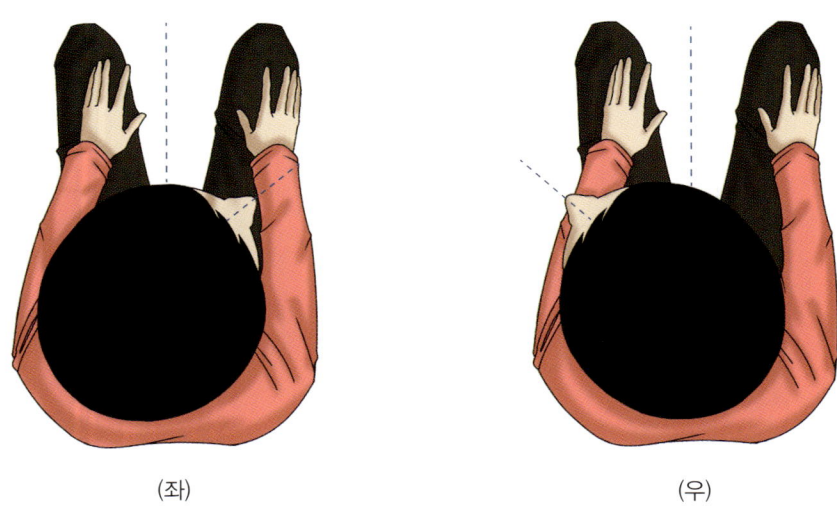

(좌)  (우)

그림 2-3. **움직임의 상대적 차이.** 상대적 움직임이 작다(좌), 상대적 움직임이 크다(우).

횡과 종적 기능은 안정과 지지 체계를 바탕으로 운동성을 만들어내야 한다. 하지만 고유한 기능의 불균형 즉, 안정성을 흔들만큼의 지나친 종적 운동성은 임상적 문제를 일으킨다. 테이핑에 있어서도 과대 또는 과소 움직임에 대한 비교에 따라 고정과 운동성 증진이라는 처치 방법을 구분해야 하며, 테이핑뿐만 아니라 그 밖에 치료의 적용도 이들 구조와 기능에 대한 횡과 종의 의미를 간과해서는 안 된다. 무조건 이완이라는 편협한 치료에서 단단히 고정하고 강화할 이유는 이들의 고유기능을 이해하는 데 있다.

## 4. 한 관절근육(one joint muscle)과 두 관절근육(two joint muscle)

앞서 전체적으로 횡과 종적 구조의 의미를 안정과 운동이라는 개념으로 설명하였다. 그리고 그보다 앞서 구조와 기능에 대한 이해에서는 기능적 부분에 대해 강조하였다. 기능은 근육이 하는 일이다. 하나의 관절만을 가진 근육과 두 관절 이상을 넘어 길게 이어진 근육은 그 역할 역시 횡과 종의 개념처럼 안정과 운동으로 나눌 수 있다.

한 관절근육은 하나의 뼈와 또 다른 하나의 뼈가 연결된 관절을 중심으로 기시와 정지를 갖는 근육을 말한다. 관절 가까이에 짧게 붙어 있기 때문에 움직임보다는 관절을 지지하고 고정하여 안정화시키는 역할을 하는 근육이다. 이러한 한 관절근육의 의미는 좌우로 구성된 구조인 두개골, 흉곽, 골반, 넓게는 팔다리를 제외한 머리부터 골반에 이르는 전체로 확장하여 이해할 수 있다.

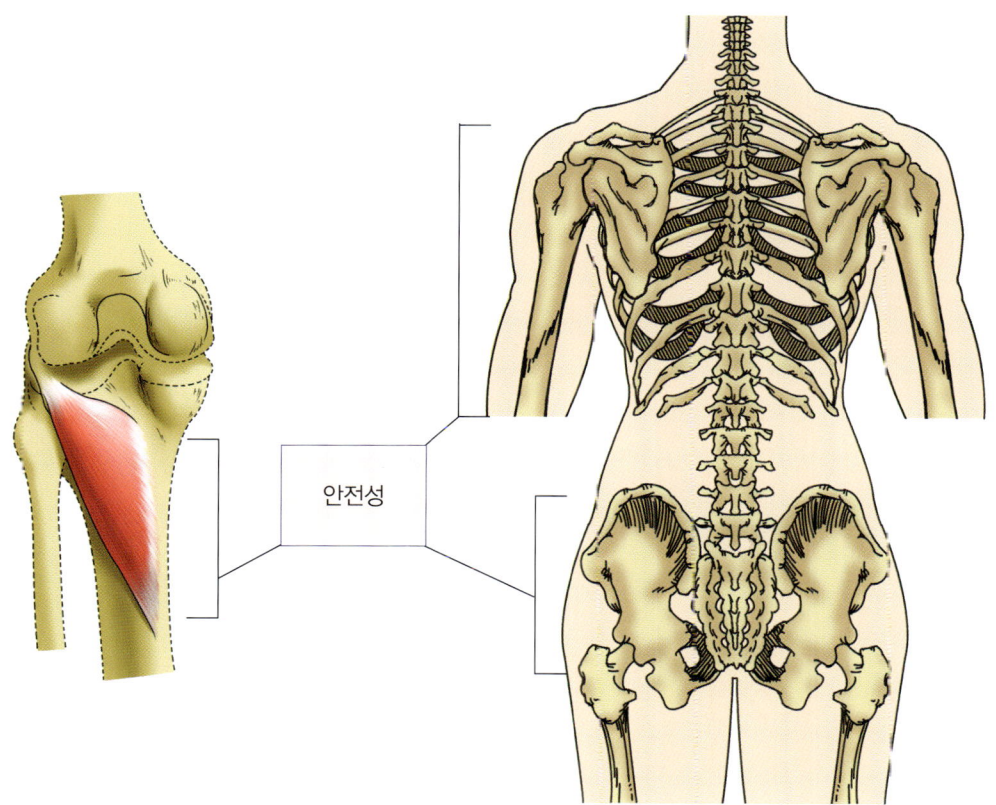

그림 2-4. 슬와근(popliteus m.)과 좌·우 연결 구조 및 기능.

두 관절근육은 두 관절 이상을 중심으로 기시와 정지를 갖는 근육이다. 한 관절을 넘어 또 다른 관절에 이어붙는 근육이기 때문에 뼈를 긴 지렛대 삼아 움직임과 운동성을 만든다. 이 같은 개념을 확장하면 체간에서는 목과 허리가 두 관절근육의 의미와 같으며, 전체적으로는 체간을 한 관절근육으로, 또 체간을 제외한 나머지 팔다리의 운동성은 두 관절근육의 기능성과 일치한다고 볼 수 있다.

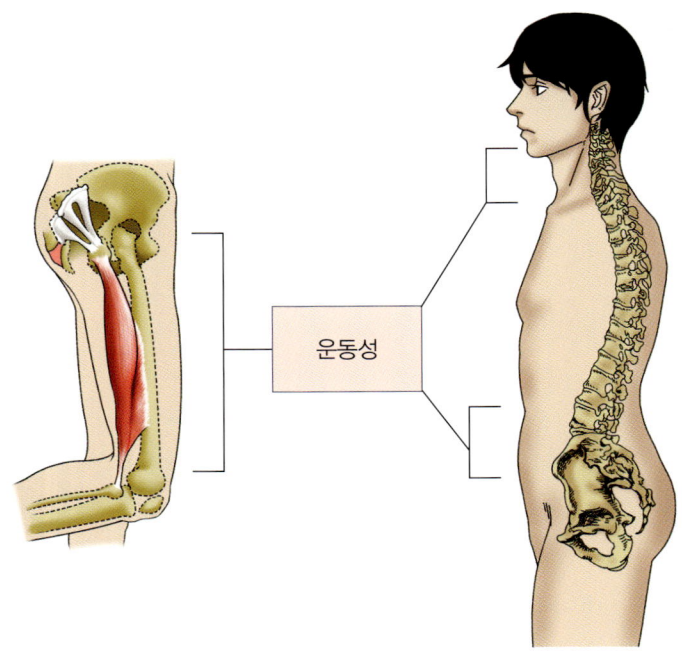

**그림 2-5.** 슬곡근(harmstring m.)과 전·후 연결 구조 및 기능.

즉, 한 관절근육과 두 관절근육의 기능은 단편적으로 속한 부위의 안정과 지지 그리고 움직임과 운동성이지만, 전체적 개념으로 판단한다면, 머리를 포함한 골반까지의 몸통은 안정적 기능을 목적으로 한다.

이와 달리 팔다리는 움직임과 운동성을 높여야 한다. 하지만 팔다리가 고정되고 움직임을 회피하거나 게을리하여 부족해진다면, 대신 몸통은 요란한 움직임에 내몰릴 수밖에 없다. 이렇게 서로의 고유한 기능을 상실할 때에는 대표적으로 목과 허리가 아픈 체간의 근골격계 질환을 만들어낸다.

테이핑은 이러한 고유한 기능과 함께 근육의 구분 그리고 고정과 운동의 의미를 반영하여야 한다. 단순히 손상 관절에만 치우치는 파스적 개념에서 벗어나 기능의 의미와 목적에 맞는 기능 향상을 위해 전체적인 움직임의 패턴(pattern)까지 테이핑의 적용 범위를 확장해 나가야 한다.

## 5. 움직임의 패턴(Movement pattern)

움직임의 패턴이란 각 관절과 근육이 기하학적 공간에서의 되풀이되고 일정한 형태의 협응 과정으로 정의할 수 있다. 따라서 관여 관절과 근육의 협응은 상대적 배열에 따라 결정되는 형태로써 목적하는 움직임을 효율적으로 만들어낸다.

걷기, 뛰기, 쪼그려 앉기, 던지기, 끌어당기기, 밀기, 점프하기, 착지하기 등과 같은 일상생활의 모든 행위가 다양한 패턴의 움직임이다. 이러한 움직임의 패턴은 아기가 세상에 태어나면서부터 차츰 만들어지며, 아기의 운동 발달과정부터 거슬러 올라가야 지금의 움직임을 이해하기가 쉽다. 한 예로 걷기의 발달과정을 보면, 아기는 엎드리고, 기고, 앉고, 서는 등의 행위 과정의 반복적 학습과 강화를 거듭하여 지금의 자동적인 걷기를 완성하였다. 이 같은 운동 발달과정은 머리에서 꼬리(엉덩이)로, 상지에서 하지로, 그렇게 몸쪽 근위부에서 다리쪽 원위부로 발달하면서 전체적인 움직임 패턴을 익힌다.

뿐만 아니라 이러한 발달의 특성은 원위부가 근위부에 비해 좀 더 높은 수준의 중추에 지배를 받고 있기 때문에 움직임의 발달과 뇌의 발달이 함께 이뤄진 것이다. 뇌는 매우 효과적으로 목적하는 하나의 움직임을 기록한다. 필요에 따라 반복을 거듭하며, 그렇게 강화된 여러 번의 움직임들은 몸에 배어 자동화된 움직임을 한다. 급기야는 뇌의 경령도 필요치 않을 만큼 자동화된 것이 지금의 움직임이다. 때로는 낯선 환경이나 조건에 따라 뇌는 조금은 혼란스러워 하지만, 빠르게 수정하며 그 움직임 패턴을 기존 패턴의 일부로 흡수해 버린다. 이러한 과정을 거쳐 익숙해진 움직임 패턴을 뇌는 쉽게 회상하지만, 움직임 패턴이 완성된 후에는 특별한 자극이 뇌에 전달되지 않는 이상 움직임 패턴은 판에 박은 듯이 쉽사리 변화되지 않는다. 몸으로 익힌 행위가 그러하듯이 지워지지 않고 습관화된 움직임을 일상의 모든 행위 속에서 쏟아낼뿐이다.

참고로, 개인에서 이처럼 일정한 형태나 현 상태를 지속하려는 경향성으로 특징적이고 통일적 형태의 움직임 패턴이 감정(affect)에 따라 그대로 구조의 변화에 영향을 미치기도 한다. 즉, 우울한 하나의 몸짓(gesture)을 반복하여 자세(posture)를 만들고, 그 자세를 지속하여 구조(structure)를 바꾼다(그림 2-6). 그래서 멀리서도 그가 누구인지를 쉽게 알아보게 하고, 그가 갖게 된 몸짓이 그를 대신하기도 한다.

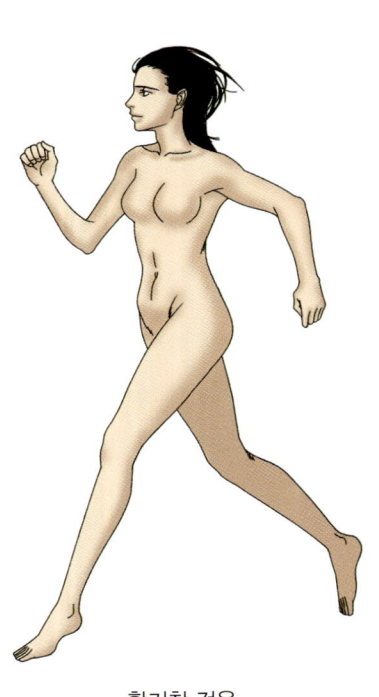
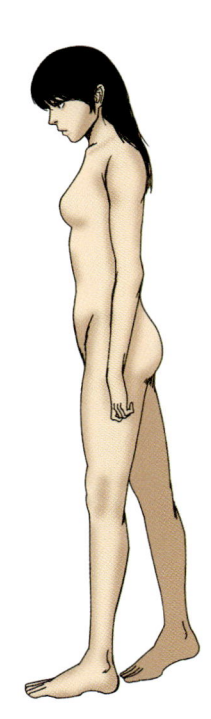

활기찬 걸음　　　　　　　　　　　무거운 걸음

그림 2-6. 감정으로 비롯된 몸짓(emotive line).

그렇다면 이 같은 움직임의 패턴으로 질환을 일으키는 과정은 어떻게 이뤄질까? 앞서 얘기한 운동 발달과정에서 머리에서 꼬리로, 상지에서 하지로, 그렇게 몸쪽 근위부에서 다리쪽 원위부로 발달하면서 전체적인 움직임 패턴을 만들었듯이 머리, 상지, 몸쪽 근위부는 가장 먼저, 가장 많은 경험과 단조로운 움직임으로 견고하다. 하지만 꼬리, 하지, 다리쪽 원위부는 중추에 비해 나중에, 그리고 중추에 비해 요란한 움직임을 만들어낸다.

근골격계 질환의 문제는 여기에 있다. 발달과정에서, 근위부에서 원위부로 진행되었던 움직임 패턴은 움직임이 완성되고 난 뒤부터는 반대로 원위부인 말초의 운동성에 따라 중추라는 근위부의 움직임이 조정되고, 이에 따른 말초의 운동성에 대한 기계적 스트레스를 고스란히 중추구조가 떠안게 된다. 또한 원위부인 말초가 제대로 기능을 하지 않는다면 움직임 패턴에 따라 중추는 나머지 기능을 대신해야 하고, 그 과정에서 축적된 스트레스가 근골격계 질환을 낳는 것이라고 할 수 있다(그림 2-7). 이러한 이유로 아리까와의 평가와 처치법 모든 부분에서 그리고 다나까 역시 운동법에서 이와 같은 말초의 중요성을 강조하고 있다(그림 2-8).

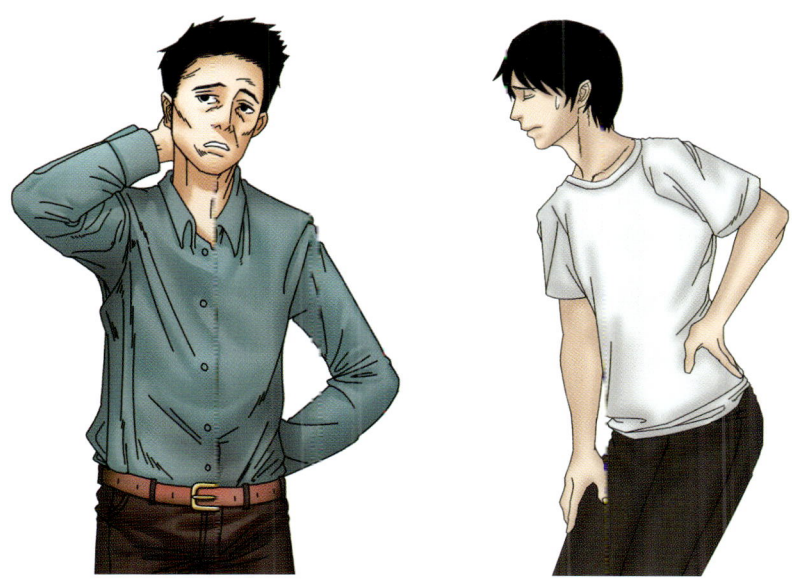

그림 2-7. **말초의 운동성에 대한 기계적 스트레스.** 기능적으로 목과 허리의 통증이나 질환은 말초가 되는 머리, 팔, 다리의 충분한 움직임이 없을 때 발생한다.

스파이랄 및 키네지오 테이핑

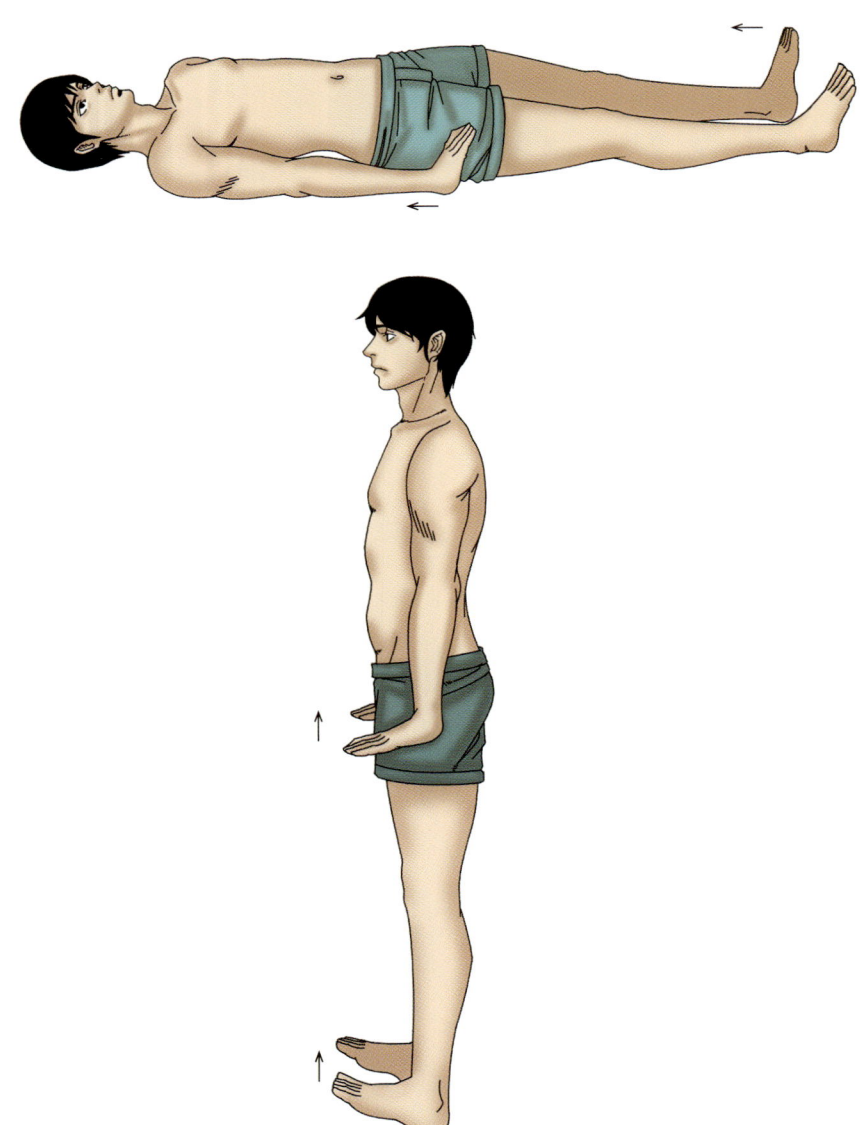

그림 2-8. **말초의 운동법.** 손등굽힘은 상지 폄 첫 움직임의 원위부 운동이며, 발등굽힘은 하지 굽힘 첫 움직임의 원위부 운동이다.

## chapter 3
## 테이핑 시 패턴 이해

## 1. 움직임의 시작

다음은 테이핑 시 고려할 만한 몇 가지 패턴에 대해 설명하도록 한다. 움직임을 일으키는 것은 뇌의 의지적 명령에 따르는 것이지만, 기계적 움직임은 뇌와 가장 먼 말초에서부터 움직임 패턴을 시작한다. 예를 들어, 허리를 구부리라는 신호가 들어오면 구부리는 허리는 중추가 되고, 그 움직임을 만든 시작은 허리의 말초가 되는 머리가 굽혀짐으로 이뤄진다. 이와 달리 머리의 움직임에 대해 다른 명령을 뇌에 줄 수도 있다. 머리를 뒤로 저치고 허리를 구부리라고 하면 고개를 든채로 그렇게 허리를 구부린다. 그렇다면, 목을 구부리고, 머리를 들고 체간을 굽힌 것은 다시 말해, 처음의 허리와 두 번째 허리는 같은 패턴의 움직임일까? 결과적으로 허리 부위만을 놓고 본다면 허리의 굽힘에는 별로 차이가 없어 보인다. 하지만 순수한 허리의 굽힘은 굽히는 쪽으로 시선을 두고, 이어 목의 굽힘, 가슴 굽힘, 그리고 복부 굽힘으로 끝난다. 그러나 두 번째 허리 굽힘은 먼저 시선을 들어 목을 펴게 하고, 이어 등과 허리도 펴진 상태로 만든다. 허리가 굽혀진 것처럼 보이지만 이는 엉덩관절의 굽힘으로 허리의 굽힘처럼 보일뿐 순수한 허리 굽힘은 아니다(그림 3-1).

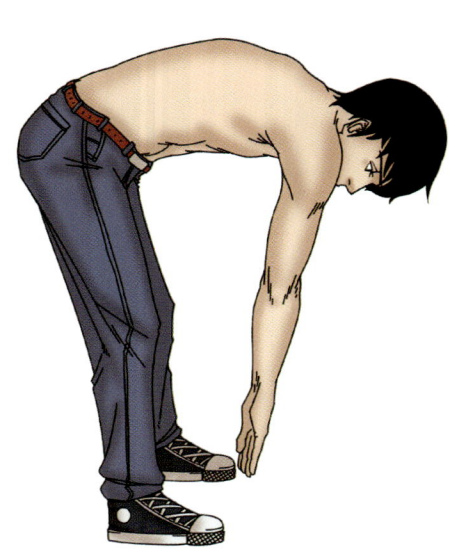 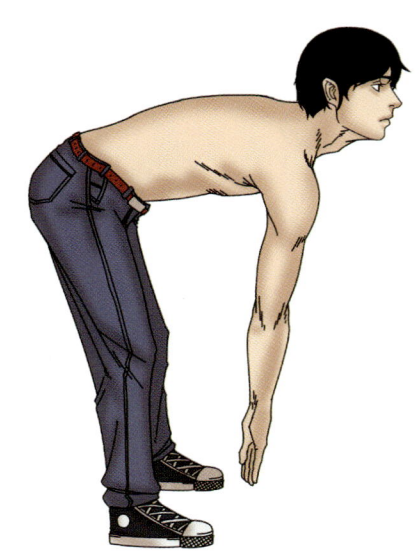

아래를 보고 있는 시선은 허리의 굽힘을 만든다.     위를 보고 있는 시선은 엉덩 관절의 굽힘을 만든다.

**그림 3-1.** 시선(머리)에 따른 움직임의 변화.

이와 같은 또 다른 움직임 패턴은 굽은 등을 치료하는데 있어서도 쉽게 확인할 수 있다. 올바른 체간 자세를 위해 등을 펴는 일은 중요한 일이며, 그래서 굽은 등을 지적하고 매달려보지만 굽은 등은 쉽게 펴지지 않는다. 굽은 등을 뒤에서 아무리 펴고 누른다 할지라도 등은 잠시 동안의 부드러운 느낌뿐이며, 원래의 굽은 자세로 되돌아가기 마련이다(그림 3-2). 굽은 등은 체간 움직임의 시작에서 본다면 중간이나 결과에 불과하다. 즉, 굽은 등을 만든 것은 움직임의 시작에 따른 것이며, 등이 굽은 것은 결과일 뿐이다. 원인에 대한 관찰 없이 결과를 손에 놓고 아무리 이리저리 굴려본들 답은 찾을 수 없다.

머리가 앞으로 떨어질수록 가슴은 좁아지고 등은 길게 늘어진 상태로 뒤로 휘어져야 한다. 굽은 등은 머리에서 시작한 움직임이 뒤쪽 목의 긴장을 타고 등으로 나타난 결과이다. 굽은 등의 원인은 머리가 앞으로 떠밀려 있는 것이다. 움직임의 시작인 머리를 어찌하느냐가 굽은 등을 펴는 출발점이 된다.

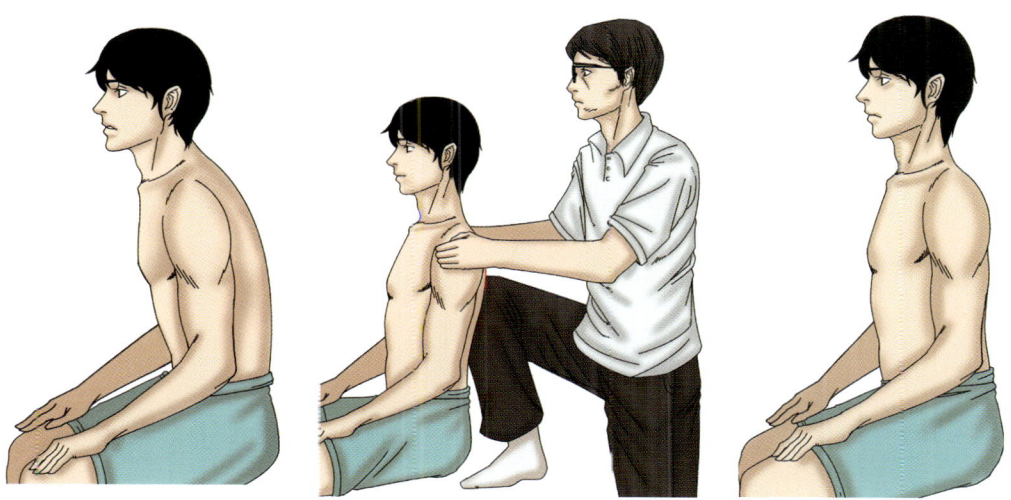

그림 3-2. **수동적 가슴펴기**. 움직임의 중간 부위의 정렬을 움직임의 시작과 끝에서 행해지는 이득을 대신할 수 없다.

또한 흔히 경험하는 앉아서 일어서기 동작에서도 움직임의 시작이 어떠냐에 따라 중추에 주는 영향을 쉽게 가늠해 볼 수 있다. 앉아서 일어서기 동작에서 두 다리의 위치 변화만으로도 움직임의 패턴은 변한다. 두 다리의 위치가 움직임의 시작을 결정하는 것으로 체간의 전체적인 일어서기 자세에 영향을 미친다.

발을 나란히 위치했을 때 머리와 체간의 움직임은 가동범위를 크게 하며, 훨씬 앞으로 쏠리는 수평적인(horizontal) 움직임으로 일어서기를 한다. 반면, 두 발이 엇갈린 상태에서의 일어서기는 머리와 체간의 움직임이 줄어들고, 발을 나란히 놓고 일어설 때보다 수직적인(vertical) 움직임으로 일어서기를 만들어낸다(그림 3-3).

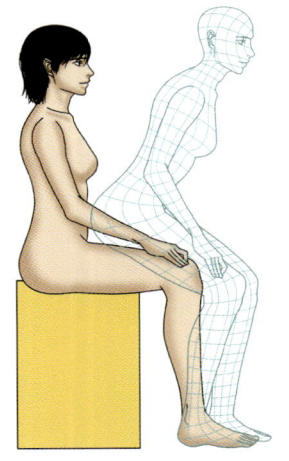 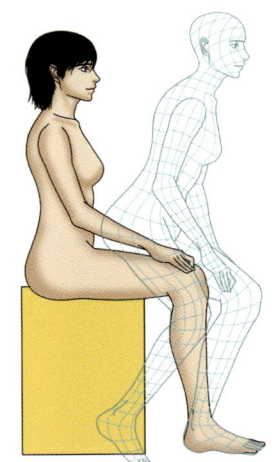

나란히한 발 일어서기  엇갈린 발 일어서기

**그림 3-3. 두발의 위치에 따른 체간 움직임의 변화.** 나란히한 발에서의 일어서기는 체간 움직임이 더 크게 일어나게 하고, 엇갈린 발 일어서기는 다리의 작용을 크게 만든다.

앉아서 일어서기의 목적은 과도한 수평적 움직임이 아니라 안정된 수직적 움직임이 목적이다. 하지만 고정점이 되는 발의 위치에 따라 머리부터 시작된 움직임의 시작은 체간에 과도한 움직임을 만들어내고, 그 과정에서 움직임 패턴은 익숙해지고 습관화된다. 목적하는 움직임에 맞지 않는 이 같은 반복은 관여한 중추 구조물 전체에 축적되고 체간의 근골격계 질환을 일으키게 한다.

통증 부위에 국한되지 않는 테이핑을 하는 이유가 여기에 있다. 일반적인 근골격계 손상은 움직임의 시작이 어떻게 이뤄졌고 그로 인한 움직임 패턴이 어떻게 작동하였는가를 전체적으로 확인하는 작업이다. 그래서 손상 부위와 관련성이 멀어 보이는 곳에도 떡하니 테이핑을 할 수 있다. 목이 아픈데 발목에, 발목이 아픈 데 목에 테이핑을 한다.

## 2. 굽힘 패턴(flexion pattern)과 폄 패턴(extension pattern)

　근육의 움직임은 두 개의 서로 다른 힘의 조화로 이뤄진다고 볼 수 있다. 작게는 한 관절이 굽힘을 하려면 굽힘근의 수축이 있어야 하고, 그 반대로 길항이 되는 근육은 굽힘을 허용할 만큼의 이완이 있어야 한다. 굽힘근의 수축력이 약하거나 길항근이 단축되어 충분히 늘어나지 못한다면, 원하는 움직임을 이끌어낼 수 없다. 더욱이 이러한 움직임의 제한은 단일 근육, 단일 관절의 문제로만 그치지 않는다. 움직임 패턴에서 볼 수 있듯이 여러 근육들의 작용과 여러 관절들의 움직임이 엮어져 하나의 동작을 완성할 때 한 근육, 한 관절의 손상이란 뒤틀린 전체 움직임의 패턴을 새롭게 만들어간다. 이렇게 만들어진 움직임은 한 근육, 한 관절의 손상이라 할지라도 패턴으로 기억되고 고착되어 굳어지기 마련이다.

　그러나 일반적인 치료 접근에서는 특정 근육과 특정 관절의 손상으로 보며, 그 부위간의 문제로 해석하여 치료하는 경우가 너무 많다. 이에 따른 통증 부위만의 치료는 증상완화 정도에 그치며, 오히려 패턴으로 고착된 질환 상태를 오랜 시간 방치하여 만성화를 낳기도 한다. 예를 들어, 하지의 문제는 주로 굽힘의 문제를 일으킨다. 발목을 삐었든지 무릎이 아프던 간에 굽힘은 하지에서 가장 어렵고 힘든 일(질환별 테이핑 부분에서 자세히 설명하도록 하겠다)이다. 단편적으로 하지의 굽힘은 발목 굽힘, 무릎 굽힘, 엉덩이 벌림과 굽힘으로 패턴이 일어나고, 만성의 경우에는 움직임 패턴에 따라 테이핑을 처치한다면, 이들 근육군 즉, 발가락폄근, 앞정강근, 뒤넙다리두갈래근(hamstring m.)이 치료점이 된다. 여기에 더해 계단을 내려간다는 것(몸전체의 굽힘 동작)은 시선이 아래로 향해야 하며, 목의 굽힘으로부터 시작한다. 목 굽힘이 약하거나 불균형적이라면, 이 역시 전체적인 굽힘 패턴의 영향으로 발목과 무릎에 영향을 줄 수 있고, 이에 목굽힘근에 테이핑의 적용도 가능하다.

　작게는 한 근육, 한 관절의 문제에서 확장하여 전신에 걸쳐 영향을 미치는 것이 패턴이다. 이와 같은 패턴을 고려하여 이해하는 것은 테이핑에 있어서 뿐만 아니라 많은 근골격계적 치료에도 많은 도움을 줄 것이다.

## 1) 굽힘 패턴

굽힘은 구심점을 두고 서로 이웃한 뼈 사이의 각도가 줄어들고 가까워지는 것을 말한다. 그러나 여기에 패턴이 들어서게 되면, 그 움직임을 만드는 근육 그룹, 전체 자세, 그리고 중력의 유무라는 환경 조건 모두가 굽힘 속에 놓이게 된다. 계단을 내려갈 것인지, 쪼그려 앉을 것인지 등의 목적을 갖고 굽힘이 되는 방향으로 시선을 옮기면서 몸 전체에 굽힘을 예고하는 식의 에너지를 동원하여 중력(gravity)이 당기는 쪽으로 움직인다. 몸이 땅에 가까워지는 움직임으로 음(陰)적 행위라 할 수 있다.

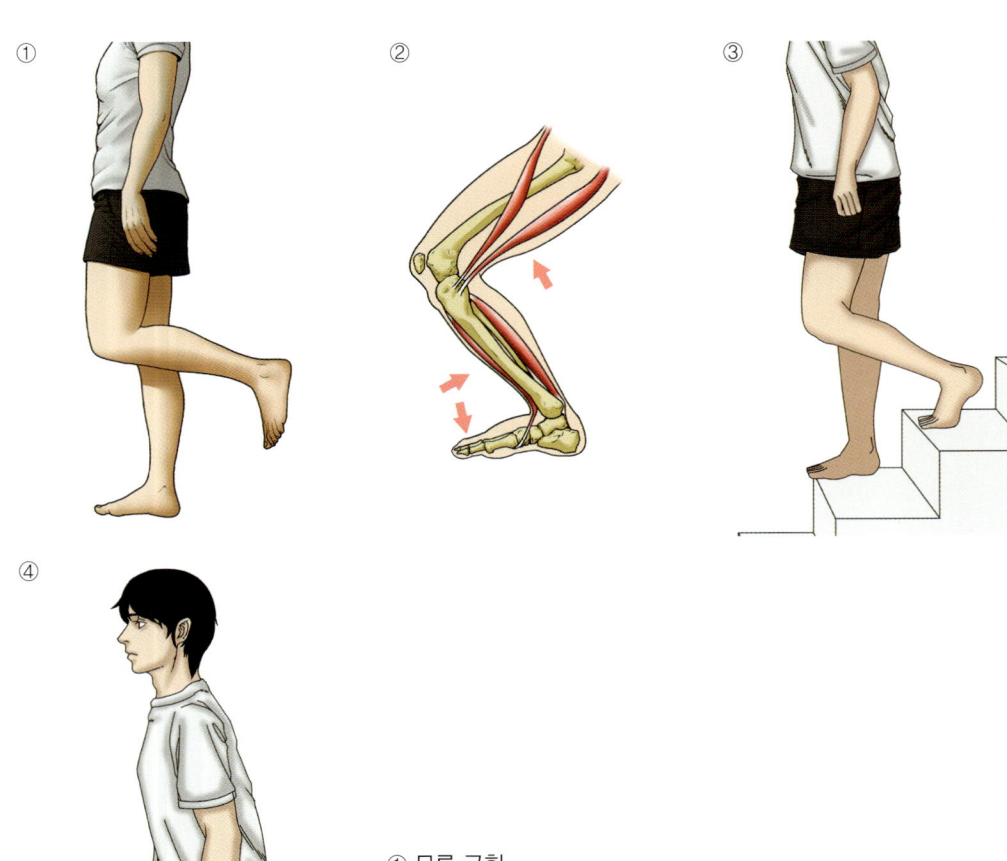

① 무릎 굽힘
② 부분적 무릎 굽힘 패턴 근육(발가락발등 굽힘근, 앞정강근과 뒤넙적다리두갈래근)
③ 계단 내려가기
④ 쪼그려 앉기

그림 3-4. 굽힘 패턴

## 2) 폄 패턴

폄은 구심점을 두고 서로 이웃한 뼈 사이의 각도가 증가하고 멀어지는 것을 말한다. 굽힘 패턴과 마찬가지로 여기에 패턴이 들어서게 되면, 그 움직임을 만드는 근육 그룹, 전체 자세, 그리고 중력의 유두라는 환경 조건 모두가 폄 속에 놓이게 된다. 계단을 올라갈 것인지, 쪼그린 상태에서 일어설 것인지 등의 목적을 갖고 폄이 되는 방향으로 시선을 옮기면서 몸 전체에 폄을 예고하는 식의 에너지를 동원하여 중력에 저항하는(항중력, antigravity) 쪽으로 움직인다. 몸이 하늘에 가까워지는 움직임으로 양(陽)적 행위라 할 수 있다.

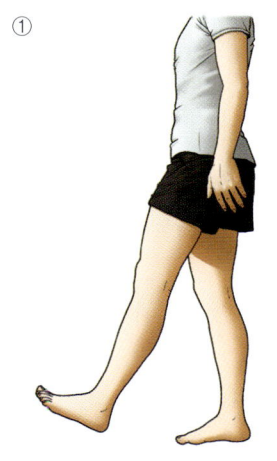
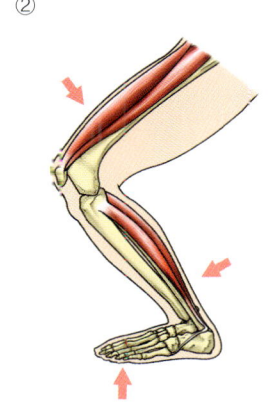
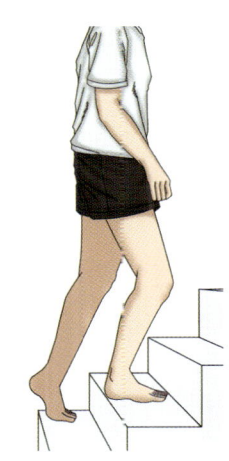
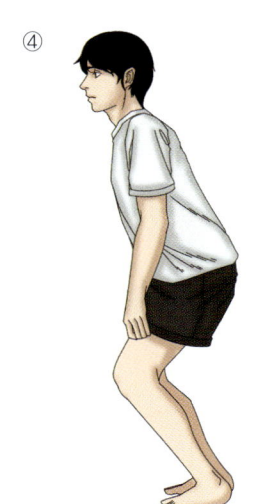

① 두릎 폄
② 두쿤적 무릎 폄 패턴 근육(발가락바닥 굽힘근, 장딴지근과 앞다리네갈래근)
③ 계단 오르기
④ 앉았다 일어서기

그림 3-5. 폄 패턴

### 3) 반사로부터의 패턴

급박한 상황에 처했을 때 무의식적 반응으로 나타나는 것이 반사이다. 일상에서 반사를 불러오는 가장 흔한 원인은 감각을 깨우는 통증이라 할 수 있다. 통증은 생존본능같이 위협이나 부상으로부터 피하게 하는 즉각적인 반응이다. 통증이 찾아오면 몸은 비상 상태에 돌입한다. 심장박동이 빨라지고 호흡도 빨라진다. 모든 혈액은 내부 장기보다는 그 바깥이라 할 수 있는 팔다리 쪽으로 이동하여 싸우거나 도망가려는 행위(fight or flight response)에 힘을 보탠다. 근육은 수축하고, 그로 인해 관절은 뻣뻣하게 경직되어 손상 부위를 움직이지 못하도록 고정한다. 더 이상의 움직임은 손상만을 크게 할뿐이다. 그래서 통증은 우선 몸의 이상을 경고하는 반사적인 위급 신호이며, 이어 부상에 대한 자발적인 보호이며, 무엇인가의 조치를 취해야 한다는 인식이 더해지기까지 끊임없이 자극한다.

이러한 통증에 대한 위급한 반사가 무의식적으로 나타나는 균형 반응(balance reaction)을 잃지 않으려는 형태로 저장되는 것 역시 패턴을 따른다. 발목을 삐었을 경우에 마치 몸의 중심이 아픈 곳이라는 듯이 오로지 그 통증을 자극하지 않으려 안간힘을 쓴다(그림 3-6). 내딛는 한발 한발마다 통증은 공포와 두려움이 섞여 실제의 감각 정보보다 몇 배로 커진 통증을 경험한다. 넘어지지 않고 한 걸음 떼기 위해 중력으로부터 머리와 체간을 유지하면서(정위반응, righting reaction) 온몸을 비틀고, 얼굴을 찡그리게 한다. 아픈 발을 딛을 때면 숨조차 위협적이어서 호흡을 멈추고 팔을 벌려 온몸의 긴장을 높이고(평형반응, equilibrium reaction) 살얼음판을 걷듯이 조심스럽다. 순간 극심한 통증과 급한 움직임에 이 모든 것(정위반응, 평형반응)이 무너져 균형을 잃을 때면 반사적으로 손을

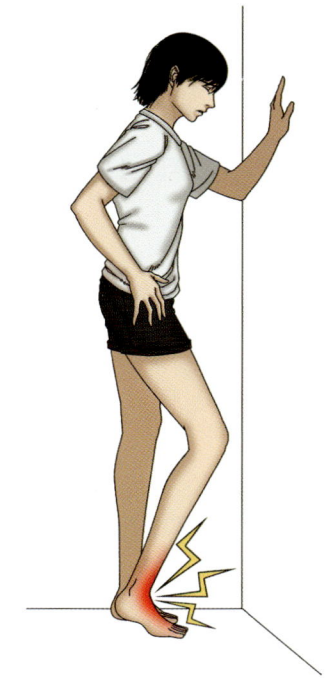

**그림 3-6.** 발목을 삐었을 경우

짚어(보호반응, protective reaction) 진땀나는 상황을 모면한다.

　통증이라는 의식에 가려서 머리부터 발끝까지 이 같은 균형반응의 반복과 긴장의 연속은 통증이 어느 정도 잠잠해지기까지 계속될 것이다. 문제는 이와 같은 과정이 통증의 정도만큼 딱 그렇게 일치하는 반사적 행위의 패턴보다 언제나 과잉으로 나타난다는 것이다. 왜냐하면, 의식 속의 통증은 그외 모든 행위들을 구속하고 두려움과 더해져서 필요 이상의 반응을 불러오기 때문이다. 통증으로 비롯된 과잉반응은 무의식적인 균형반응 속에서 발부터 머리끝까지 몸 곳곳에 저장된다. 무의식적으로 기억된 뒤틀린 몸은 통증의 진정과 함께 차츰 안정되고 제자리를 되찾아가지만, 반사적 과잉반응의 흔적이 남아 통증이 사라졌다할지라도 몸은 여전히 아픈 기억을 두려워하는 경우가 많다. 또한 매우 심한 통증의 경우라면 다음 손상을 대비하기 위해 지레짐작으로 통증의 회피반응 패턴을 앞세우기도 한다.

　아픈 발목을 피해 이뤄진 전신의 반응 패턴은 반대측 다리 또는 같은 쪽 엉덩이, 허리, 그리고 반대측 척추를 타고 목과 머리까지 뼈아픈 새로운 기억을 남긴다. 비록, 그 기억이 작다할지라도 반사적 패턴으로 나타난 기억은 손상 발목의 만성화와 발목 손상 이외의 또 다른 부위에 근골격계 질환을 일으킬 빌미를 제공할 수 있다.

　이러한 이유로 아리까와는 만성과 스포츠 부하 단계에서의 주요 테이핑 방법으로 자세반사와 평형반응을 지적하고 있는 것이다. 발목 손상 하나를 치료하기 위해 무릎에, 허리에, 목에, 그리고 팔에 이르기까지 테이핑을 적용할 수 있다.

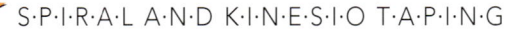

## chapter 4
## 테이핑의 작용기전 및 효과

테이핑이 어떠한 작용기전에 의해 효과가 있다는 원리는 아직까지 명확하게 밝혀진 것은 없다. 기존의 수많은 효과가 증명된 치료법 역시 그 기전에 대한 가설로서 남아있는 경우를 보면, 작용 원리는 가설과 증명의 과학적 한계만을 확인할 뿐인 것 같다. 몇 %의 확률이 될 때 효과가 있는 것이고, 또 몇 % 이하일 때 효과가 없다할지 모호한 구석이 있지만, 테이프라는 외부적 자극이 환자에게 크던 작던 간에 분명한 영향을 미친다는 것은 사실이다.

몇 가지 가설적 작용기전과 효과에 대해 설명하도록 하겠다.

## 1. 고정과 지지

테이핑의 기원처럼 여러 겹의 테이프를 덧대어 깁스만큼은 아니지만 고정과 부목처럼 테이핑은 지지역할을 한다. 고정과 지지는 손상 움직임으로 발생할 수 있는 통증이나 이차 손상을 예방할 수 있는 테이핑의 기본적 방법이다. 특히, 급성 손상 시 고정과 지지를 통한 안정은 테이핑뿐만 아니라 모든 치료에 있어서 기본적으로 시행할 수 있는 방법이며, 효과라고 하겠다. 덧붙여, 이러한 고정과 지지는 손상으로 제한되는 움직임을 실질적으로 대신하는 역할도 하여 고정만으로 위축될 수 있는 근육기능을 유지하기도 한다(그림 4-1).

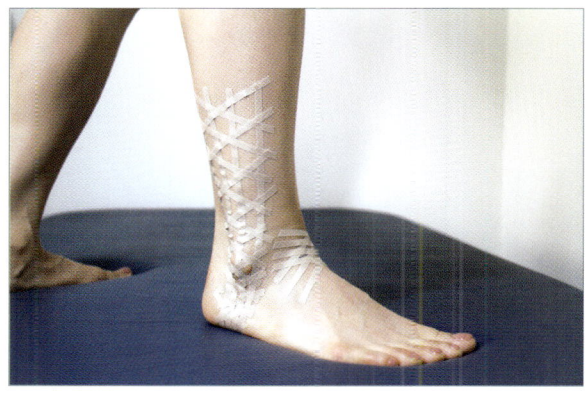

그림 4-1. 발목내번염좌에 대한 발목 내번을 제한하고 고정과 지지를 한 스파이랄 테이핑

## 2. 방추형운동신경(fusimotor neurons)의 자극

피부에는 수많은 감수기(receptor)들이 존재한다. 통증이나 온도 감각은 말할 것도 없고, 가볍고 무거움이나 일시적이고 지속적인 압력을 감지하는 압각이 접촉(touch)을 통해 자극된 흥분을 전달하는 기능을 한다.

감수기들은 직경에 따른 전달 속도로 분류하기도 하고, 특히 각각의 기능적 특성으로 고유수용성 기능을 유지한다. 일반적 기능에서 볼 수 있듯이 촉각은 A, C 섬유 계열 모두에서 공통적으로 포함된 기능이며, B 섬유 역시 일반적인 기능에서는 거론되어 있지 않지만, 접촉에 의해 자율신경계의 변화를 일으킨다는 입장에서 보면 촉각과 무관하다 할 수 없다(표 4-1). 이러한 촉각적 자극의 시작은 피부라는 경계선에서부터 시작되며, 이어 피부로부터 뇌에까지 전달되는 과정이다. 딘 후안(Deane Juhan)의 말처럼, '내가 만지는 표면은 내 신체와 세상 사이의 접점일 뿐만 아니라 내 생각의 과정과 육체적 존재 사이의 접점이기도 하다. 세상을 만지면서 나는 나 자신을 정의한다.' 이것이 촉각적 자극이며, 테이프의 자극이 기계적 자극을 일으켜서 생리적으로 영향을 미칠 수 있다는 것이다.

표 4-1. 신경섬유 유형

| 섬유 유형(type of fiber) | 직경(micrometers) | 전도(m/sec) | 전반적인 기능 |
| --- | --- | --- | --- |
| A-alpha | 13~22 | 70~120 | 알파운동신경, 근방추 일차종말, 골지건, 촉각 |
| A-beta | 8~13 | 40~70 | 촉각, 운동감각, 근방추 이차종말 |
| A-gamma | 4~8 | 15~40 | 촉각, 압각, 감마운동신경 |
| A-delta | 1~4 | 5~15 | 통증, 투박한 촉각, 압각, 온각 |
| B | 1~3 | 3~14 | 자율신경 전신경절 |
| C | 0.1~1 | 0.2~2 | 통각, 촉각, 압각, 온각, 자율신경 후신경절 |

외부로부터의 자극은 생리적 측면에서 보면 수축성이 일차적인 반응이다. A-beta와 A-gamma의 경우 우리말로 바꾼다면 방추형운동신경(fusimotor neurons)이라 불리

는 신경으로 추내근섬유(ir.trafusal muscle fibers)를 활성화시키게 한다. 방추형운동신경은 추내근섬유의 끝부분을 뻣뻣하게 수축시키는데, 테이핑이 이러한 자극을 지속적으로 자극함으로써 근육의 미세한 수축을 유지시키는 효과가 있다고 하겠다. 쉽게 생각해서 10원짜리 동전을 손에 들고 있다가 어느 순간 그 물체를 쥐고 있었는지조차 모를 정도의 미세한 수축력으로 유지하는 것이다. 동전이 떨어져 쨍그랑 소리가 들릴 때까지 동전이 떨어지기 전에는 알 수 없을 정도의 수축, 그렇지만 여전히 손에 쥔 동전을 들고 있을 정도의 미세한 수축을 말한다. 테이핑이 이러한 미세한 수축을 지속적으로 자극한다. 그렇다고 하여 지속적인 수축력의 자극이 소위 말하는 근육의 긴장 상태를 의미하는 것은 아니다. 근육의 균형된 수축력을 환기시키게 만드는 것으로 감각의 재인식이나 무뎌지고 잊혀져 있던 감각을 깨우는 정도가 맞을 것이다.

근육은 수축력 약화도 문제이지만, 기능을 넘어선 과도한 수축력도 문제가 된다. 근육의 과도 긴장은 더 이상 정상적인 근육의 긴장도를 유지하지 못하며, 이것으로 초래된 근육의 긴장은 패턴화된 움직임을 무너뜨려서 지속적인 문제를 확장해 나가기 때문에 손상 근육의 적절한 수축력의 환기(감각하기)는 전체적인 움직임의 질을 향상시킬 것이다.

참고로, 노자(老子)는

"부드럽고 약하고 여린 것은 삶의 무리요. 강하고 딱딱하고 단단한 것은 죽음의 무리이다.

장차 거두어들이려면 반드시 먼저 베풀어야 하고,

장차 약하게 만들려면 반드시 먼저 강하게 만들어 주어야 하며,

장차 없어지게 하려면 반드시 먼저 흥성하도록 해주어야 하고,

장차 빼앗으려면 반드시 먼저 주어야 한다."고 하여 치료의 시작은 먼저 긴장을 아는 감각하기로부터 알아차리고, 인정하고 없애버리는 과정의 연속일 것이다. 그 중 얼마만큼의 약화와 긴장이 존재한다는 것을 아는 작업은 그것이 테이프이든지 손에 의한 치료적 접촉이든지 상관없이 확인하고, 그 감각을 통한 환자 자신의 몸에 대한 자기 인식을 이끌어내는 작업이어야 한다.

### 3. 고유수용성 자극

감각은 촉각, 시각, 청각, 후각, 미각 감각 이외에 피부보다 심부에 있는 근육, 힘줄, 관절 등에서 오는 감각인 고유수용성 감각(proprioceptor)이라는 것도 있다. 고유수용성 감각은 중추신경계로 하여금 팔, 다리의 위치나 동작을 인식하게 하며, 정상적인 근육 긴장과 자세 유지 및 공간에서의 위치 등에 대한 내가 어디에, 무엇을 하고 있는지를 알려주는 중요하고도 핵심적인 인체의 감각기관이다.

서 있을 때 발의 느낌이 어떤지, 어디에 서 있는지를 뇌로 전달하며, 나 자신의 위치적 개념을 지속적으로 관찰하는 것이 가능하다. 그래서 접촉하고 있는 지금의 발의 느낌이 어떤지, 앉아 있는 의자는 어떤 재질인지를 의식적으로 집중하여 알아차릴 수가 있다. 이러한 인식의 과정은 대뇌피질이라는 상위 수준의 뇌의 활동이지만, 무뎌진 일상에서는 이와 같은 고유수용성 정보는 거의 작동하지 않는다. 또 다른 고유수용성 감각도 있다. 근육의 긴장이나 관절의 위치 등 일일이 신경을 곤두세우지 않아도 알아서 조절되기도 한다. 의식적 집중을 한다하더라도 알아차릴 수 없다. 소뇌의 기능 중 하나로서 무의식적인 고유수용 자극으로부터 끊임없이 근육의 긴장과 관절의 위치를 결정하기 때문이다.

이처럼 고유수용성 자극은 느낄 수도, 그렇지 못할 수도 있는 두 가지 방식을 따르고 있다. 근골격계의 문제가 되는 것은 두 가지 방식 중 뇌로 전달하여 인식하는 과정으로의 문제로부터 시작되는 경우가 많다. 특히 근육을 움직이는 것은 뇌의 명령으로부터 이뤄지며, 이 같은 반복적 명령이 소뇌에 저장되어 이후 자동화되고 습관화된 움직임을 만들 때까지 반복한다. 올바른 습관적 움직임일지라도 의식하지 않는 일상의 반복적 행위를 통해 차츰 왜곡된 자세나 그로 인한 빈번한 적응적 반복으로 잘못된 자세는 몸에 배기 마련이다.

또한 이렇게 굳어진 몸은 뇌의 조절력에서 멀어진다는 뜻이다. 의식적 조절이 가능했던 뇌 또한 무뎌지고 습관화된 근육을 통제할 수 없게 된다. 근골격계 질환의 흔한 결과가 통제 불가능하게 자동화되었다는 것이다. 굳어진 몸의 긴장은 단순히 몇몇 근육의 신장이나 이완만으로는 회복될 수 없다. 근골격계 질환의 치료는 처음 고유수용기에서 대뇌로 전달하고, 그로 인해 명령을 받은 근육을 다시금 자극하여 새로운 움직임을 학습시키는 과정이다. 이 같은 과정에서 근육, 힘줄, 관절 중심의 테이핑은 고유수용성 자극을 통해 의식적 뇌를 자극한다. 뇌를 자극하여 환기시키는 과정에서 새로운 움직임에 명령을 내리고, 이 같은 과정의 반복을 통해 학습된 움직임은 근골격계 손상 전의 상태로의 회복에 도움을 줄 것이다.

벌거벗은 몸에 끈끈한 테이프의 적용은 그 자체만으로도 의식할 수밖에 없다. 엄밀히 말하면 의식하는 것 외에는 치료 불가능한 것이 많고, 질환 역시 그 의식을 자극하는 것으로부터 시작되는 것을 보면 '나 자신을 아는' 고유수용성 자극은 너무도 의미가 있다.

## 4. 전달속도가 통증보다 빠른 촉각과 미세한 근육의 수축

감수기의 기능과 함께 감수기로부터 뇌까지 전달되는 속도적 개념은 통증 조절의 핵심요소 중 하나이다. 신경섬유의 직경에 따라 전달속도는 비례한다. 즉, 직경이 굵은 신경섬유는 전달속도가 빠르고 직경이 가는 신경섬유는 가늘수록 전달속도는 느리다. 통증을 전달하는 A계열에서 직경이 가장 작은 델타섬유와 C섬유가 통증과 온도 감각을 전달하게 되는데, 이는 A계열의 나머지 직경이 굵은 섬유인 알파, 베타, 감마 신경섬유의 작동 여부에 따라 통증을 인지할 수도, 그렇지 않게 할 수도 있다는 뜻이다. 직경이 굵은 A 알파, 베타, 감마 신경섬유가 흥분하면 뇌까지 빠르게 전달되는 데 반해, 직경이 가는 A 델타와 C섬유는 상당히 느린 속도로 움직이기 때문에 A 알파, 베타, 감마 신경섬유의 활성화 방법은 신경섬유의 전달속도 측면에서 통증을 조절할 수 있는 손쉬운 방법일 수 있다.

통증의 문(gate)이 열리는 충격적 자극을 감지한 후, 몸은 통증의 문을 닫기 위해 본능적으로 꽉 쥔다든지, 마구 문지르고 비빈다든지, 두드리고 쓰다듬는 방법으로 통증을 진정시키는 방법이 쓰이는데(관문조절설, gate control theory), 이 같은 행위는 통증을 전달하는 신경섬유보다 빠른 촉각을 흥분시키는 A 베타 신경섬유를 자극한 것이다(그림 4-2).

테이핑은 피부로부터의 촉각적 자극을 활성화시키는 과정으로 통증에 대해 본능적으로 꽉 쥔다든지, 마구 문지르고 비빈다든지, 두드리고 쓰다듬는 등의 간접적 효과라고 할 수 있다. 또한 앞서 언급한 지속적인 미세 근육수축을 일으키는 방추형운동신경의 자극처럼, A 감마의 흥분 역시 A 델타와 C섬유보다 빠른 신경전달로 통증을 무의식적으로 억제하려 한다. 통증이 발생하면 통증이 있는 부위를 부여잡고 머리부터 발끝까지 그것이 진정되기까지 몸은 꼼짝하지 않고 잠시 동안 얼음이 되어버리곤 하는데, 이 같은 행위는 A 감마의 작용으로 전신의 무의식적 긴장을 통해 통증의 전달을 늦추려는 것이다. A 감마의 작동은 A 베타의 촉각적 자극보다는 느리지만, 통증을 전달하는 A 델타와 C섬유보다는 빠른 전달이다.

테이핑은 이러한 전신적 긴장을 직접적으로는 일으키지 않지만, 패턴화된 근육의 활성화를 통하여 통증을 억제하는 과정에서 역할을 할 것으로 믿고 있다.

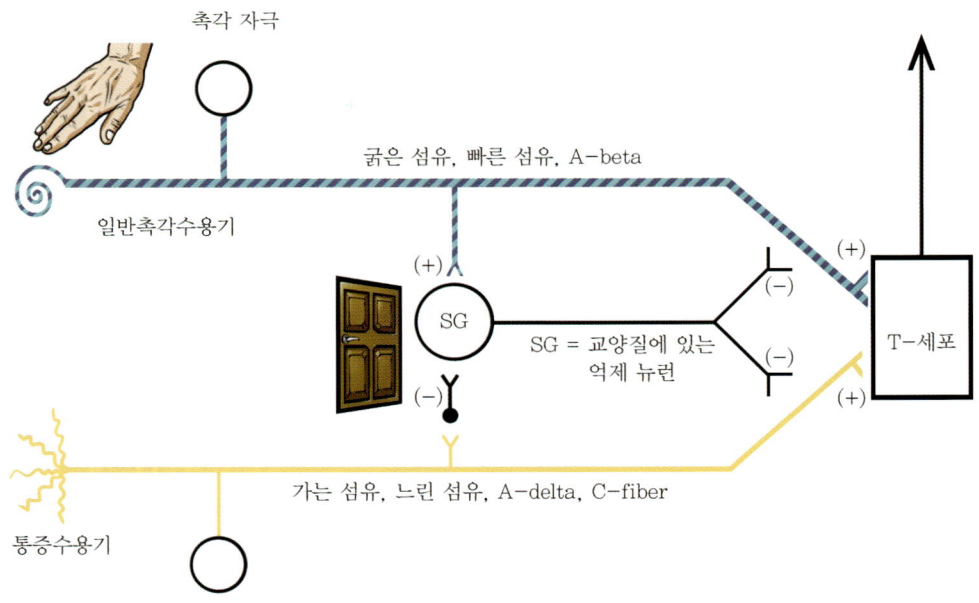

그림 4-2. 관문 조절설

S·P·I·R·A·L A·N·D K·I·N·E·S·I·O T·A·P·I·N·G

chapter 5
테이핑 시 주의사항

테이핑 적용 시 잊지 말아야 할 것과 몇 가지 주의사항들은 다음과 같다.

## 1. 효과 있는 근육만, 그리고 그 근육 중 어느 부위?

통증을 유발하는 움직임을 확인하고 접촉검사를 통하여 효과를 드러내는 근육만을 처치한다. 근육의 기시와 정지부 전체를 덮어서 처치할 수도 있지만, 기시부나 정지부 그리고 근복(muscle belly), 근복 중에서도 기시나 정지 쪽으로 나눠서 보다 세밀한 테이핑을 할 수 있다. 만일 그 근육의 어딘가에서 더 효과적인 반응이 나타났다면, 그 부위만을 처치한다. 예를 들어, 손목 신전에서 치료점을 발견했다면 키네지오 테이핑은 신전근의 전체 근육에 처치가 가능하지만, 스파이랄 테이핑의 경우는 이 근육의 기시, 근복, 정지부에 접촉검사를 통해 어디가 더 효과적인가를 확인하여 처치한다. 그림 5-1에서는 상지굽힘패턴 키네지오와 스파이랄의 처치를 보여주고 있다.

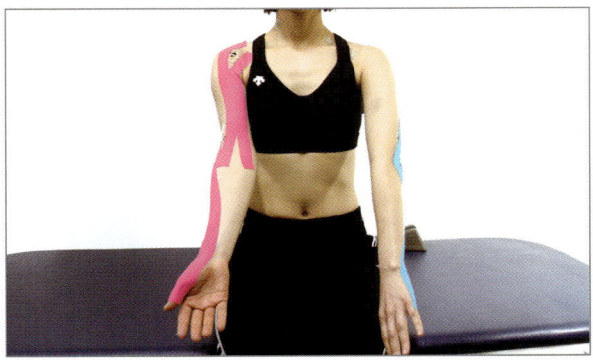

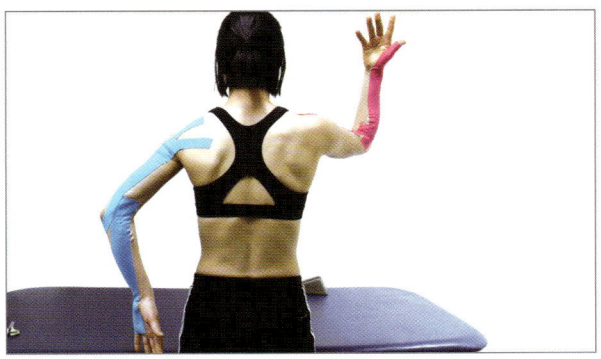

그림 5-1. 스파이랄과 키네지오 테이핑의 비교(오른쪽 상지의 굽힘 패턴)

## 2. 테이핑의 시작 자세는?

　치료하기에 앞서 손상 부위의 자세를 어떻게 취하느냐는 모든 근골격계 질환 환자의 치료에 있어서 가장 먼저 고민해야 할 사항이다. 불편한 위치나 경직된 자세에서 테이핑을 한다면, 그 자체로 불편함을 피드백(feedback)시키는 결과를 낳게 되며, 통증을 지속적으로 자극하게 될 것이다. 테이핑을 할 때에는 움직이는 상태가 아니며, 일반적으로 근육의 이완과 관절이 느슨한 상태에서 테이핑 처치가 이뤄진다. 특별한 자세를 만들어서 처치한다 할지라도 그 자세에서의 이 같은 기준은 유효하다. 무엇보다 먼저 고려해야 할 점은 손상 부위를 자극하지 않는 최대한 편안한 자세에서 시작한다는 것이다.

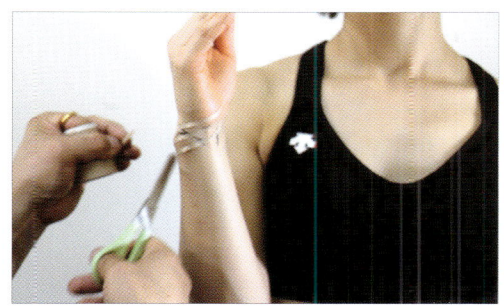
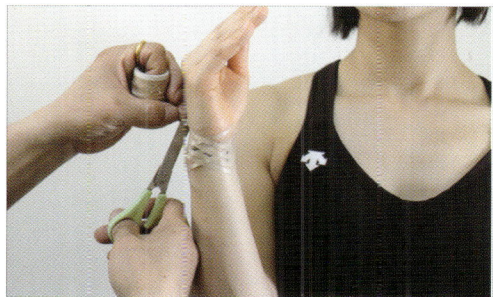
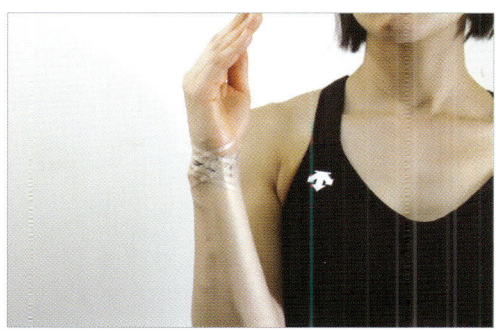

**그림 5-2. 자뼈측 손목 손상에 대한 테이핑 시작자세.** 위팔을 겨드랑이에 붙이고 팔꿈 관절을 90도 정도 구부린 상태에서 손목은 중립자세나 편안한 자세를 취한다.

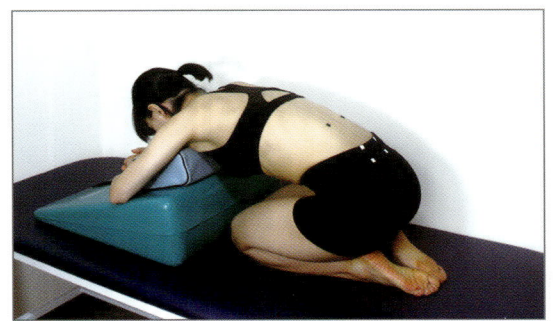 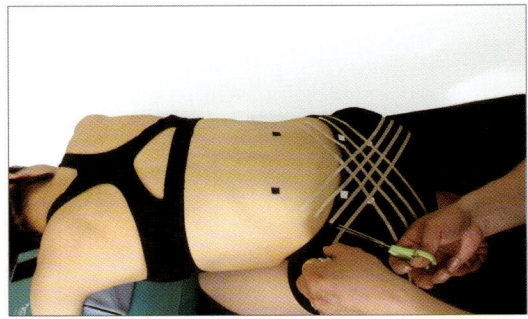

그림 5-3. **허리굽힘에 대한 테이핑 시작자세.** 절하는 자세를 취하거나 허리 굽힘이 편안하도록 베개나 이불의 높이를 조정하며 테이핑 시작자세를 취한다.

## 3. 머리부터 발끝까지 하나의 기능적 단위로 이해한다.

파스처럼 통증을 호소하는 손상 부위에 대한 직접적인 테이핑은 타박이나 염좌와 같이 손상 시점과 손상 부위가 명확할 때 적용한다. 급성손상으로 기능보다는 먼저 안정과 진정, 지지를 위해 고정의 의미로서 손상 부위나 관절을 중심으로 처치하는 것이 바람직하다. 하지만 급성손상을 제외한 경우라면, 움직임 패턴을 고려하여 처치한다. 흔히 손상 부위가 응급 상황을 벗어나거나 일상의 소소한 생활 과정에서 겪게 되는 불편함이나 만성적 기능성(움직임) 통증에 대한 테이핑은 움직임을 일으키는 전체적 과정을 염두에 두고 처치하도록 한다.

즉, 통증 부위에 연연하지 않고 손상 부위와 관련지을 수 있는 관여 패턴을 확장하여 확인한다. 통증을 일으키는 부위를 중심으로 어떤 움직임이 통증을 크게 만들고, 또한 어떤 움직임이 그 통증을 진정시키는지 머리부터 발끝까지 하나의 기능적 단위로 판단하여 효과 있는 부위에 테이핑을 한다. 예를 들어, 만일 왼쪽 무릎이 계단을 내려갈 때와 쪼그려 앉을 때 통증이 있다면 다음의 그림처럼 테이핑을 할 수 있다(그림 5-4).

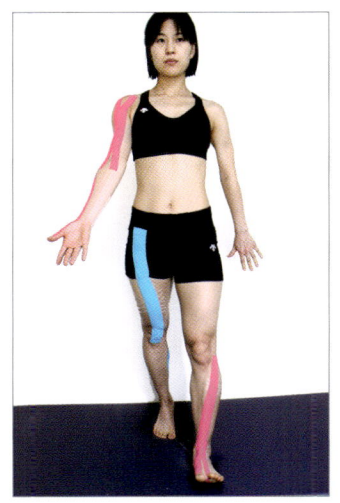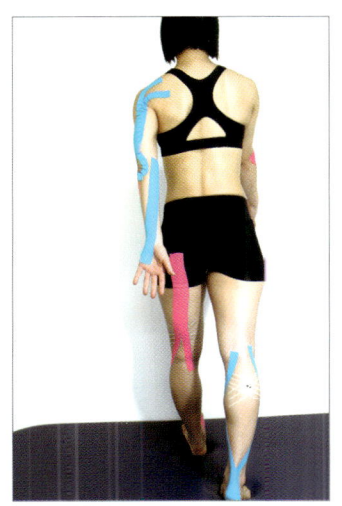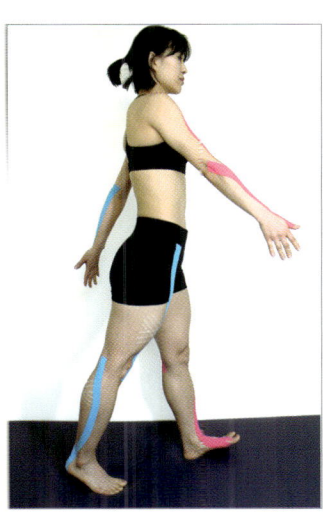

그림 5-4. 팔·다리 전신에 대한 패턴 테이핑(팔-우측 굽힘, 좌측 폄/다리-우측 폄, 좌측 굽힘).

## 4. 말초에서 중추, 중추에서 말초, 어디에서부터 테이핑을 하는가?

　테이핑은 말초에서 중추로 첨부하는 것을 원칙으로 한다. 일반적인 운동의 발달 과정은 원위부가 근위부에 비해 높은 수준의 중추의 지배를 받고 있기 때문에 중추(머리, 상지)에서 말초(꼬리, 다리)로 발달하는 것이 맞다. 이러한 과정이 완성된 상태에서의 손상은 이완을 목적으로 하든지, 억제하여 움직임을 조절하든 모든 기능은 말초로부터 시작하여 중추에 쌓인 결과이다.

　예를 들어, 균형 전략(balance strategies)에서 볼 수 있듯이 말초인 발목 전략(ankle strategy)이 제대로 기능을 한다면 중추는 안정된 균형을 이룰 수 있다. 그러나 어떠한 이유로 말초인 발목이 제 기능을 못한다면 발목보다 중추에 가까운 엉덩이를 이용해서 균형(hip strategy)을 취하려 할 것이다. 이 같은 전략적 반복은 하지의 약화뿐만 아니라 중추의 기계적 움직임을 일으키기에 충분하며, 거듭된 목과 허리의 과도한 사용으로 목과 허리 손상을 초래할 수 있다. 만일 이러한 전략적 과정에서의 이차적인 목과 허리의 손상이라면, 불편함을 호소하는 목이나 허리뿐만에 대한 처치는 지극히 국소적이며, 원인을 간과한 치료라고 할 수 있다.

테이핑 시 이러한 점을 고려하여 움직임을 만드는 시작과 손상을 일으킬 수 있는 원인에 대해 전반적으로 확인해야 하며, 그 처치 과정에서 테이핑은 말초에서 중추로 첨부하는 것을 원칙으로 한다. 단, 키네지오 테이프(탄력성 테이프)를 적용할 경우에는 패턴을 고려하여 관여 근육의 기시에서 시작하여 근복을 따라 정지에서 끝난다. 이는 기시가 중추 가까이에 있고 중추에서 먼 쪽으로 테이핑을 하는 것으로 말초에서 중추라는 기본 원칙에 벗어나는 경우이지만, 근육을 기시부 방향으로 잡아당겨서 쉽게 피로해지고 빠른 수축에 관여하는 근육의 손상 시 도움을 준다. 이와 반대로 근경련이나 과수축이 손상의 원인인 경우에는 근긴장을 완화할 목적으로 즉, 말초에서 중추의 방향으로 근육의 정지부에서 기시부로 붙인다. 한 가지 덧붙이자면 근육의 약화보다는 근육의 불균형적 긴장이 근육질환의 주된 원인이 된다.

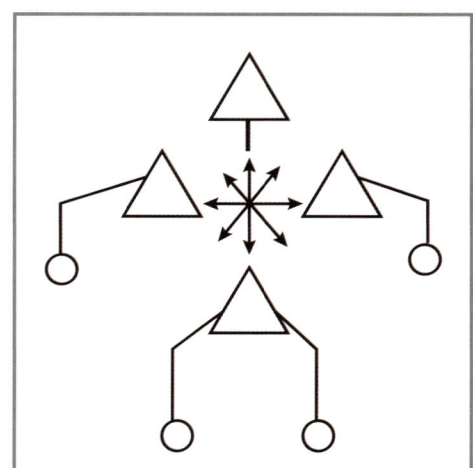 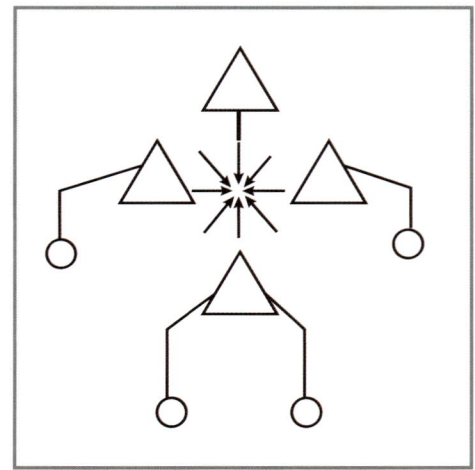

그림 5-5. 처음 중추에서 말초로, 이후 말초에서 중추로

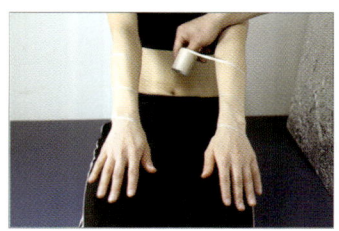 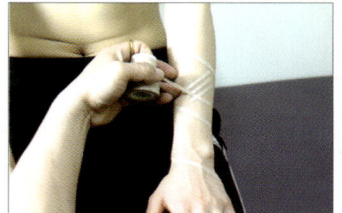 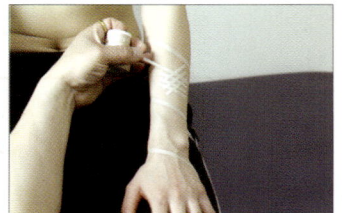

그림 5-6. 말초에서 중추로

## 5. 통증 부위의 직접적 압박과 통증 부위 반대측 압박의 차이는?

관절 주변 근육의 영향과 함께 관절의 움직임 시 통증이 있을 경우에는 두 가지 방법을 선택할 수 있다. 하나는 손상 부위가 신장으로 인한 통증이 명확할 경우에 움직이는 관절의 신장을 억제하는 방법으로 흔히 급성 상태에서 주로 처치하는 방법이다. 또 다른 하나는 관절에 압박통증을 일으키는 경우인데, 관절 내 구름(rolling) 시 미끄러짐(sliding) 움직임이 원활치 못하여 움직임의 과정과 끝부분에서 통증을 일으킬 수 있다. 이 같은 경우에는 손상이나 통증 부위의 정반대 측을 압박하여 관절에서 일어날 수 있는 압박에 의한 통증(compression pain)을 완화시킬 수 있다.

덧붙여, 급성 상태 이외의 움직임 시 통증이 있을 때에는 대부분의 경우 통증 부위의 정반대 측에 압박하는 것이 효과를 보인다. 단, 여기서의 압박이란 그 점을 테이프로 걸쳐 지나친다는 것이며, 강제적 힘을 가한다는 의미는 아니다.

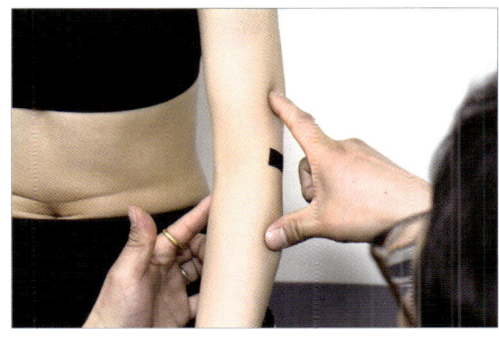
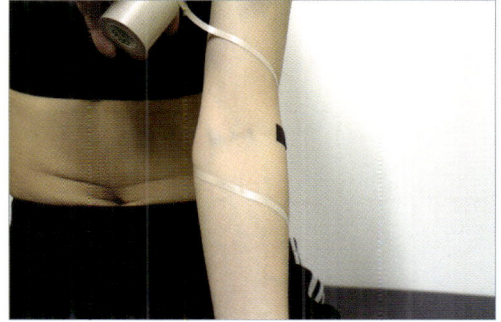
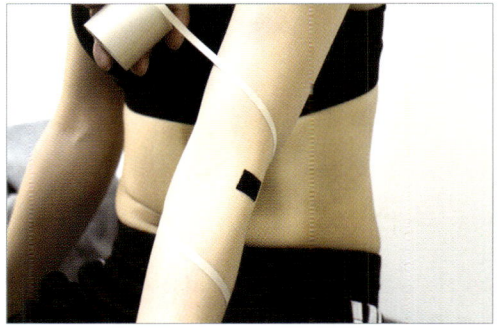

그림 5-7. 통증부의 정반대 측 압박의 경우

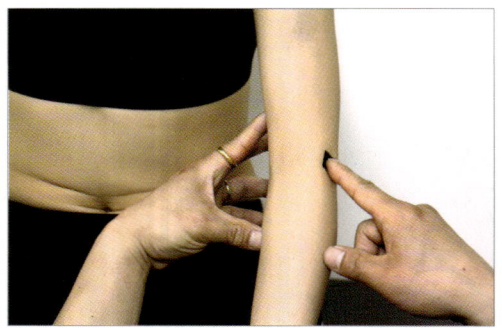 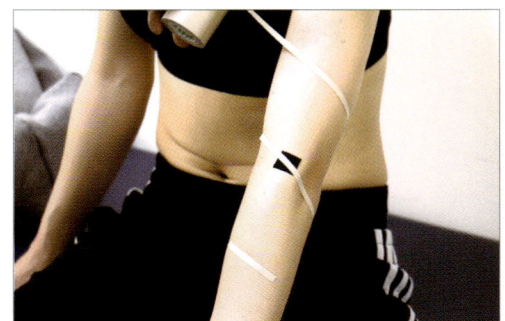

그림 5-8. 통증부위 압박의 경우

## 6. 테이프는 동여매는 밧줄이 아니다.

테이프는 혈액순환적 입장에서 보면 그것을 증진시키는 것이지, 억제하거나 차단하는 것이 아니다. 자칫 더 나은 효과를 얻고자 쪼이듯이 강제적으로 압박하듯이 세게 감는다면 손상 부위뿐만 아니라 심하게는 자율신경계의 부조화까지 초래할 수 있다. 키네지오 테이핑의 경우는 피부조직을 신장하며 처치하기 때문에 테이핑 처치 후 원래의 위치에서는 테이프가 쭈글쭈글한 모습을 보인다. 마찬가지로 스파이랄 테이핑 역시 통증완화 자세에서 처치한 후 본래의 자세에서는 느슨한 형태를 유지해야 한다. 테이프는 피부면을 따라 감싸듯이 얹어놓는 것이다.

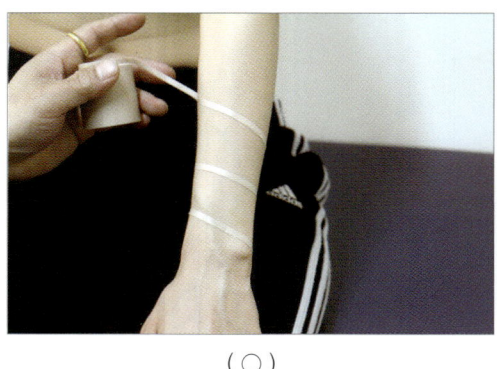 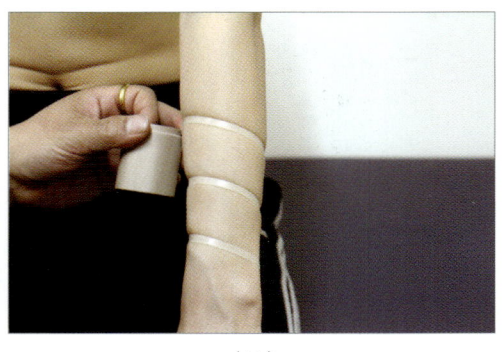

( ○ )      ( X )

그림 5-9. 테이핑 시 압박의 정도

## 7. 테이핑 후 가벼운 관절가동술(mobilization)은 너무도 이롭다.

일반적으로 테이핑 처치 후 증상 완화는 즉시 나타난다. 여기에 더해 가벼운 연부조직 이완이나 관절가동술로 테이핑 효과를 더욱 높일 수 있다.

관절가동술은 관절을 중심으로 보았을 때 손상 조직의 제한으로 관절의 순환 정체를 일으켰거나, 관절의 움직임이 원활치 않아 발생한 통증일 경우뿐만 아니라 관절 주변 연부조직의 불균형을 회복하는데 도움을 준다. 테이핑 후 테이핑 효과를 극대화시키는 목적으로 가벼운 연부조직 이완이나 도수적인 관절움직임 운동으로 마무리를 한다.

## 8. 얼마나 붙이고 언제 떼어내는가?

테이핑 후 효과의 지속 시간은 증상 정도나 환자에 따라 다르겠지만, 흔히 1-2일 정도는 유지되어야 한다. 지지와 고정으로 테이핑 자체의 효과도 있겠지만, 테이핑 후 진정된 상태에서의 긍정적 피드백과 일상의 움직임을 되찾으려는 심리적 과정들이 어우러져서 테이핑 전보다 호전된 결과를 낳을 수 있다. 하지만 테이프에 대한 피부 알레르기가 있다든지, 테이프의 접착제 때문에 피부 트러블이 생긴다면 즉시 떼어내야 한다. 자칫 가려워서 긁게 되면 테이프의 끝부분과 이어지는 피부 사이에 물집이 발생할 수 있다. 피부의 건전성을 유지하기 위해 즉시 떼어 피부의 환기와 진정을 할 수 있도록 한다.

한 가지 덧붙이자면, 처치 부위가 꼭 그곳이어야 한다는 경우는 급성 상태를 제외하고는 그리 많지 않다. 피부 트러블이 있을 경우에는 또 다른 관련 부위를 찾아 처치할 수 있다.

## 9. 키네지오 테이프의 여러 모양

■ I자 모양

처음 붙이는 곳이 어디냐에 따라 수축 방향에 변화를 줄 수 있다.

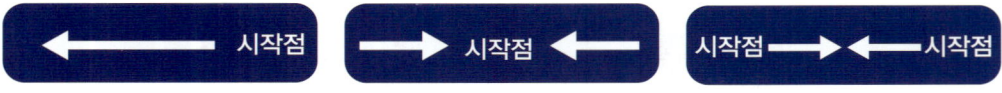

■ Y자 모양

근육 전제에 대한 기시와 정지 점을 따라 처치할 목적으로 사용한다.

■ H자 모양

중앙으로 양쪽 끝을 모으는 목적으로 사용한다.

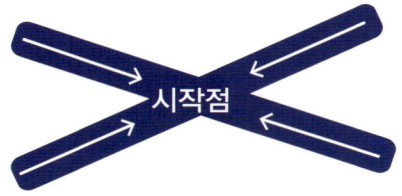

■ 여러 갈래 모양

부기를 제거하거나 순환 또는 전체적인 압박을 목적으로 한다.

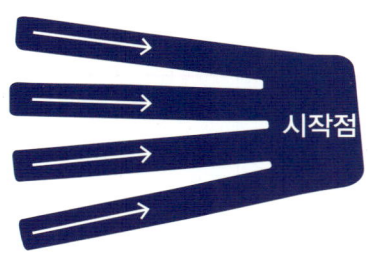

# Part 2

## 질환별 테이핑 방법

S·P·I·R·A·L A·N·D K·I·N·E·S·I·O T·A·P·I·N·G

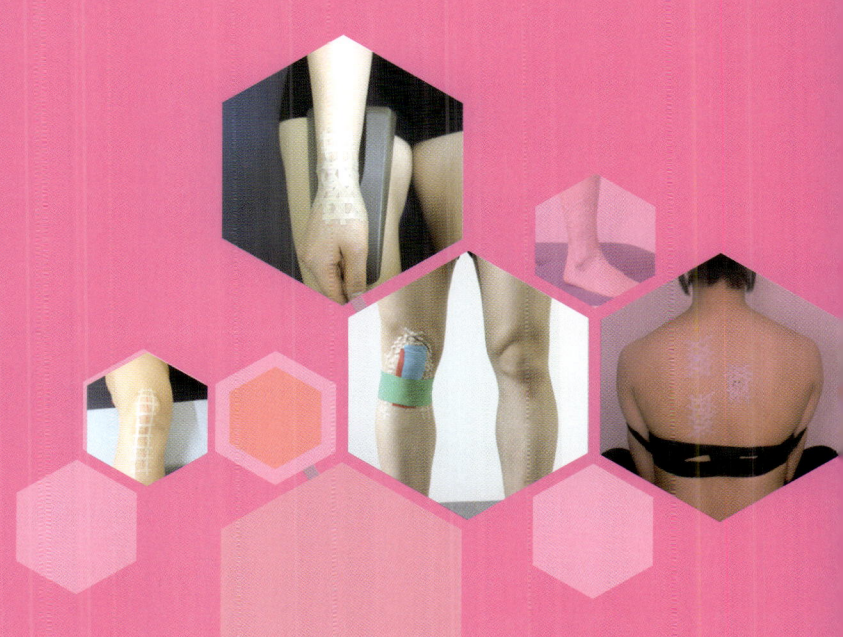

SPIRAL AND KINESIO TAPING

# chapter 6
# 상지에 대한 테이핑

# 01 손가락과 손목관절의 테이핑

Spiral and Kinesio Taping

## 1. 손가락 염좌(finger sprain) 또는 염증

손가락 손상은 일반적인 외상(타박) 또는 삐거(염좌)나 류마티스성 관절염처럼 염증이 있는 경우이며, 흔히 움직일 때 통증을 유발한다. 움직이는 동작 중 손가락관절은 펴는 움직임보다는 주먹을 쥐거나 굽힘을 했을 때 통증을 호소한다. 이는 손가락을 구부리는 과정에서 손가락의 등(dorsal)쪽 조직이 늘어나면서 발생하는 신장통증(stretching pain)으로 손가락을 구브리는 과정에서 외상이나 염증 상태인 손가락을 강하게 자극하게 된다.

테이핑은 이러한 구부리는 동작을 제한하여 조직이 덜 신장되도록 하며, 특히, 급성의 경우에 사용한다. 손가락의 반복된 굽힘 움직임으로 염증을 가중시키거나 염증 진행을 억제하기 위한 목적으로 테이핑을 한다.

### 스파이랄 테이핑

- ❖ 테이프 폭; 2~3 mm
- ❖ 자세; 통증이 없는 자세 또는 중립자세
- ❖ 시작점; 말초에서 중추로

## A. 급성 또는 통증이 심한 경우

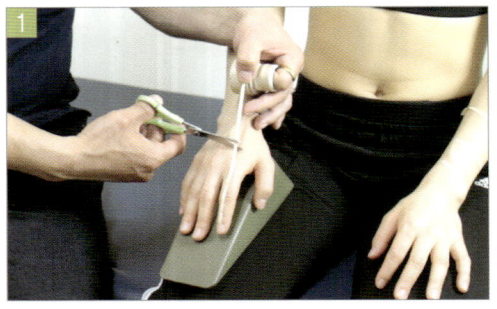 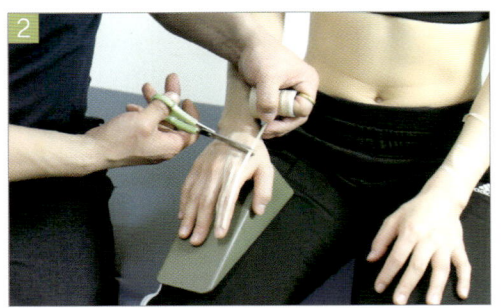

①~② 오른쪽 두 번째 손가락 손톱 위에서부터 시작하여 MP관절을 지나 손가락 가운데에 기둥을 만들 듯이 기준선 하나를 먼저 처치한다. 이어 양측으로 두 개의 기둥을 더 추가한다.

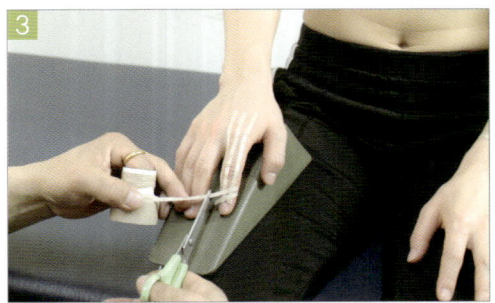 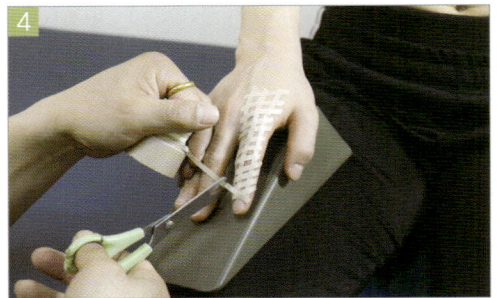

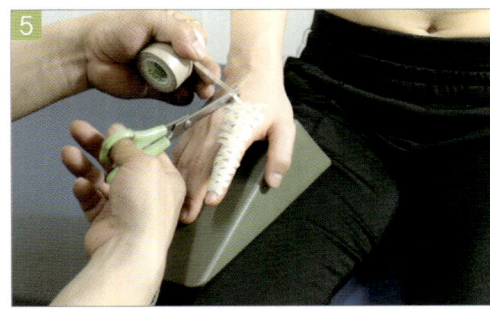 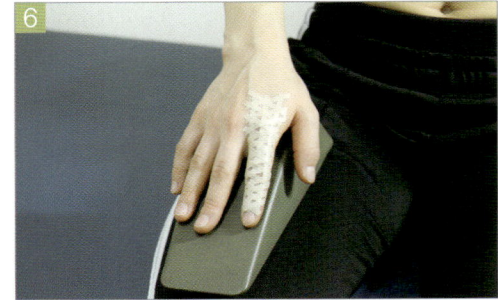

③~⑥ 음성 방향으로 먼저 붙이고, 이어 양성 방향으로 마무리를 한다. 급성일 경우에는 기능적 움직임을 제한하고 고정할 목적으로 사용한다.

## B. 아급성이나 부기가 없는 경우

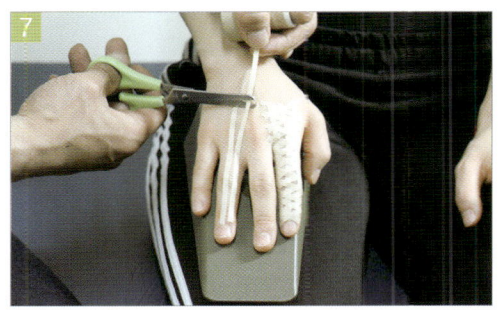
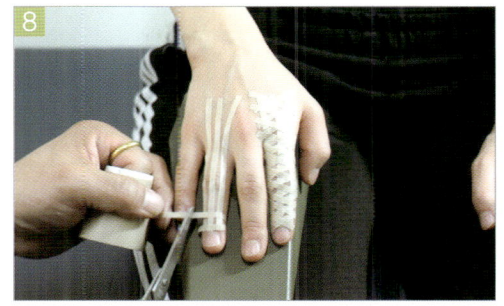
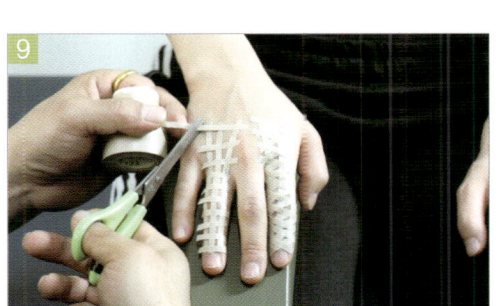

⑦~⑨ 오른쪽 네 번째 손가락에 ①~②와 같은 기등은 동일하게 처치하며, 말초에서부터 계단식으로 처치한다. ①~⑥보다는 고정은 덜한 상태로 근육을 모아주는 역할을 한다.

## C. 기능적 회복을 목적으로 할 경우

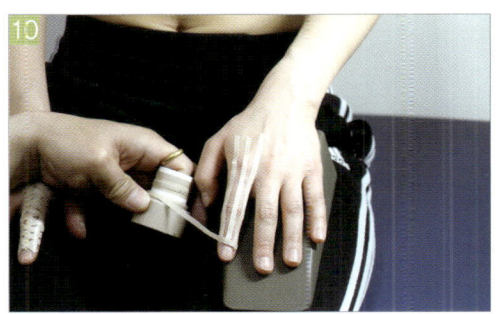
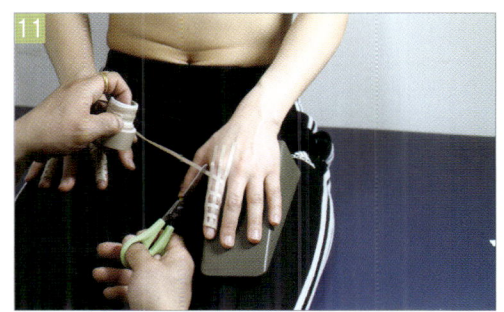
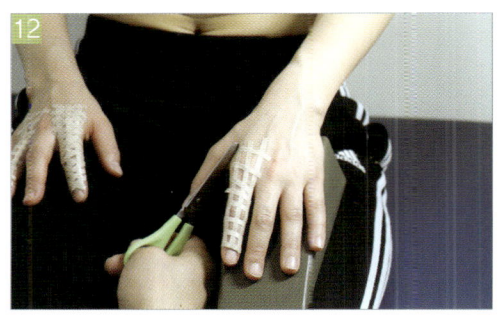

⑩~⑫ 왼쪽 두 번째 손가락에 ①~②와 같은 기등은 동일하게 처치한다. 손가락 등쪽 시작점에서 양성 방향으로 회선을 돌려서 처치한다. 회선 후 비어 있는 공간에 횡으로 마무리를 한다. B(⑦~⑨)보다는 약간의 움직임을 허용하고 회선 테이핑으로 통증의 반대 측을 압박하고 원활한 혈액순환을 증진시킨다.

## D. 부기를 제거할 경우

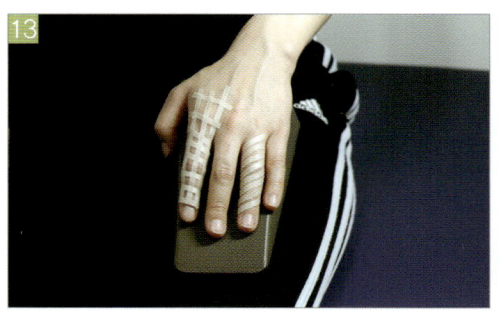
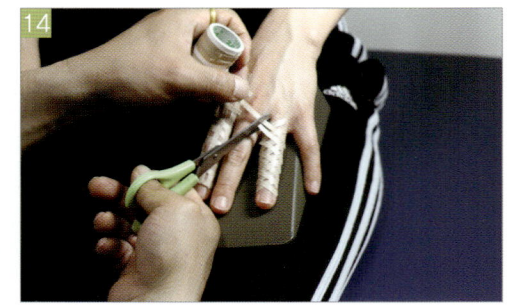

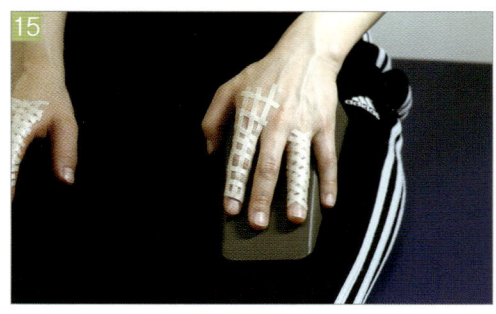

⑬~⑮ 왼쪽 네번째 손가락이 부었다 가정할 경우 음성 방향을 먼저 처치하고 양성 방향으로 마무리한 크로스 테이핑으로 어느 정도의 움직임은 허용하나 기능적으로 움직임을 제한하며, 특히 부기(swelling)가 있을 때에는 촘촘하게 처치한다.

## E. 통증 정반대 측 압박을 목적으로 할 경우

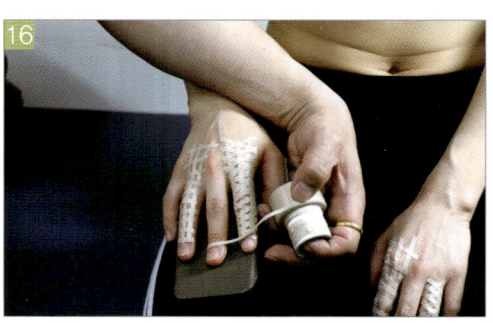
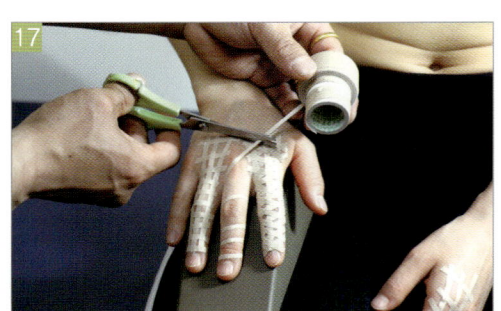
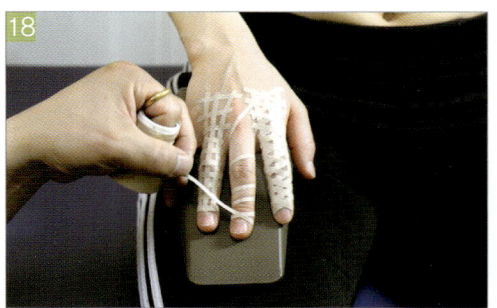
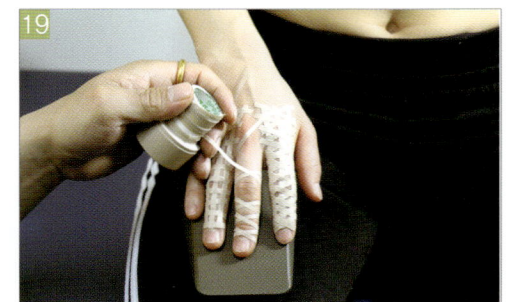

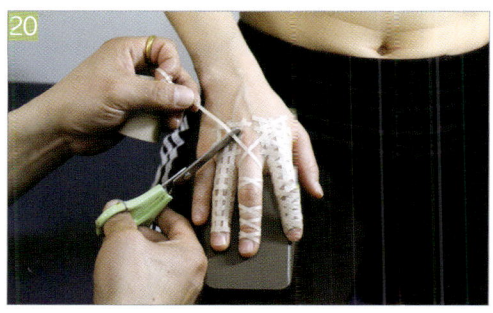

⑯~⑳ 음성 방향으로 회선을 먼저 처치하고, 이어 양성 방향의 회선으로 마무리한다. 회선의 교차 형태로 정반대 측 치료적을 강하게 압박하고 기능적 움직임을 안정되게 허용할 목적으로 한다.

F. 경미한 증상이나 기능 향상을 목적으로 할 경우

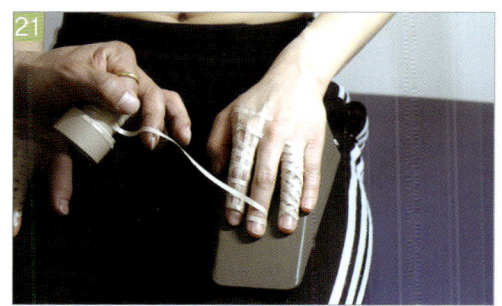 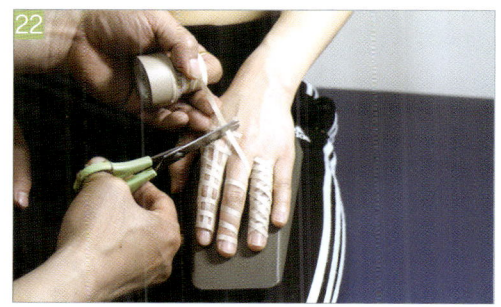

㉑~㉒ 양성 방향으로 회선을 처치한다. 부기가 없고 움직임 시 잔존한 통증은 거의 없거나 경미하며, 기능적 움직임을 부드럽게 허용하기 위해 처치한다.

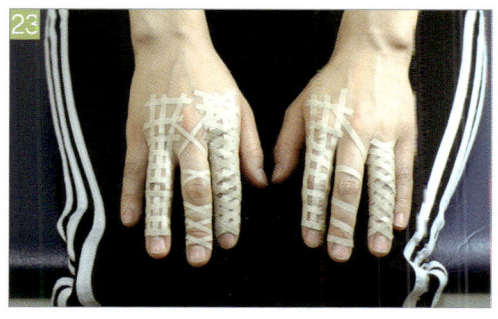

㉓ 완성된 모습.

### 🔸 키네지오 테이핑

- ❖ 테이프 폭; 1.5~2 cm
- ❖ 자세; 편안한 자세에서 각 관절의 통증이 유발되지 않는 정도의 신장으로
- ❖ 시작점; 중추에서 말초로

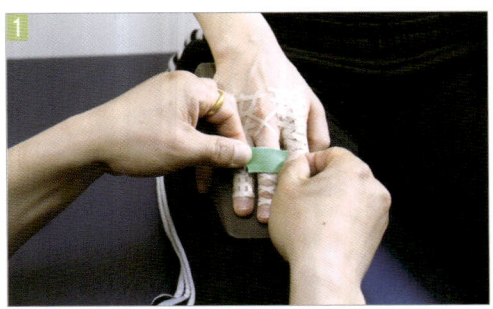
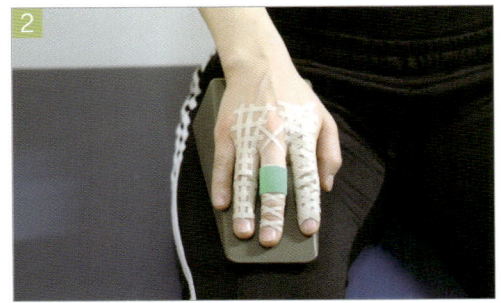

①~② 탄력테이프로 좌우로 신장하여 손상 관절을 덮는다. 횡적으로 처치하여 관절의 안정을 목적으로 한다.

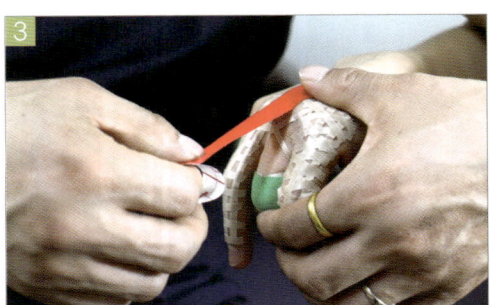
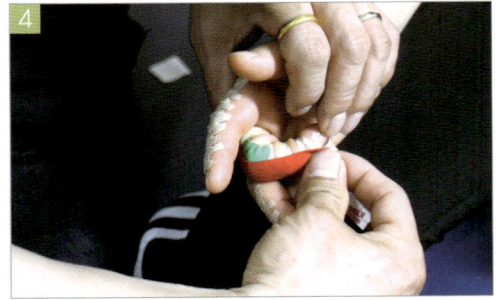
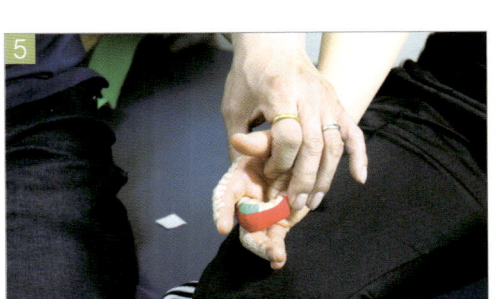

③~⑤ MP jt. 2~3 cm 위에 아무런 신장 없이 탄력테이프를 붙인다. 이어 MP jt. 관절을 굽힘과 동시에 탄력테이프를 신장하면서 각 관절 굽힘에 따라 신장을 계속해서 이어간다. DIP에 이르러서는 탄력 없이 붙여서 마무리한다.

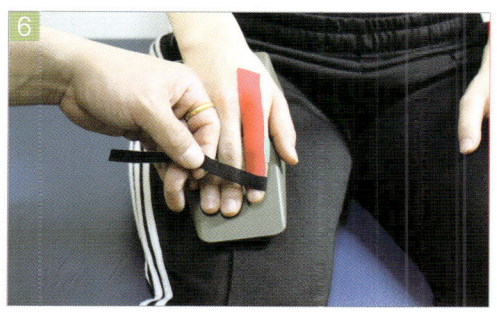 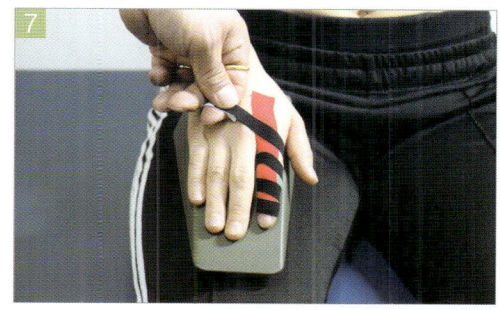

⑥~⑦ 양성 방향으로 회선을 추가한다. 회선을 추가하여 통증 부위 정반대 측을 압박하고 기능상 안정도를 높일 수 있다.

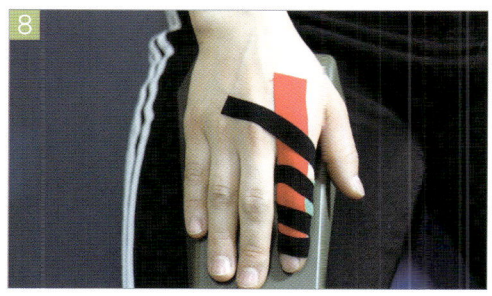

⑧ 완성된 모습.

## 2. 주먹질로 인한 손의 손상 [4, 5번째 손허리손가락(MP joint) 관절]

잘못된 가격으로 인해 임상에서 쉽지 않게 접하는 손상이 손허리손가락관절의 타박상이다. 흔히 "boxer's fracture"라 하여 잘못된 펀치로 인한 손의 손상이다. 심하게는 원위 손허리손가락 부위의 골절까지 일으키지만, 치료방법은 고정하는 깁스 외에는 딱히 방법이 없다. 하지만 테이핑은 이러한 골절 상황에서도 처치가 가능하며, 특히 금이 가는 정도의 미세골절이나 내부 출혈로 인한 부기(swelling), 그리고 깁스를 풀고 난 뒤 테이핑 처치는 효과적이다.

테이핑은 손상 정도에 따라 움직임을 제한하고 부기를 완화하는 방법, 움직임은 허용하고 부기나 멍을 제거할 목적으로, 그리고 기능회복을 위한 방법과 마지막으로 쥐기(grasping)의 어려움을 완화시키는데에 테이핑법을 적용할 수 있다.

### 스파이랄 테이핑

- ❖ 테이프 폭; 2~3 mm
- ❖ 자세; 통증이 없는 자세 또는 중립자세
- ❖ 시작점; 말초에서 중추로

### A. 급성 또는 통증이 심한 경우

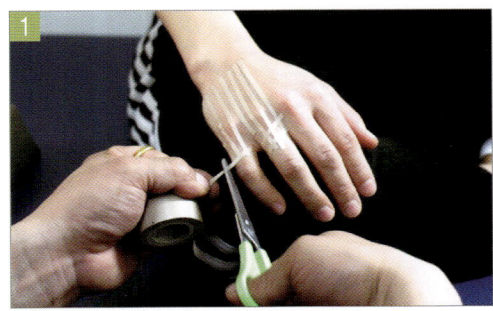 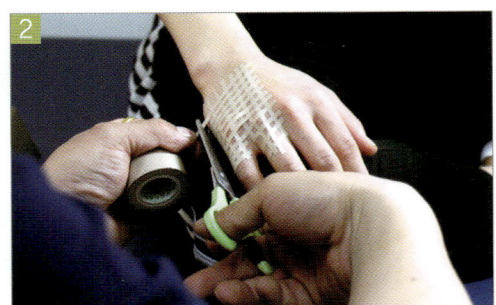

질환별 테이핑 방법   PART 2

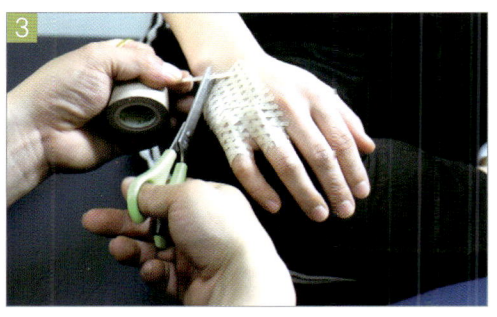
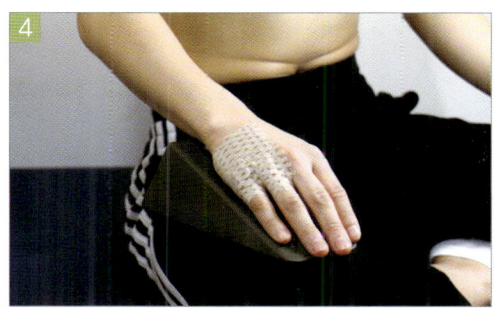

①~④ 4, 5번째 손가락뼈 사이 관절 위부터 시작하여 손등(수근골)까지 여러 개의 기둥을 먼저 처치한다. 이어 음성 방향과 양성 방향으로 촘촘하게 크로스 테이핑을 한다.

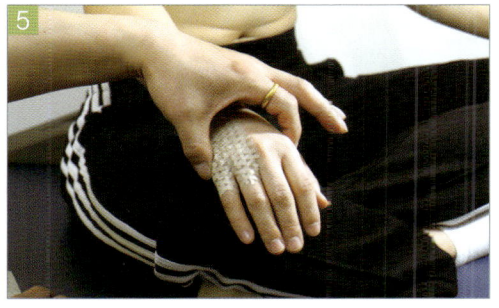
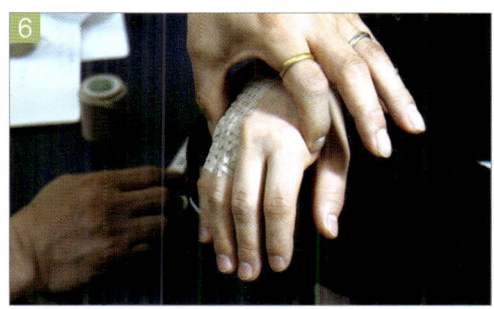
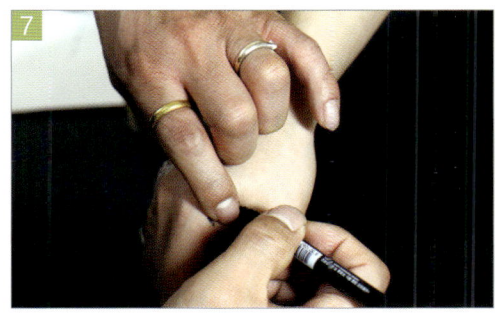
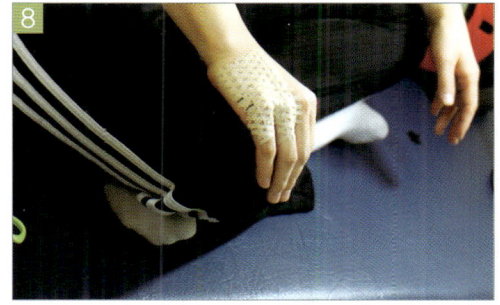

⑤~⑧ 2, 5번째 손허리뼈 머리 약간 위를 가볍게 잡아 주먹을 쥐는 움직임이 편안할 경우이다. 일반적으로 주먹 쥐기 시 손등이 신장되어 통증을 일으키는 경우가 많다.

chapter 6. 상지에 대한 테이핑

## 스파이랄 및 키네지오 테이핑

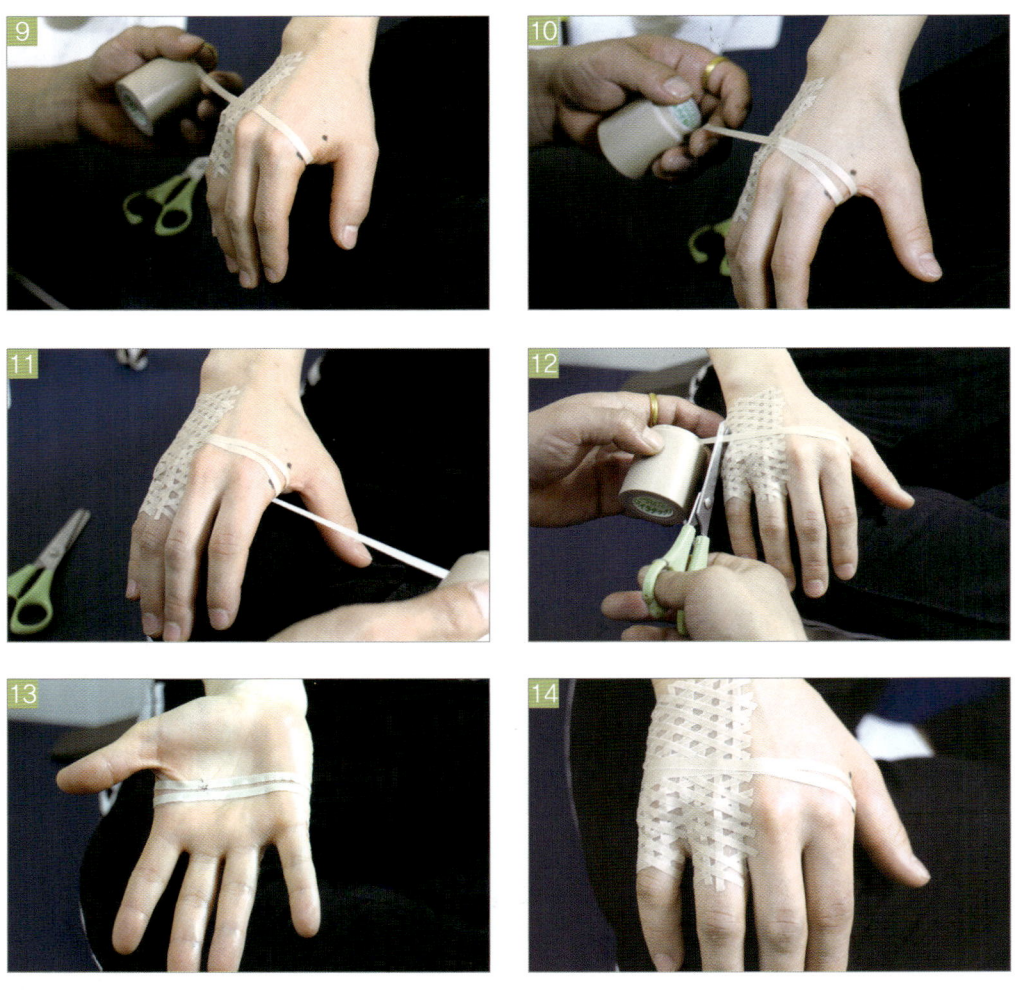

⑨~⑭ 앞선 검사법으로 편안함을 느꼈다면 2번째손허리뼈에 표시된 아래 점부터 시작하여 '∞' 모양의 테이핑을 한다.

## B. 부기와 멍에 대한 처치

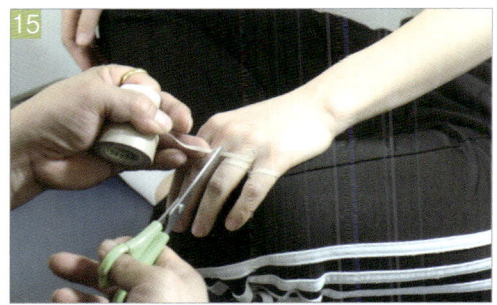
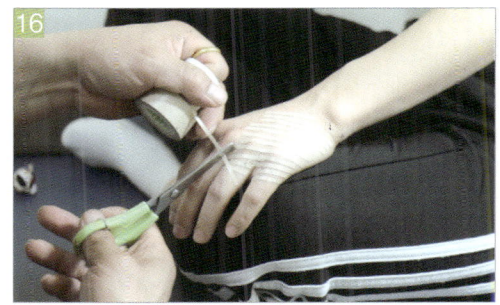
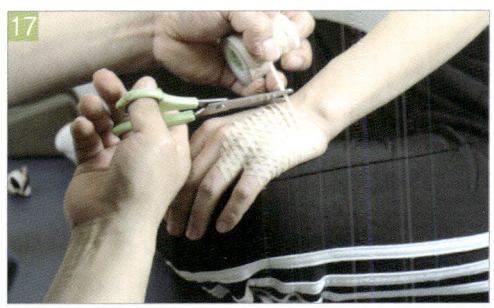
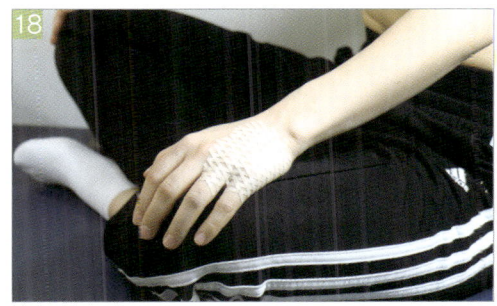

⑮~⑱ 부기와 멍을 제거할 목적으로 촘촘하게 크로스 테이핑을 한다.

## C. 경미한 증상이나 기능 향상을 목적으로 할 경우

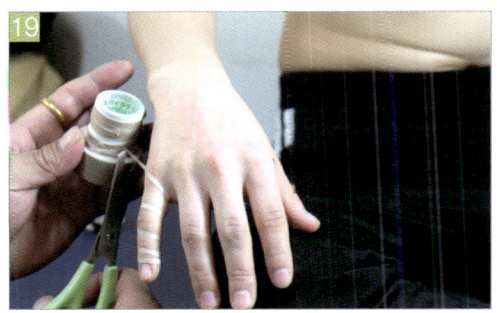
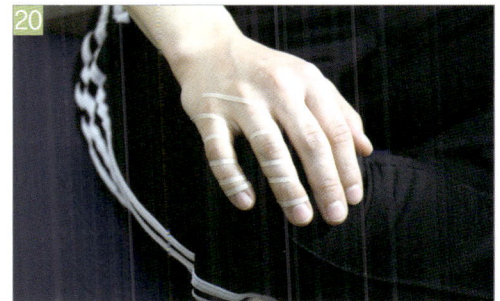

## 스파이랄 및 키네지오 테이핑

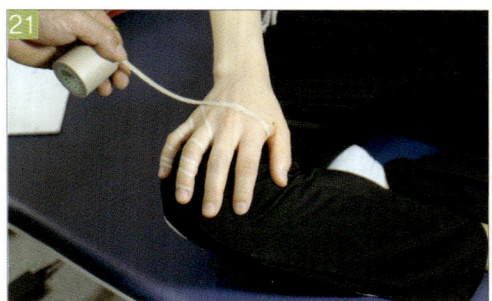
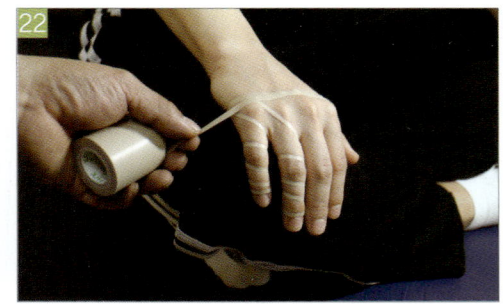

⑲~㉒ 기능적 회복과 경미한 통증을 제거하기 위해 4, 5번째 손가락에 양성 방향의 회선 테이핑과 '∞'자 테이핑을 함께 적용할 수 있다.

질환별 테이핑 방법   PART 2

## 🔴 키네지오 테이핑

- ❖ 테이프 폭; 3~5 cm
- ❖ 자세; 편안한 자세에서 각 관절의 통증이 유발되지 않는 정도의 신장으로
- ❖ 시작점; 중추에서 말초로

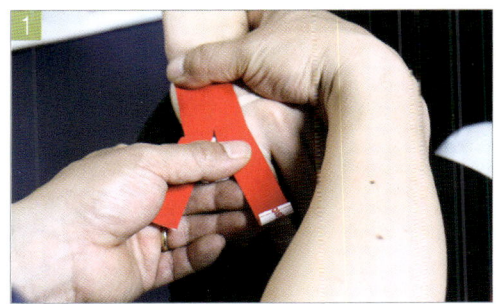
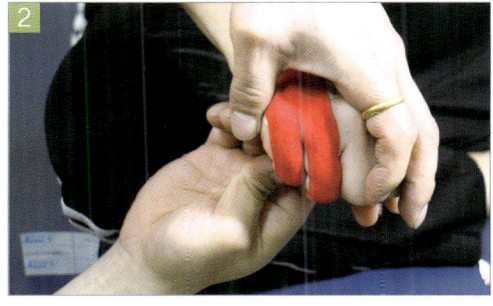
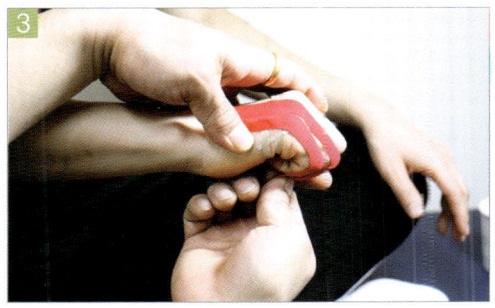
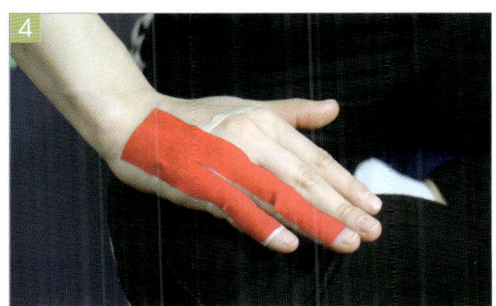

①~④ 아무런 신장 없이 손목관절 밑에 탄력테이프를 붙인다. 이어 MP jt. 관절을 굽힘과 동시에 탄력테이프를 신장하면서 각 관절 굽힘에 따라 신장을 계속해서 이어 간다. DIP에 이르러서는 탄력 없이 붙여서 마무리한다.

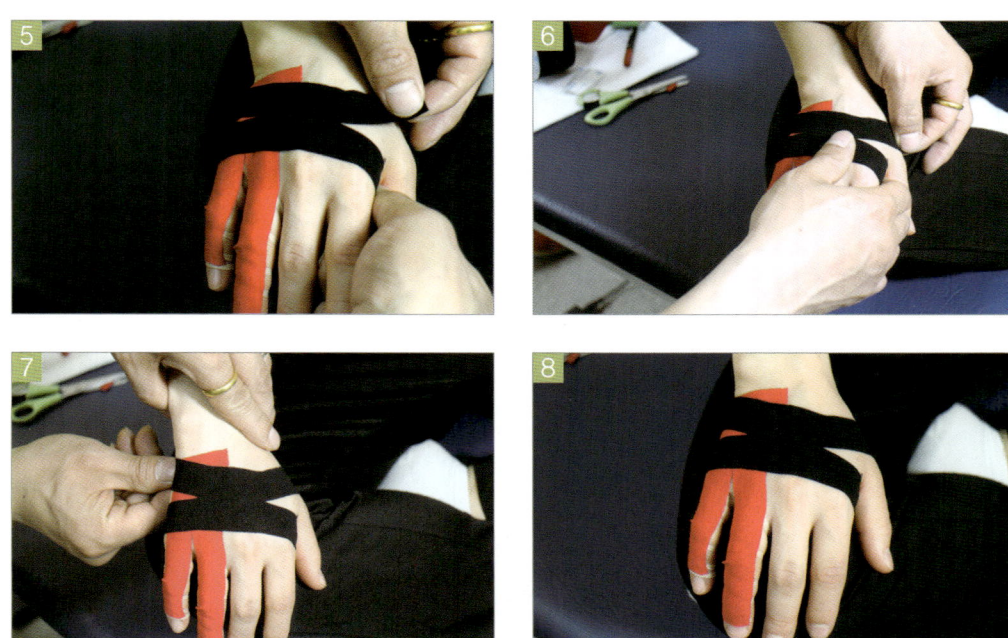

⑤~⑧ 'H'자 모양으로 탄력테이프를 자른다. 손등에 먼저 붙이고, 아래쪽은 약간 신장될 수 있도록 손허리뼈를 모은 후 처치하고 위쪽을 마무리한다.

## 3. 드퀘르벵 병(DeQuervain's disease)

　드퀘르벵은 손목이나 손목 바로 위 깊숙한 곳에 통증이 생기는 질환이다. 긴엄지벌림근육(장무지외근, abductor pollicis longus)과 짧은엄지폄근육(단모지신근, extensor pollicis brevis)의 힘줄이 지나는 부위로 과도한 엄지의 사용이나 짜고, 비틀고, 무거운 물건을 드는 등의 무리한 손목 사용으로 나타나는 질환이다. 엄지손가락을 펴거나 벌림으로 증상을 악화시킬 수 있는데, 검사방법(Finkelstein test)은 이와 반대의 동작을 능동적으로 신장시키거나 저항검사로 손상을 확인할 수 있다. 그러나 신장검사는 엄지손가락을 손바닥 쪽으로 붙이고 나머지 손가락으로 말아 쥐게 한 후 새끼손가락 방향으로 자뼈 편위(척골 편위, ulnar deviation)를 시켜 검사하는데, 직접 해보면 알겠지만 엄지손가락 힘줄의 이상이 없는 경우에도 거의 대부분은 찢어질듯한 신장 통증을 일으킬 수 있다. 이와 같은 능동적 신장검사는 바람직한 검사방법이라 할 수 없다. 또 다른 방법으로는 위와 같이 엄지손가락을 말아 쥔 중립 상태에서 노뼈 편위(요골 편위, radial deviation)를 하게 하는데, 노뼈(요골, radius)측 움직임이 일어나지 않도록 반대 손으로 저항을 하게 한다. 이때 특별한 통증이나 불편함이 없으면 드퀘르벵 병은 음성이 되고, 양성의 경우에는 테이핑의 적응증이 된다.

　테이핑은 증상에 따라 신장이나 움직임 제한을 목적으로 한다.

### 검사법

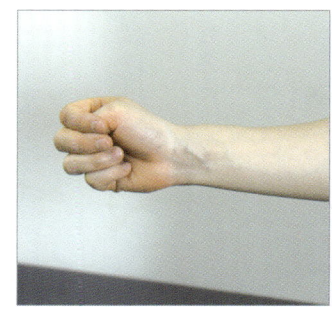
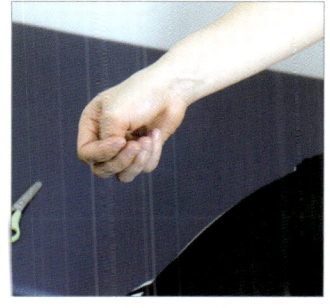
능동 검사법
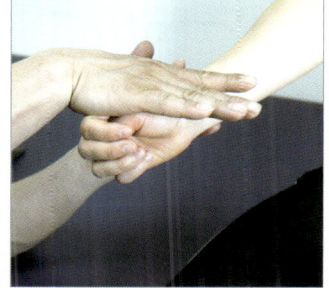
수동 검사법

Finkelstein 검사의 능동과 수동 검사법(능동 검사법 보다는 수동 검사법이 임상적으로 의미 있다).

### 스파이랄 테이핑

- 테이프 폭; 3 mm
- 자세; 통증이 없는 자세 또는 중립자세
- 시작점; 말초에서 중추로

**A. 급성 또는 통증이 심한 경우**

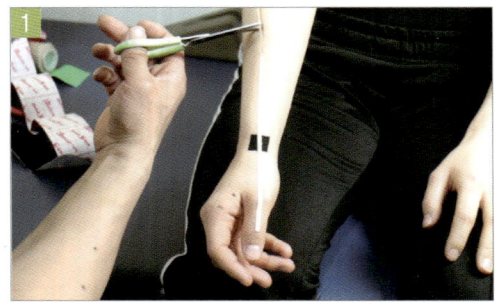
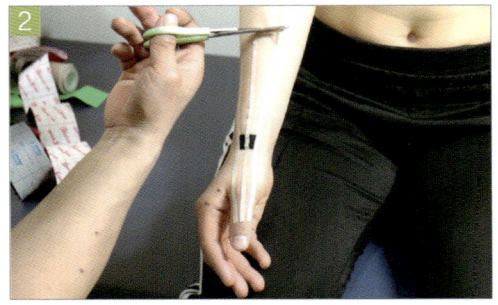
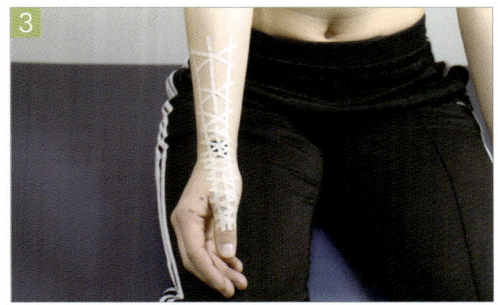

①~③ 엄지손가락 중간 마디부터 시작하여 통증 부위를 지나가는 전완 팔꿈치 쪽으로 중간 지점까지 기둥을 먼저 처치한다. 이어 크로스 테이핑으로 마무리한다.

**B. 기능 회복과 통증 정반대 측 압박을 목적으로 할 경우**

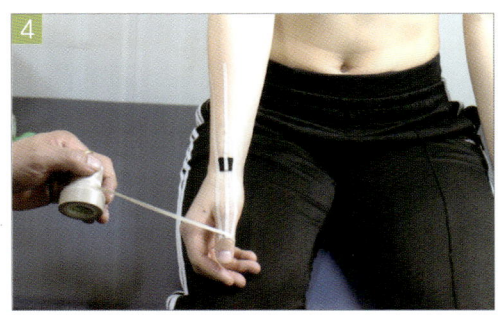
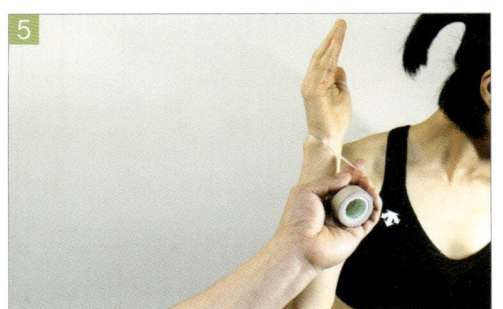

질환별 테이핑 방법 PART 2

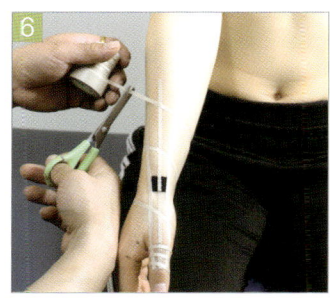 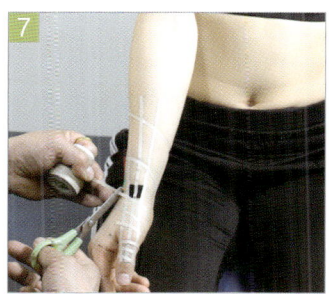 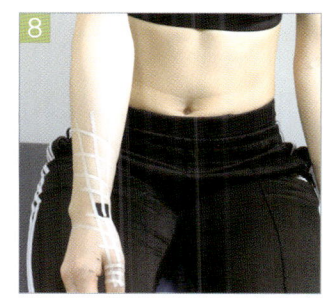

④~⑧_ ①, ②와 같은 기둥을 처치한 후 양성 방향 회선을 한다. 이때 회선은 통증 부위 정반대 측을 압박하여 지나가도록 테이핑한다. 나머지 빈 공간은 근육이 모아지도록 계단식 테이핑으로 마무리한다. 단, 회선은 일반적으로 양성 방향으로 처치하지만 전완의 회내와 회외 시 통증이 극명하다면 통증의 억제 방향으로 회선 테이핑을 할 수 있다.

C. 통증 정반대 측 압박을 목적으로 할 경우

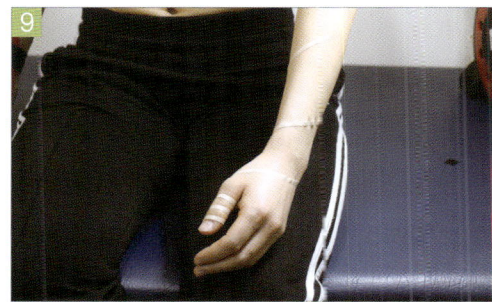 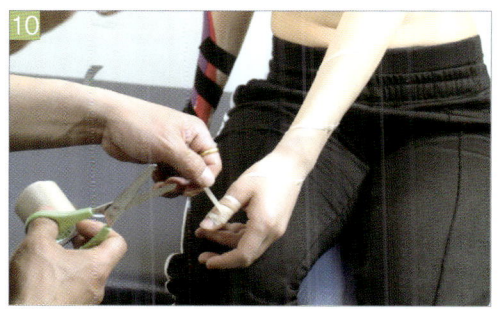

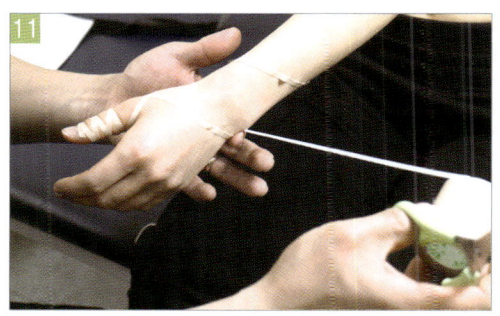 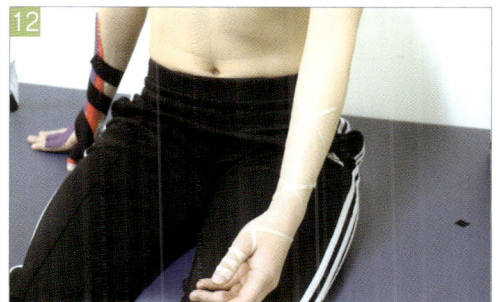

⑨~⑫ 음성 방향으로 회선을 먼저 처치하고, 이어 양성 방향의 회선으로 마무리한다. 회선의 교차 형태로 정반대 측 치료점을 강하게 압박하면서 기능적 움직임이 안정되게 허용하는 목적으로 한다.

chapter 6. 상지에 대한 테이핑

## 키네지오 테이핑

- 테이프 폭; 3~5 cm
- 자세; 편안한 자세에서 각 관절의 통증이 유발되지 않는 정도의 신장으로
- 시작점; 중추에서 말초로

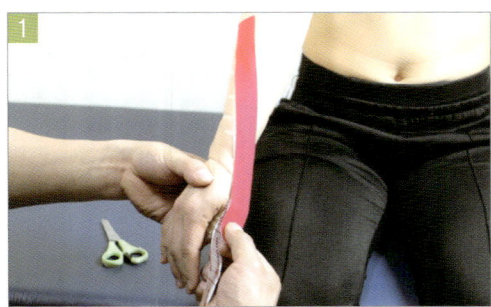 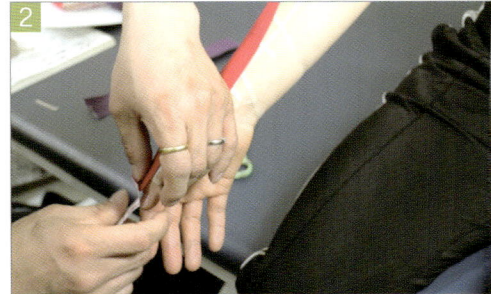

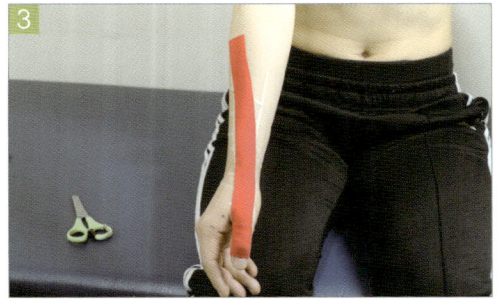

①~③ 손을 중립시킨 상태. 손목과 팔꿈치 사이 위쪽 1/3 지점에서 시작하여 손목 부위에서 회내에 자측 편위로 손목을 신장시킨 상태에서 탄력테이프를 늘려서 처치한다. 엄지손가락 손톱위 부위에서는 신장 없이 마무리한다.

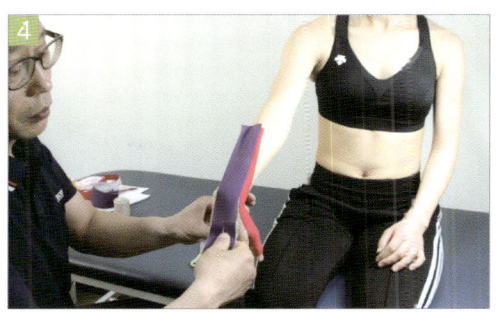
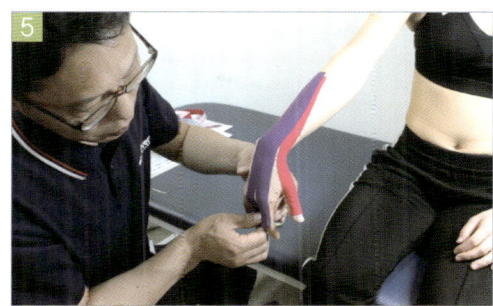
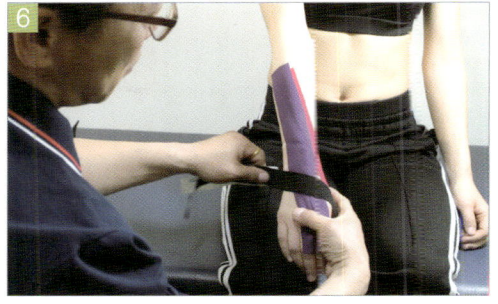
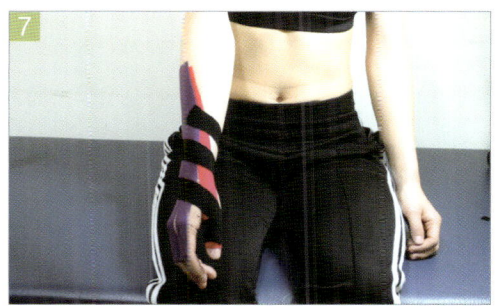

④~⑦_ ①의 시작점 약간 바깥쪽에서 시작하여 2, 3번째 손가락 PIP까지 차례로 손목 굽힘 MP jt. 굽힘으로 조직을 신장하여 탄력테이프로 처치한다. 이어 엄지 손가락을 중심으로 회선하여 마무리한다.

## 4. 손목 안정화

손목관절의 구조는 여러 움직임을 만들 낼 수 있는 어깨관절과 같은 해부학적 구조는 아니지만 손목뼈(carpal bone)와 관절을 이루는 노뼈(요골, radius)의 역할로 인해 어깨관절 못지 않은 움직임을 할 수 있다. 이 같은 움직임은 짜고, 비틀고, 돌리는 등의 여러 움직임을 기능적으로 허용하고 있지만, 손목의 지나친 사용 그리고 손목보다 먼저 움직여야 하는 손가락의 부적절한 사용으로 인한 손목의 불안정성은 손목질환의 가장 큰 원인이 된다. 참고로, 주먹을 쥐어보면 알겠지만, 꽉 쥔 주먹을 만들기 위해서는 4, 5번째 손가락의 강한 굽힘이 있을 때 가능하다. 손목의 불안정은 4, 5번째 손가락의 기능적 작용이 덜 할 때 크게 일어나게 된다. 흔히 경험하는 테니스엘보 역시, 부적절한 손목의 바깥돌림이나 폄 등이 손목 불안정의 원인이 되어 팔꿈치의 염증이라는 결과를 낳는다.

손목 안정화 테이핑은 관절의 벌어짐을 제한하는 목적과 뒤침(회외근, supinator)을 억제하는 방향으로 처치하고, 손목 안정화에 영향을 미치는 4, 5번째 손가락을 기능적으로 자극하고 강화시키는 테이핑을 한다.

## 질환별 테이핑 방법

### 스파이랄 테이핑

- 테이프 폭; 3 mm
- 자세; 통증이 없는 자세 또는 중립자세
- 시작점; 말초에서 중추로

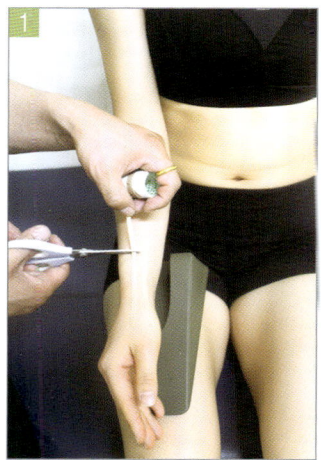 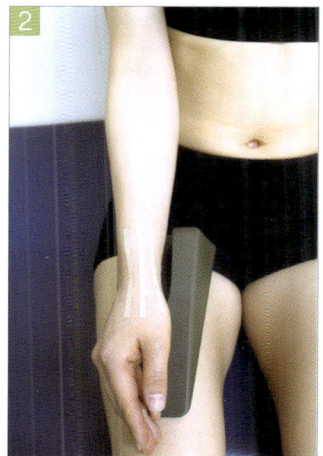 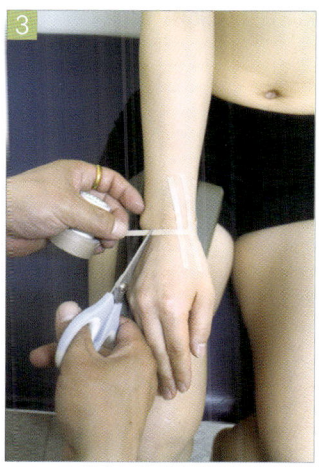

①~③ 자뼈 측 편위를 제한하는 세 개의 기둥을 노뼈 측에 먼저 처치한다.

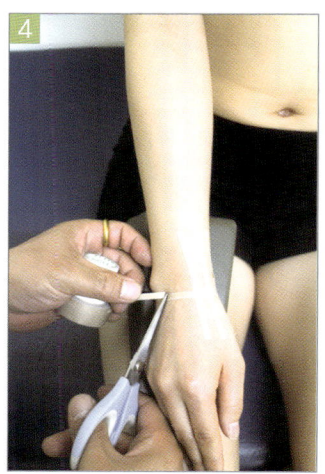 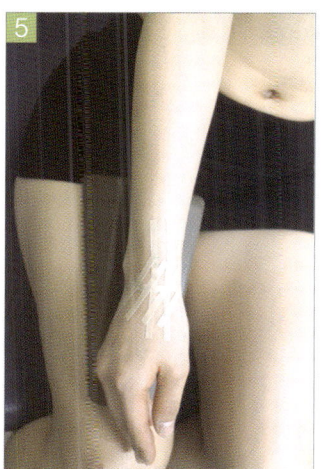 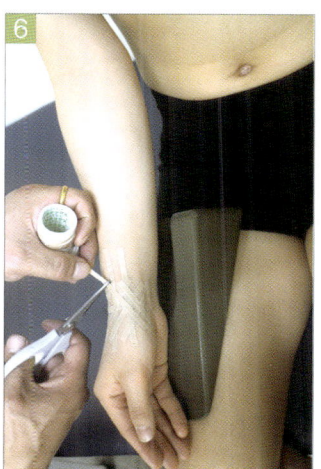

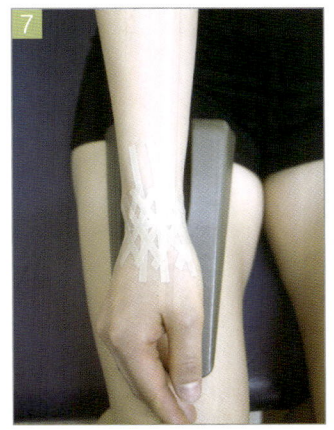

④~⑦ 이어 손목관절 선을 지나는 수평선을 지나 처치하며, 이때 자뼈 측을 넘지 않도록 하면서 노뼈 측 관절에만 테이핑을 한다. 수평선 위에 각각 1.5 cm 길이의 크로스 테이핑으로 손목관절 위 아래를 고정하듯이 테이핑을 한다.

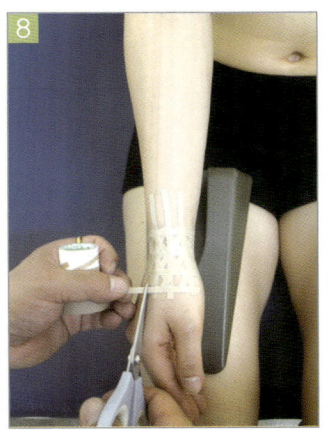 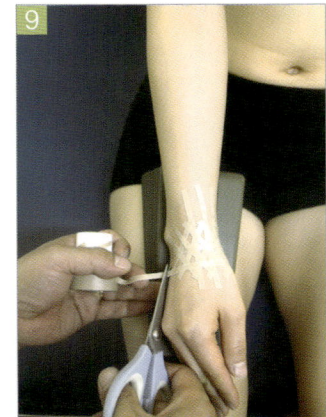 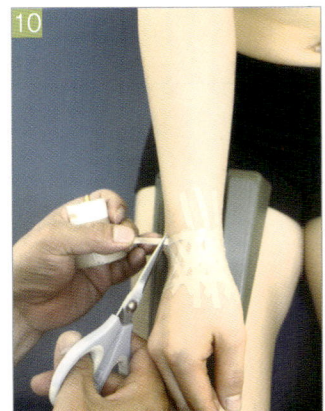

⑧~⑩ 나머지 부분은 주변을 모아주는 수평선으로 마무리한다.

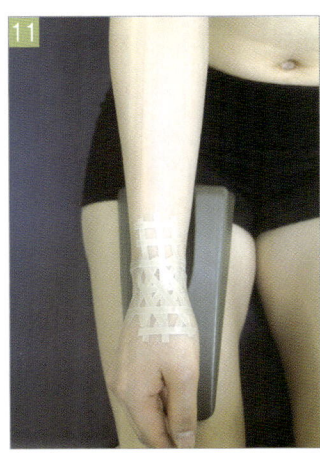

⑪ 완성된 모습.

## 키네지오 테이핑

- 테이프 폭; 3~5 cm
- 자세; 편안한 자세에서 각 관절의 통증이 유발되지 않는 정도의 신장으로
- 시작점; 손목관절 노뼈(radius) 측 중앙

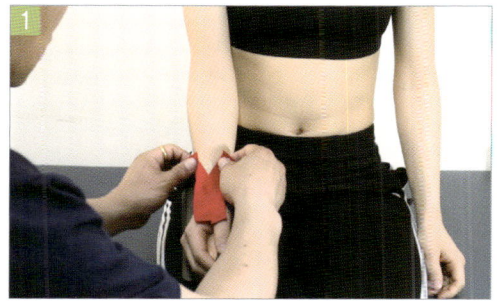 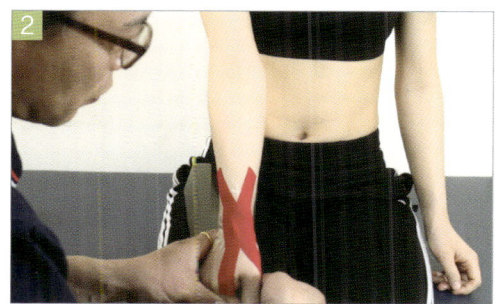

①~② 손목관절을 중심으로 'H'자 처치를 한다.

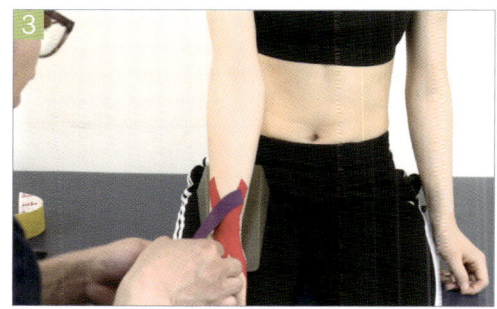 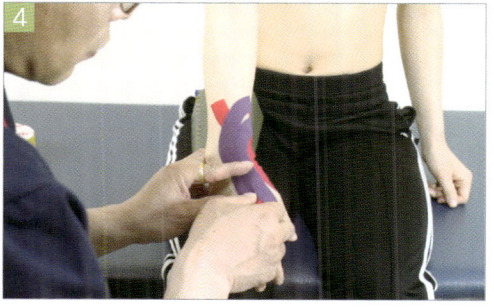

③~④ 회내 동작이나 자뼈 측 편위를 제한할 목적으로 노뼈 측 측면에서 엄지와 두 번째 손가락 사이로 타원을 그리며 테이핑을 한다.

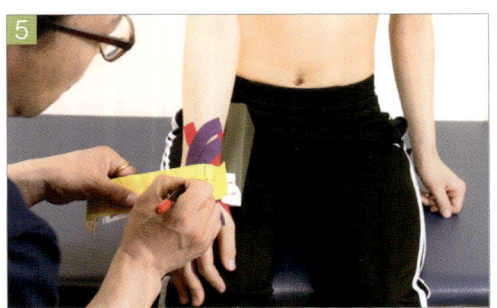 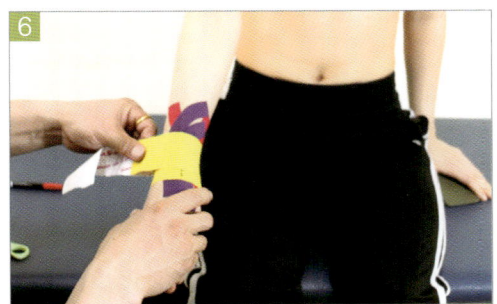

⑤~⑥ 손목관절 선을 테이프 폭이 반반 걸치게 하여 손목 전체를 감싸는 테이핑으로 마무리한다.

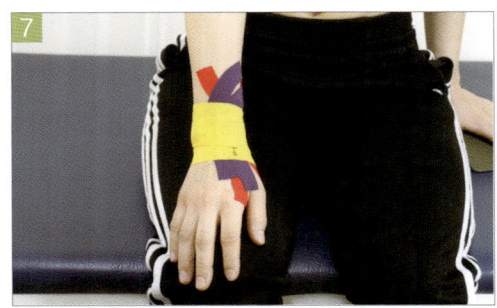

⑦ 완성된 모습.

## 5. 자뼈(척골, ulna) 측 또는 노뼈(요골, radius) 측 손목관절의 잔존 통증

　손목관절의 질환은 특별한 원인이 있기 보다는 고도한 사용으로 인한 불편함이 대부분이다. 손목관절의 문제는 특정 움직임에 대한 불편함과 확실한 통증은 어느 정도 조절 가능하나 어딘지 모를 움직임에 대한 석연치 않은 불편함과 가시지 않는 찜찜한 잔존 통증을 손목관절 손상에서는 흔히 경험한다는 것이다. 또한 이 같은 잔존 통증은 쉽사리 원인을 찾기도 어려우며, 순간적으로 강렬한 통증을 일으키기도 하지만 언제 그랬느냐는듯이 통증이 사라지기도 한다.

　손목관절 움직임의 꺼림칙한 불편함과 잔존 통증은 굽힘, 폄, 그리고 자뼈(척골, ulna)나 노뼈(요골, radius) 편위 중 어느 하나의 문제로 단정하기는 어렵다. 손목관절 움직임에서 일어날 수 있는 모든 움직임이 한데 어우러져 나타난 회선움직임의 결과라고 할 수밖에 없다. 그래서 손목관절 잔존 통증이나 이상에 대한 테이핑은 확실한 움직임의 원인인 손목관절 불편함이나 통증의 마지막 단계에서 처치한다. 또한 각각의 움직임에 대해 특별한 이상을 확인할 수 없을 때에 처치하는 방법이다.

　테이핑을 처치하기 위한 검사방법으로는 위팔을 겨드랑이어 붙이고 팔꿈 관절(주관절, elbow joint)을 90도 정도 구부린 상태에서 손목은 중립자세 또는 편안한 상태에서 시작한다. 이 같은 중립자세에서 손목을 옆으로 누운 '8'자 즉 '∞' 형태로 회선 움직임을 그리도록 한다. 이 과정 중에 먼저 불편함과 뻣뻣함 그리고 통증이 자뼈 측인지, 아니면 노뼈 측인지를 확인한다. 사실, 불편함이나 통증이 그렇게 심한 상태가 아니기 때문에 통증의 정도를 파악하여 편안한 위치를 찾기 위한 사전 자극에 불과하며, 테이핑을 할 자뼈나 노뼈 측을 결정하는 것이다. 확인한 후 다시 한번 '∞' 형태로의 움직임을 반복한다. 이때는 첫 번째 과정과 달리 좀 전에 느꼈던 그 불편함이 사라지거나 자극되지 않는 위치를 찾는다. 검사의 최종 목표인 편안한 위치가 결정되면 그 상태에서, 앞서 확인한 불편함이 있는 자뼈나 노뼈 측의 손목관절에 크로스 테이핑을 한다.

　예를 들어, '∞'모양으로 움직이던 중 자뼈 측이 불편하다면, 테이프를 붙일 부위는 자뼈 측에 그리고 '∞'으로 움직이는 과정 중에 어느 위치에서 가장 불편한지를 각인시킨다. 이어 다시 한번 반복하는 데 이때는 자뼈 측의 불편함이 가장 편안한 위치를 찾고, 그 자세에서 자뼈 측에 테이핑을 한다. 주의할 것은 자뼈 측의 문제는 자뼈 측에만 처치하고 노뼈 측 관절 부위로 테이핑이 침범되지 않도록 한다.

한 가지 추가 방법으로는 3점 압의 원리를 응용하여 회선과 크로스 테이핑을 함께 적용할 수 있다.

## 옆으로 팔자 '∞' 그리기 검사법

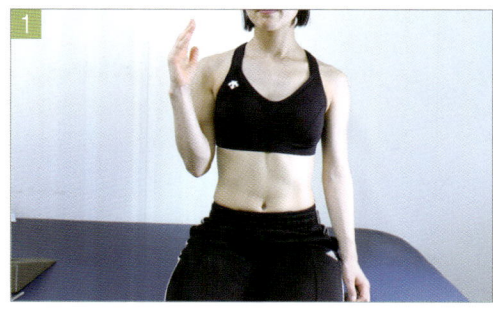
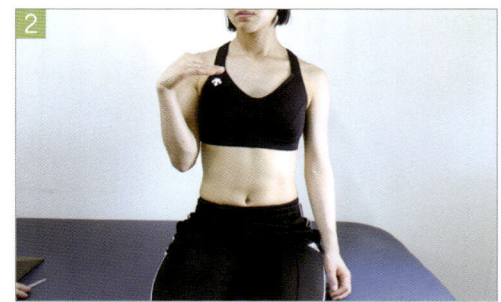
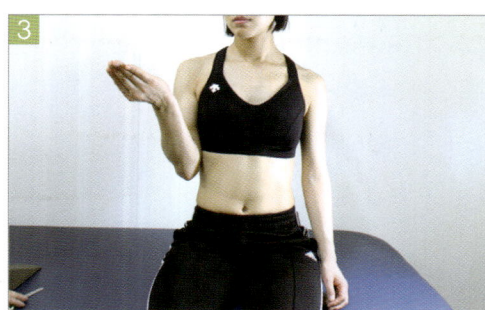

## 스파이랄 테이핑

- ❖ **테이프 폭**; 3 mm
- ❖ **자세**; 통증이 없는 자세 또는 중립자세
- ❖ **시작점**; 말초에서 중추로

### A. 자뼈 측에 이 자세에서 편할 경우

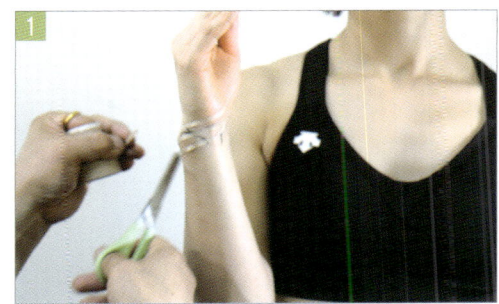
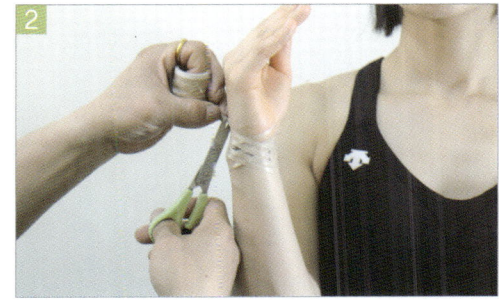
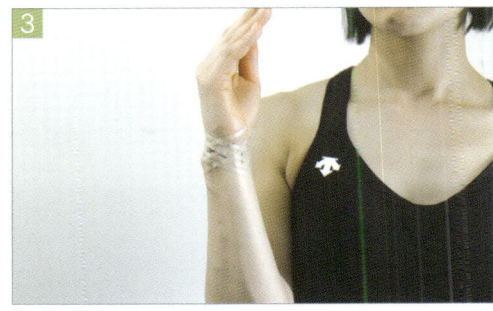
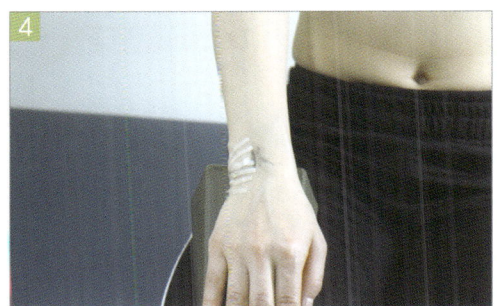

①~④ 자뼈 측에 증상이 있고 편안한 위치가 ①과 같다면 그 위치에서 크로스 테이핑을 한다. 이때 이 자세를 유지할 만큼의 최소 긴장만 있을 뿐 가능한 최대 이완 자세를 취한다. 테이핑은 노뼈 측을 넘어서 처지하지 않도록 한다.

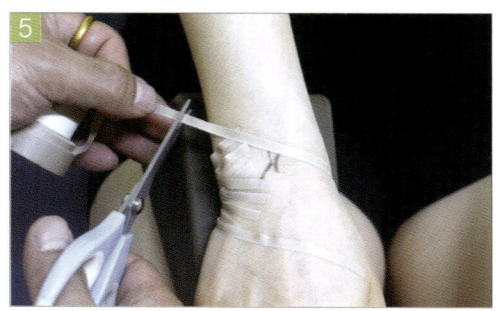 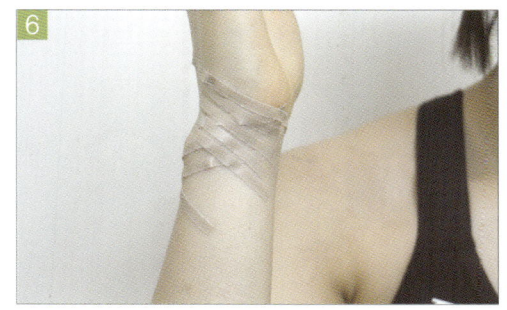

⑤~⑥ 통증점의 정반대 측을 압박하는 회선 테이핑으로 마무리한다.

## B. 노뼈 측에 이 자세에서 편할 경우

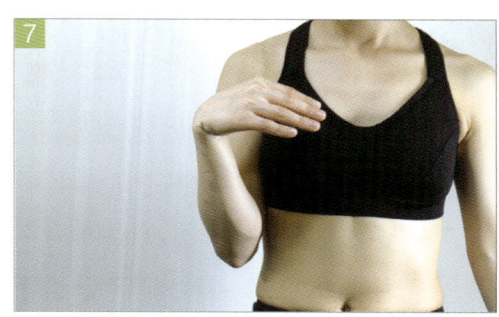 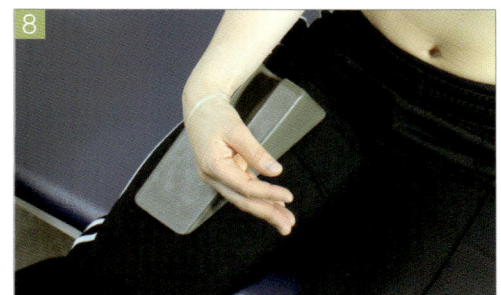
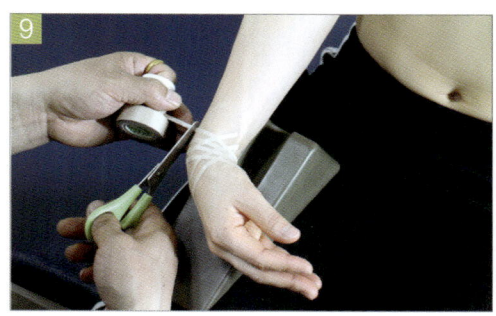 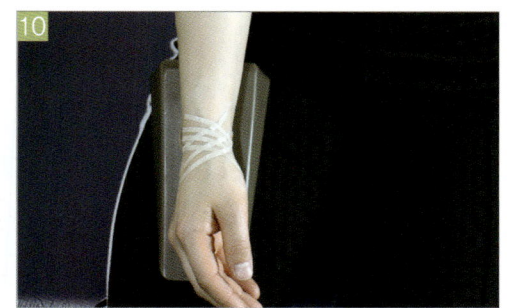

⑦~⑩_ ⑦위치에서 노뼈 측에 불편함이 경감된다면, 그 위치를 그대로 유지한 상태에서 치료대 위에 전완(forearm)을 놓도록 한다. 이때는 노뼈 측이 안쪽에 위치한 관계로 테이핑 처치를 할 수 없으므로 치료대에 팔을 올려놓고 크로스 테이핑으로 처치하도록 한다. 마찬가지로 테이프는 자뼈 측을 넘지 않도록 한다.

질환별 테이핑 방법

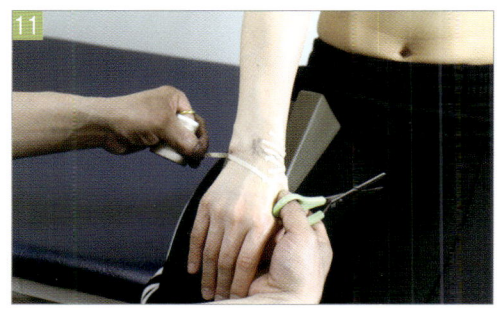

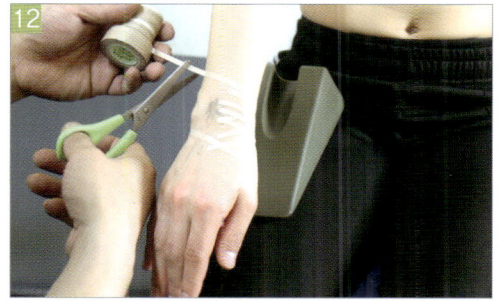

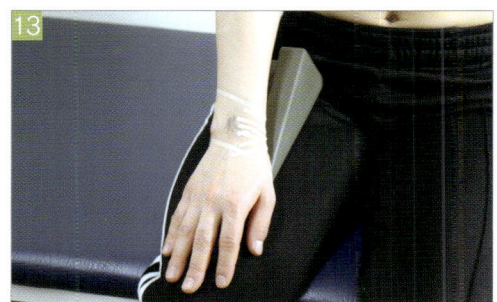

⑪~⑬_ ⑩ 처치 후 통증부위 정탄대 측을 압박할 수 있는 회선 테이핑을 그림처럼 추가할 수 있다.

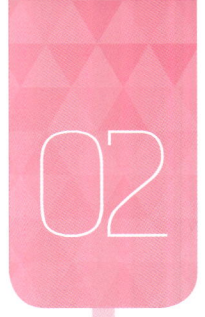

# 팔꿉관절(주관절, elbow joint)의 테이핑

Spiral and Kinesio Taping

## 1. 테니스엘보(가쪽위관절융기염, lateral epicondylitis)

가쪽위관절융기염(외측상과염, lateral epicondylitis)은 팔꿉관절에서 가장 빈번한 질환으로 직접적인 외상보다는 팔꿉관절의 반복적 과사용(overuse)으로 인한 힘줄 주위의 염증 상태이다. 흔히 테니스엘보(tennis elbow)라고 하는 것처럼, 라켓의 외회전 동작의 반복이나 무거운 물건을 든다든지, 짜고, 비트는 등의 일상생활의 반복적 사용으로 손상받게 된다. 가쪽위관절융기염의 증상이 팔꿉관절 주변의 염증과 통증을 호소하기 때문에 팔꿉관절 이상으로 오인할 수 있는 데 원인은 다른 곳에 있다. 팔꿉관절은 위팔뼈, 자뼈, 노뼈로 관절을 구성한다. 하지만 팔꿉관절의 순수한 움직임은 구부리고 펴는 것으로 위팔뼈와 자뼈의 경첩관절의 형태로 이뤄지고, 관절에 문제를 일으킬 수 있는 관절의 모양이나 움직임은 사실 팔꿉관절에서 찾아보기 힘들다.

가쪽위관절융기염은 자뼈와 노뼈에서 생성되는 차축관절의 형태로 아래팔의 뒤침(supination)이 그 원인이다. 이러한 이유로 검사 부위가 손목관절의 폄(extension)과 뒤침 동작에 대한 저항으로 가쪽위관절융기염을 판단한다.

임상에서는 염증이나 통증이 팔꿉관절 주변에 나타나기 때문에 팔꿉관절 부위만을 처치하는 경우가 종종 있으며, 염증과 통증이 진정되어도 팔꿉관절 주변을 벗어나지 않는 치료를 반복한다. 이는 가쪽위관절융기염의 원인이 손목의 폄과 뒤침에 있다는 것을 간과한 치료에 불과하다. 주먹을 꽉 쥐어보면 알겠지만 4, 5번째 손가락의 마지막 굽힘이 일어나는 동시에 손목에서는 뒤침이 만들어지게 된다. 역으로 4, 5번째 손가락의 마지막 굽힘이 부족한 상태의 손목의 폄과 뒤침은 고스란히 손목 폄과 뒤침의 종착지인 팔꿉관절융기를 자극하게 된다.

손목의 폄과 뒤침에서 4, 5번째 손가락이 관여하는 것으로 팔꿉관절의 급성 염증이나 통증에 대한 증상적 치료 후 반드시 고려해야 할 원인적 처치에 대한 부위이기도 하다.

테이핑은 관여 근육인 공동폄근(총신전근, common extensor m.), 짧은노쪽손목폄근(수근신근, extensor carpi radialis brevis m.) 등을 중심으로 처치하지만 증상에 따라 다양한 방법을 선택하여 처치하도록 한다.

### 🍊 스파이랄 테이핑

- ❖ 테이프 폭; 3 mm
- ❖ 자세; 통증이 없는 자세 또는 중립자세
- ❖ 시작점; 말초에서 중추로

### A. 급성 또는 염증이 심한 경우

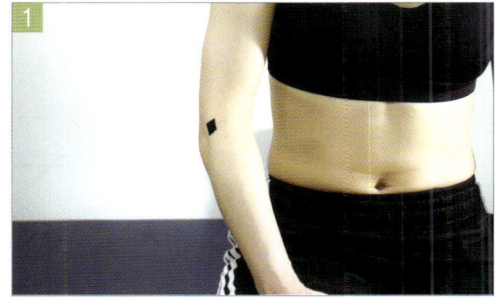
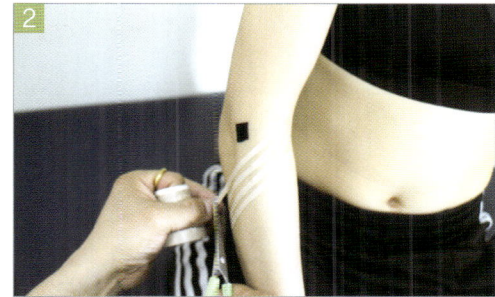
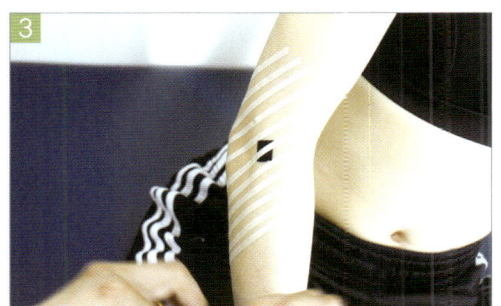
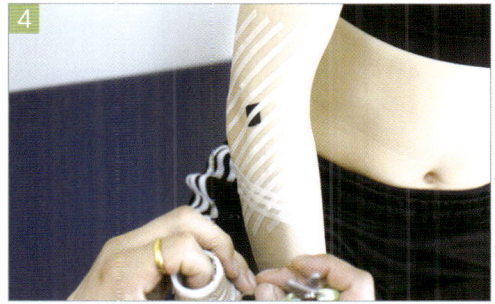
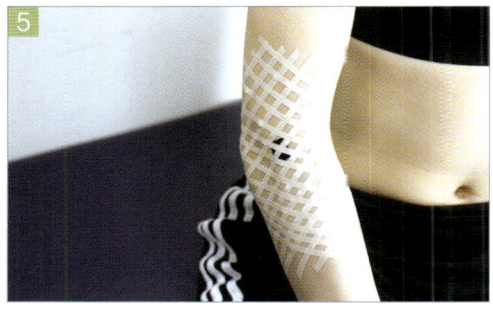

①~⑤ 급성 또는 염증 상태가 심한 경우에는 편안한 자세에서 촘촘한 크로스 테이핑을 한다.

## 키네지오 테이핑

- 테이프 폭; 3~5 cm
- 자세; 편안한 자세에서 각 관절의 통증이 유발되지 않는 정도의 신장으로
- 시작점; 말초에서 중추로

### A. 급성 또는 통증이 심한 경우

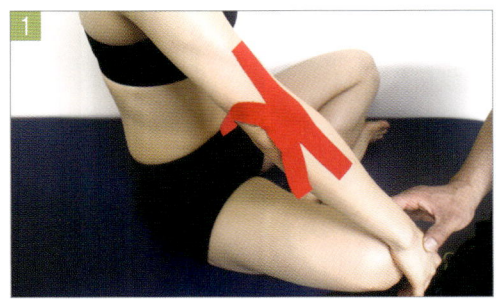 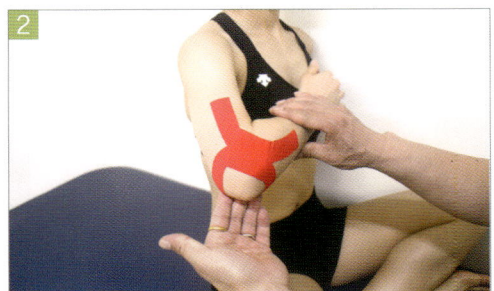

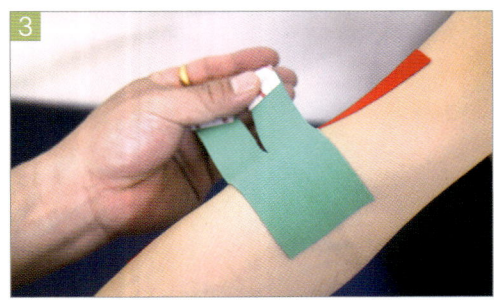 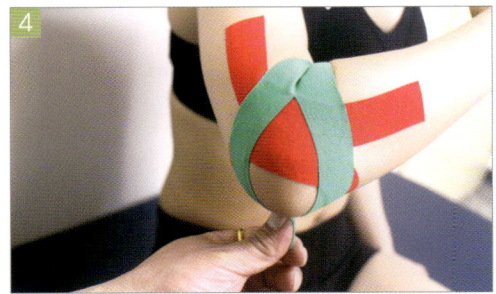

①~④ 팔꿈치를 편 상태에서 외측 상과 주변 근육군을 모으고 이어 팔꿈치를 구부린 상태에서 팔꿈치를 감싼다.

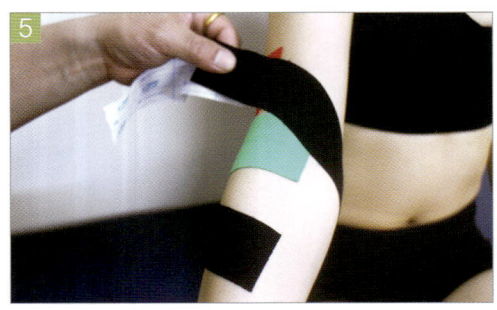 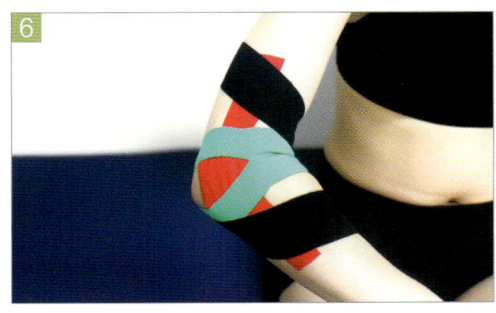

⑤ 테이프의 신장을 약간 강하게 하여 회선으로 마무리한다.

⑥ 완성된 모습.

질환별 테이핑 방법 | PART 2

### 🍩 스파이럴 테이핑

- ❖ 테이프 폭; 3 mm
- ❖ 자세; 통증이 없는 자세 또는 중립자세
- ❖ 시작점; 말초에서 중추로

**B. 통증 정반대 측 압박을 목적으로 할 경우**

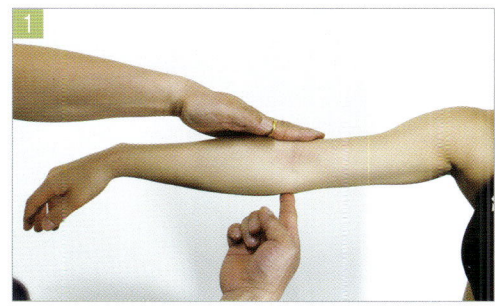
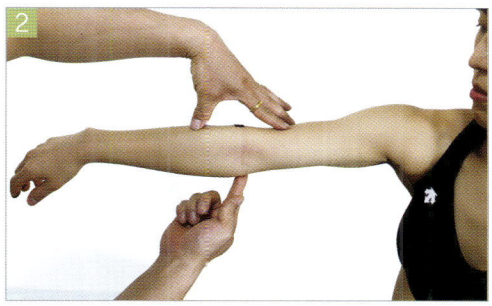

①~② 접촉한 상태에서 팔꿈치 움직임이 편하다면,

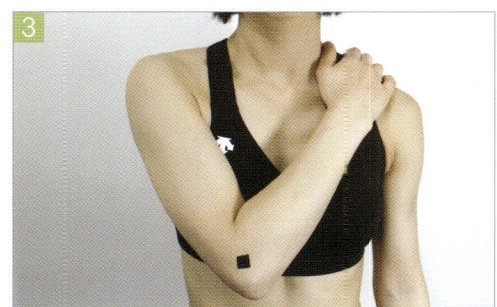
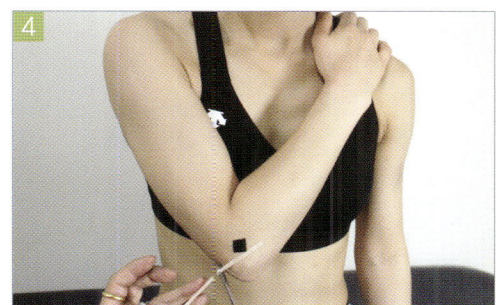
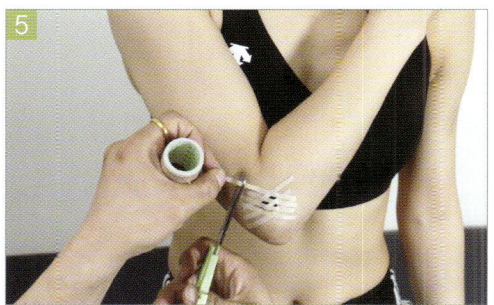
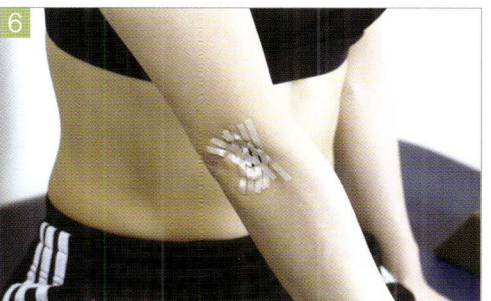

chapter 6. 상지에 대한 테이핑

③~⑥ 이때 손상측 손을 반대측 어깨에 얹어 최대한 부하량이 없는 자세를 만들어서 처치하도록 한다.

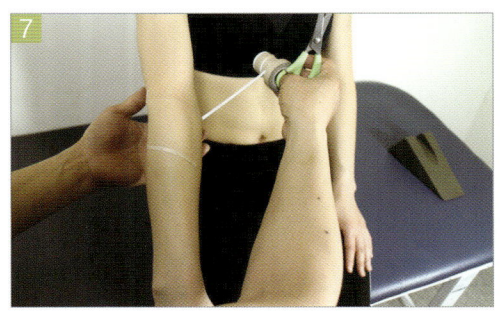 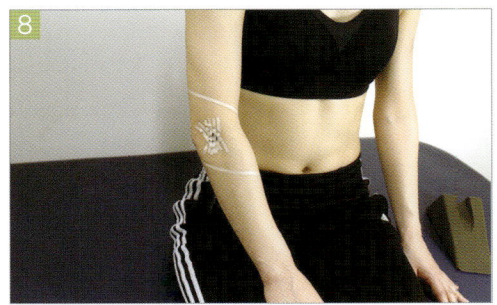

⑦~⑧ 염증과 통증의 정반대 측 압박을 함께 사용할 수 있다.

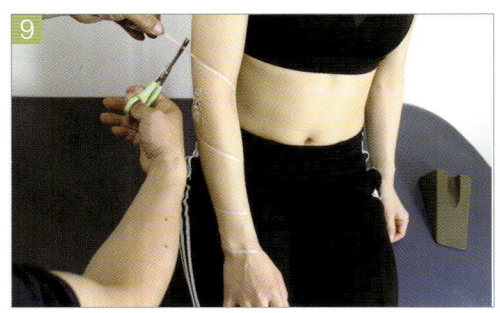

⑨ 완성된 모습(팔꿈치 손상의 원인이 되는 손목부위부터 처치한 회선으로 마무리한다).

## 키네지오 테이핑

- 테이프 폭; 3~5 cm
- 자세; 편안한 자세에서 각 관절의 통증이 유발되지 않는 정도의 신장으로
- 시작점; 엄지손가락 및 두 번째, 세 번째 PIP

### A. 기능적 회복을 목적으로 할 경우

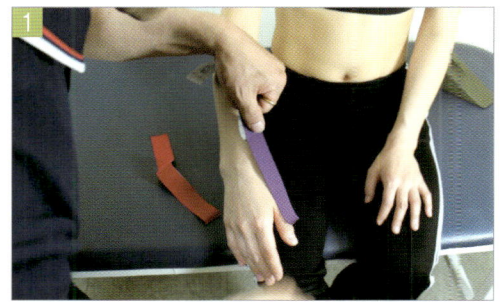
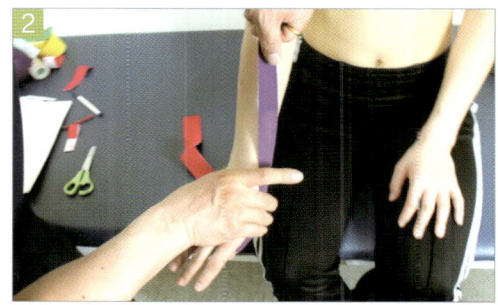
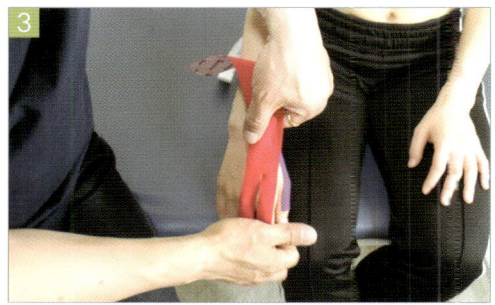
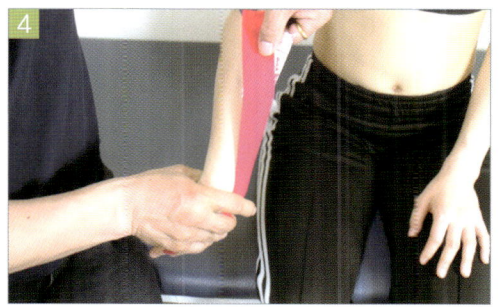

①~④ 근육긴장의 완화를 목적으로 손가락에서 팔꿈치 쪽으로 탄력테이프를 처치한다.

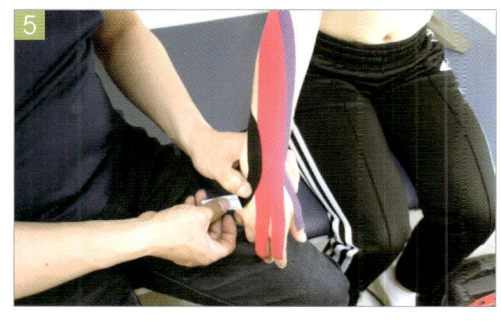
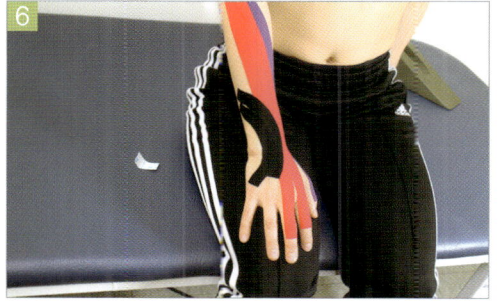

⑤~⑥ 회외 동작이나 노뼈 측 편위를 제한할 목적으로 자뼈 측 측면에서 엄지와 두 번째 손가락 사이로 타원을 그리며 테이핑을 한다.

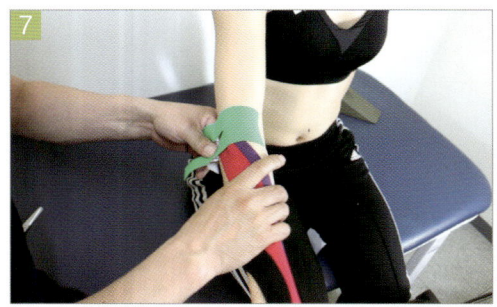 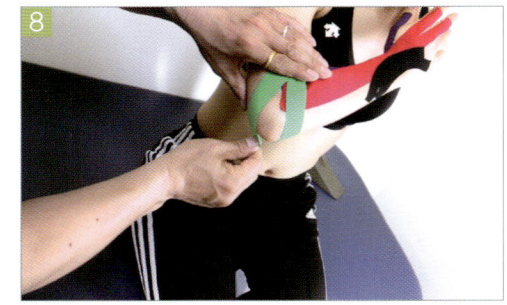

⑦~⑧ 팔꿈치를 편 상태에서 위팔뼈와 노뼈 머리 관절 사이를 중심으로 하여 팔꿈치를 감싸는 테이핑으로 마무리한다.

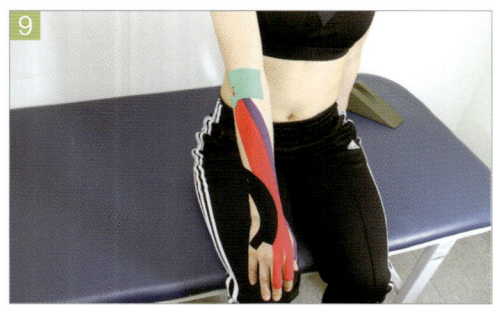

⑨ 완성된 모습.

## 2. 골퍼엘보(안쪽위관절융기염, medial epicondylitis)

가쪽위관절융기염이 폄과 뒤침의 문제라면, 안쪽위관절융기염은 이와 반대의 경우라 할 수 있다. 손목관절의 굽힘과 엎침(pronation)의 반복적인 사용으로 나타나며, 골퍼엘보(golfers elbow)라 한다.

손목관절에서 굽힘은 폄보다 익숙하고, 쉽게 잘할 수 있는 동작이기 때문에 손목관절의 과다 기능으로 나타난 팔굽관절의 이상은 가쪽위관절융기염보다는 흔하지 않다. 또한 가쪽위관절 융기염이 관절의 과대 움직임이 근육의 작용과 함께 발생한 문제라면, 안쪽위관절융기염은 근육의 과도 사용 문제로 가쪽위관절융기염보다 예후가 좋다. 하지만 안쪽위관절융기염은 손목관절 굽힘 움직임의 시작인 5번째 손가락의 작용 부재가 가장 큰 원인으로 가쪽위관절융기염보다 더욱 관심을 가지고 4, 5번째 손가락의 처치에 집중해야 한다.

그밖에 테이핑은 관여 근육인 원엎침근(원회내근, pronator teres m.), 노쪽손목굽힘근(요측수근굴근, flexor carpi radialis m.), 긴손바닥근(장장근, palmaris longus m.)과 기능적 움직임을 확인하여 처치한다.

## 스파이랄 테이핑

- 테이프 폭; 3 mm
- 자세; 통증이 없는 자세 또는 중립자세
- 시작점; 말초에서 중추로

**A. 염증과 통증 정반대 측 압박을 목적으로 할 경우**

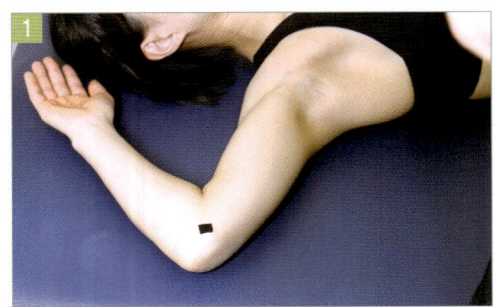
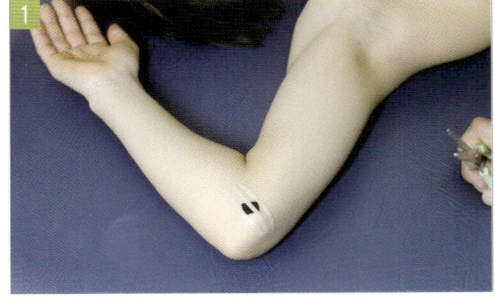
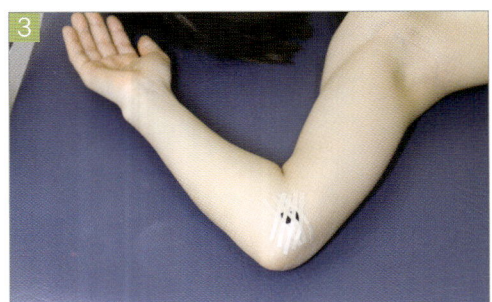

①~③ 똑바로 누운 자세에서 최대한 부하량 없이 염증부위에 크로스테이핑을 한다.

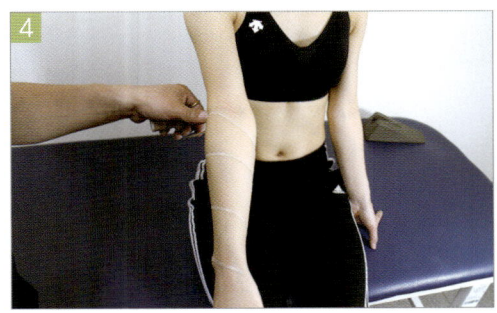
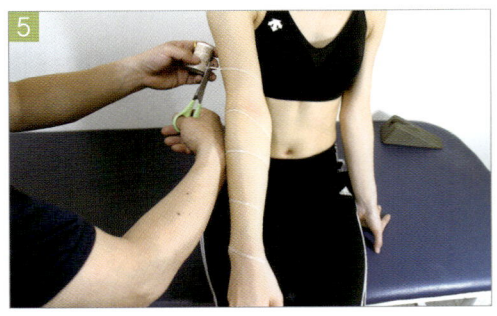

④~⑤ 회선으로 통증의 정반대 측 압박을 함께 사용한다.

## 키네지오 테이핑

- 테이프 폭; 3~5 cm
- 자세; 편안한 자세에서 각 관절의 통증이 유발되지 않는 정도의 신장으로
- 시작점; 내측 상과

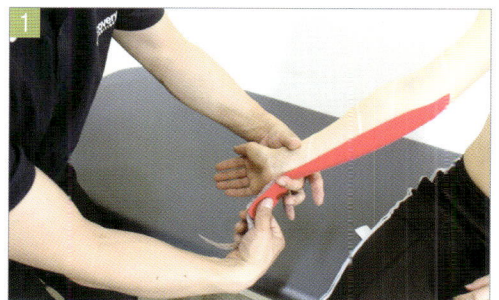
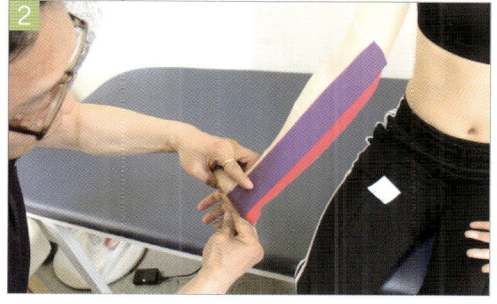
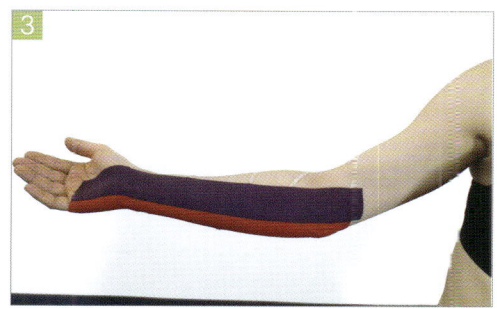

①~③ 내측 상과에서부터 시작하여 손목 부위에서는 피부조직을 늘리기 위해 손목을 폄 상쾌로 처치하고, 손가락이나 손바닥에 붙여서 마무리한다.

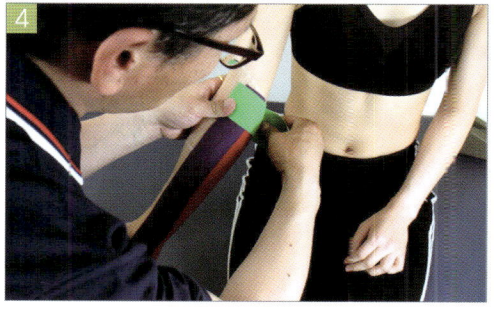
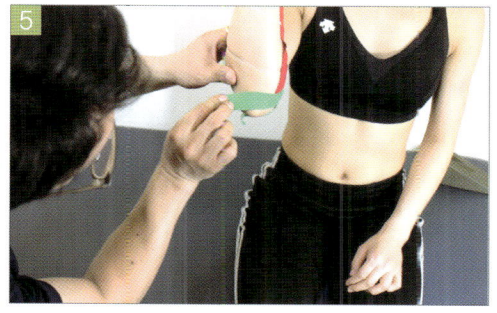

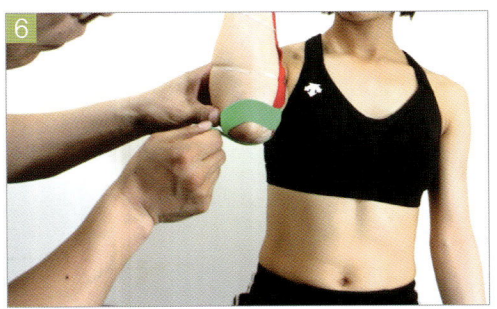 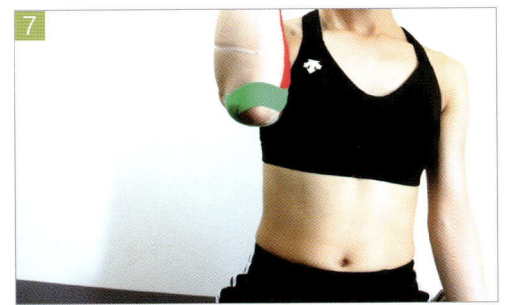

④~⑦ 팔꿈치를 편 상태에서 위팔뼈 내측 상과를 중심으로 하여 팔꿈치를 감싸는 테이핑으로 마무리한다.

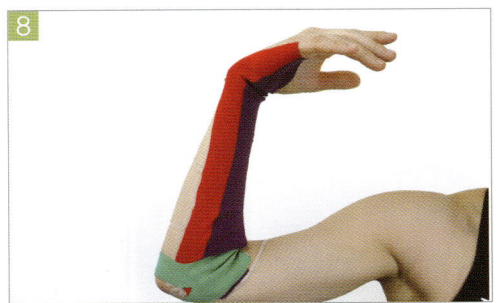 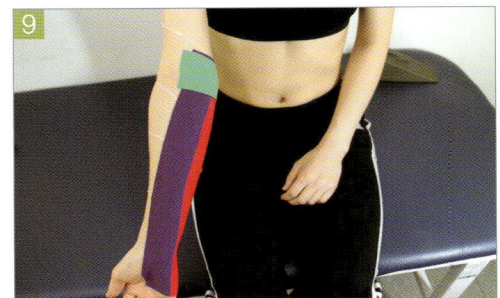

⑧~⑨ 완성된 모습.

질환별 테이핑 방법 PART 2

## 🍩 키네지오 테이핑

- ❖ **테이프 폭**; 3~5 cm
- ❖ **자세**; 편안한 자세에서 각 관절이 통증이 유발되지 않는 정도의 신장으로
- ❖ **시작점**; 내측 상과

### B. 급성 또는 통증이 심한 경우

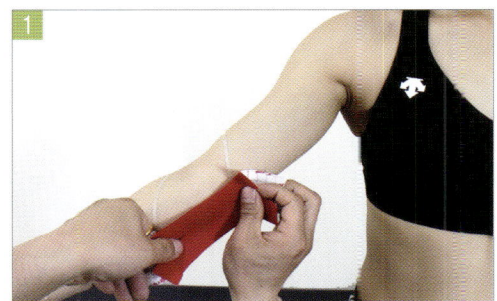
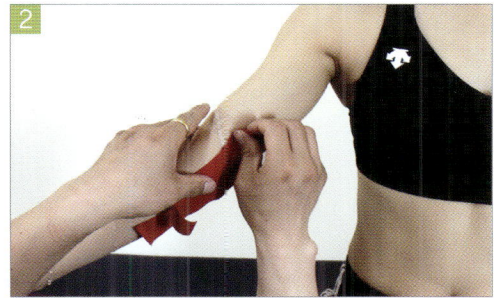
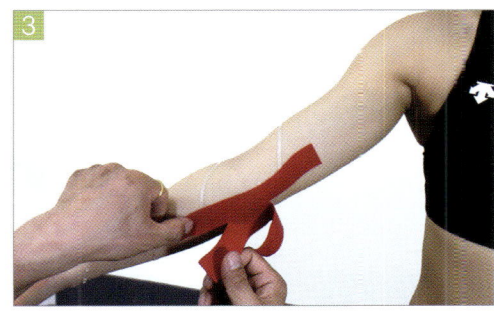
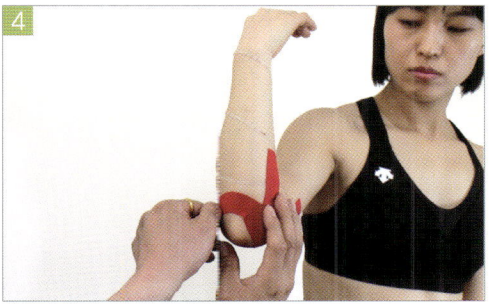

①~④ 팔꿈치를 편 상태에서 내측 상과 주변 근육군을 모으고, 이어 팔꿈치를 구부린 상태에서 팔꿈치를 감싼다.

chapter 6. 상지에 대한 테이핑

## 스파이럴 및 키네지오 테이핑

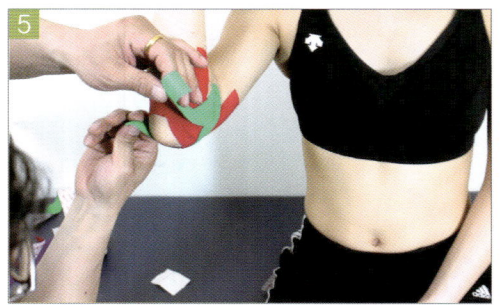
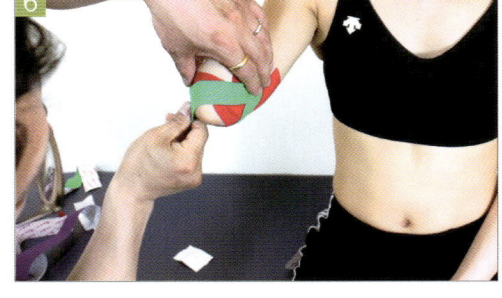

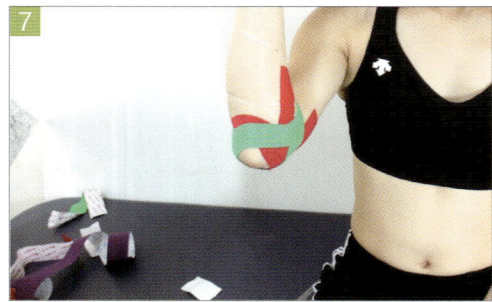

⑤~⑦ 팔꿈치를 편 상태에서 위팔뼈 내측 상과를 중심으로 하여 먼저 붙이고, 팔꿈치를 구부린 상태에서 팔꿈치를 감싸는 테이핑을 한다.

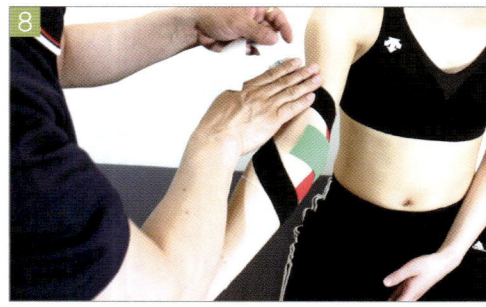
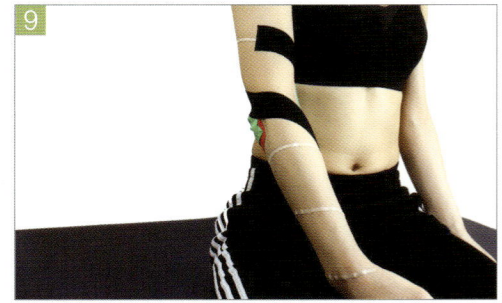

⑧~⑨ 신장을 약간 강하게 하여 회선으로 마무리한다.

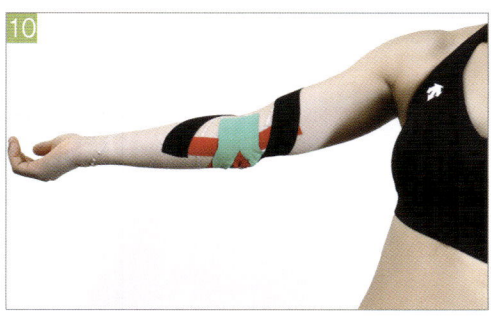

⑩ 완성된 모습.

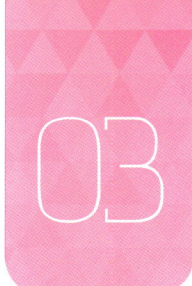

# 어깨관절의 테이핑

Spiral and Kinesio Taping

어깨관절은 엉덩이관절에 비하면, 두툼한 근육도 그리고 안정적인 관절 구조의 형태도 아니면서 엉덩이 관절보다 다양하고 광범위한 움직임을 만들어낸다. 이러한 움직임을 만들어낼 수 있는 이유는 어깨의 구상관절 형태뿐만 아니라 어깨관절의 복합적 움직임(component movement) 때문이다. 위팔뼈와 어깨뼈(scapula), 어깨뼈와 연결된 늑골, 늑골과 이어진 척추뼈, 빗장뼈(clavicle), 빗장뼈와 관절을 이루는 복장뼈(sternum) 등이 어깨관절의 원활한 움직임을 가능하게 한다.

그러나 이들은 서로 얽혀 있는 것이 너무 많다. 이 중 어느 한 부위의 이상이 발생한다면 그 영향은 어깨관절의 움직임 전반에 걸쳐 나타날 수 있다. 특히 위팔뼈와 어깨뼈, 그리고 빗장뼈가 만나는 어깨관절이 가장 큰 피해를 본다. 위팔뼈를 제외한 어깨뼈, 빗장뼈 등 어깨관절의 움직임에 관여하는 모든 구조물들은 견고한 체간에 위치해 있으며, 팔(위팔뼈, humerus)은 체간의 끝, 마치 낭떠러지에 가까스로 매달려 있는 것처럼 불안한 구조로 보인다.

이를 뒷받침하듯이 어깨관절질환은 서로 다른 질환인 것처럼 여러 이름으로 설명하고 있지만, 손상 원인은 한결같다. 대표적으로 "관절가동범위가 크며, 너무 많이 움직이고, 과사용(overuse)을 하고, 불안정하다. 어깨관절 주변 힘줄은 매우 낮은 혈액이 공급된다. 그리고 잘못된 자세(kyphosis)" 등으로 어깨관절 손상은 관절 구조가 불안하다는 것을 일관되게 드러내고 있다.

만일 어깨관절의 이러한 문제점들이 원인이라면, 치료는 이를 보완하는 것이어야 한다. 관절가동범위가 크다면 작게 하고, 너무 많이 움직여서 문제라면 덜 움직이게 하고, 과사용을 자제하며, 혈액공급이 저조하여 회복이 안 된다면 혈액순환을 증진시키고, 굽은 등이 문제라면 올바른 자세 속에서 어깨를 움직이도록 한다면 질환명이 어찌되었던 간에 쉬운 일은 아니겠지만 어깨관절 손상의 상당 부분은 해결될 수 있다.

그러나 임상에서는 어깨의 어느 힘줄 한 가닥이 찢어졌다거나 염증이나 부은 부위를 찾고, 질환명을 붙이는 데 급급한 나머지 위와 같은 전반적 원인에 대한 생각은 치료에서 멀어지고 있다. 회전근개의 파열(rotator cuff tearing)이 어떻고, 찢힘증후군(impingement syndrome), 유착성 관절낭염(오십견, adhesive capsulitis)이 어떠한지는 어쩌면 차후 문제일 수 있고, 앞서 언급한 일련의 원인에 매달릴 때 어깨관절 치료는 가능하리라 본다.

앞으로 소개될 어깨관절에 대한 테이핑은 증상과 기능적 부분에 대한 처치를 통해 근본 원인에 가까운 치료와 대안을 제시하는 데 초점을 맞추고자 한다.

## 1. 압통점

전제로, 어깨관절은 많은 움직임을 허용하는 만큼 근육과 힘줄, 그리고 인대의 작용 등 어느 하나 무시할 수 없다. 또한 움직임 과정에서 수시로 발생할 수 있는 긴장을 갖고 있는 특별한 부위도 있게 마련이다. 대표적으로 어깨관절의 전면과 후면에서 압통점이 극명하게 나타나며, 어깨관절의 가벼운 이상이나 어깨관절 움직임의 기능적 증진을 위해서 간단히 사용할 수 있다.

압통점은 어깨관절 주변을 신장한 상태로 근힘줄(musculotendon junction) 부위에서 확인할 수 있다.

## 스파이랄 테이핑

- 테이프 폭; 3 mm
- 자세; 통증이 없는 자세 또는 중립자세
- 시작점; 말초에서 중추로

### A. 어깨 관절 전면의 압통점

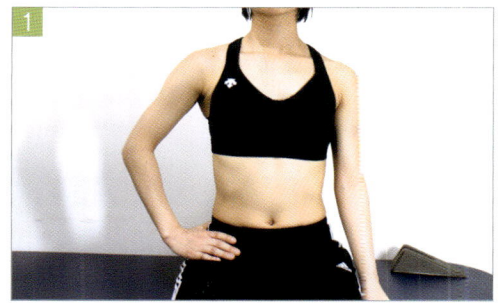
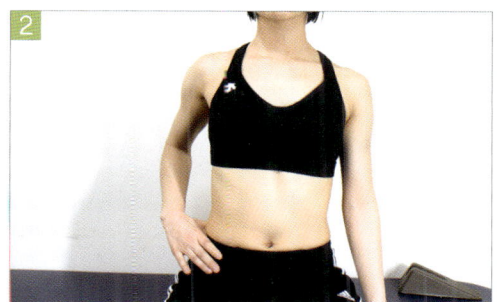
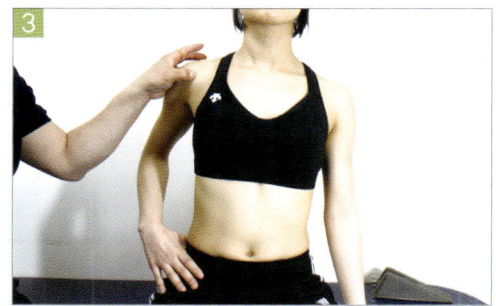
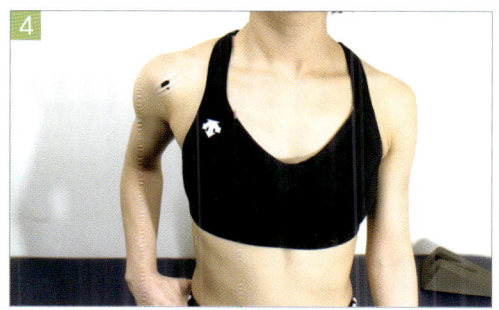
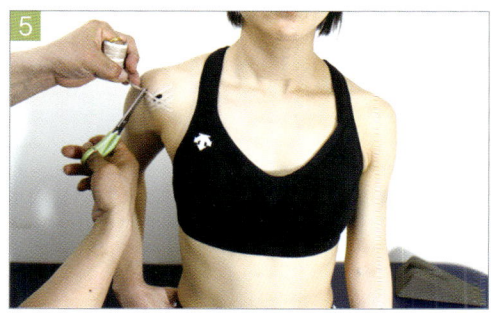
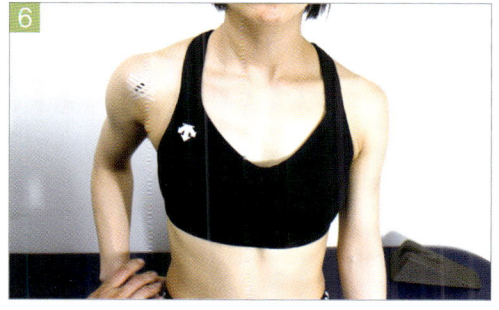

①~⑥ 어깨관절 전면의 경우에는 손을 엉덩뼈능선(iliac crest)에 엄지와 시지를 벌려 놓고 어깨관절의 폄과 모음으로 어깨뼈 머리가 앞으로 튀어나오도록 한다. 이 자세를 유지할 정도의 최소 힘으로 취할 뿐 강한 긴장 상태를 만들어서는 안 된다. 위팔뼈 두

갈래근고랑(bicipital groove)을 중심으로 안쪽, 바깥쪽에 압통점을 확인하고 크로스 테이핑을 한다.

B. 어깨 관절 후면의 압통점

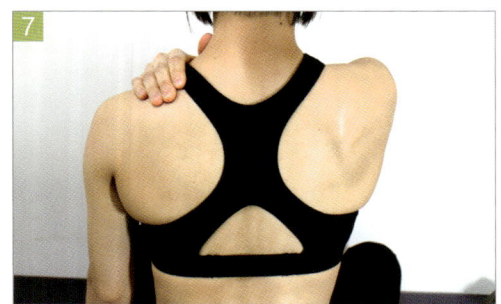
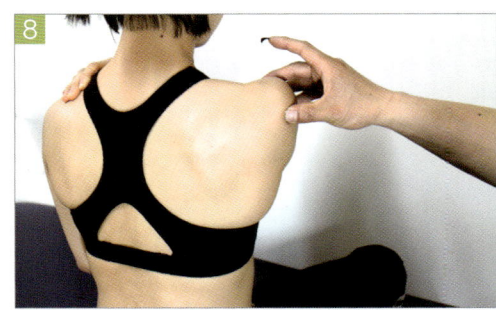
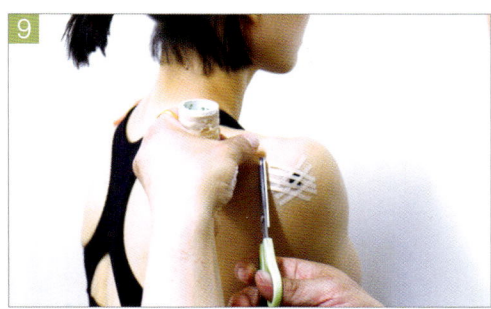
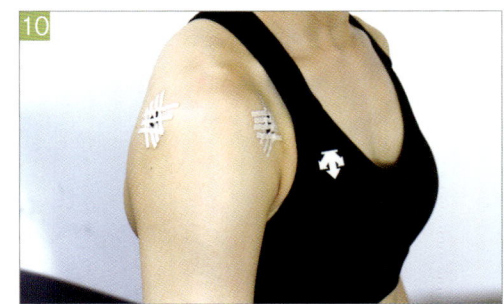

⑦~⑩ 후면의 경우에는 검사하고자 하는 어깨관절의 손을 반대편 어깨에 올려놓는다. 전면 자세를 취할 때와 마찬가지로 이 같은 자세를 유지할 정도의 힘 외에는 편안하게 이완되도록 한다. 이후 어깨봉우리뼈(acromion) 바로 밑 위팔뼈 머리 뒤쪽 부위에서 압통점을 확인한다. 테이핑은 이렇게 확인된 압통점 범위만큼 크로스 테이핑으로 마무리한다.

## 키네지오 테이핑

- 테이프 폭; 5 cm
- 자세; 편안한 자세에서 각 관절의 통증이 유발되지 않는 정도의 신장으로
- 시작점; 어깨 관절 후면

### A. 어깨 관절 전·후면의 압통점

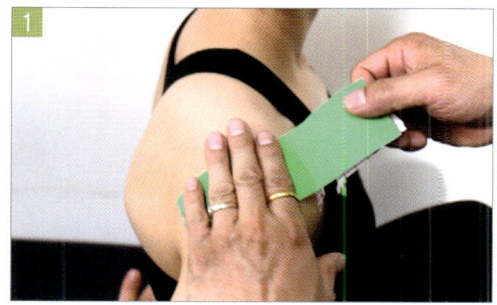 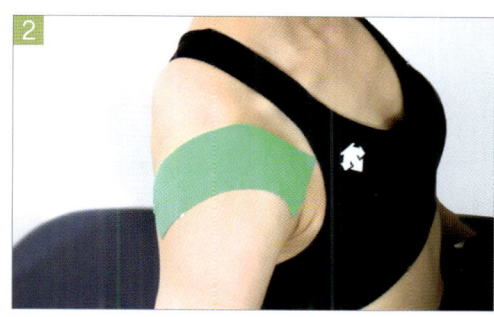

①~② 어깨관절의 손을 반대편 어깨에 올려 놓은 자세를 취한다. 이렇게 어깨관절 후면이 신장된 상태에서 테이핑을 처치한다. 이어 팔을 뒤쪽으로 가져가 어깨관절 전면이 신장된 상태에서 테이핑을 마무리한다.

## 2. 머리에 손이 닿지 않을 정도의 통증

어깨관절의 손상으로 머리에 손이 닿지 않을 정도의 통증이나 움직임의 제한은 손상 초기에 나타날 수 있는 심한 통증이다. 이러한 통증은 각각의 손상에 대한 면밀한 검사가 무의미할 정도이고, 검사 자체가 통증을 가중시킬 수 있으므로 안정적으로 움직임을 조금씩 향상시키는 것이 바람직하다.

손을 움직여서 직접 머리에 올리기 어려울 정도의 어깨관절 통증이라면, 목을 구부려서 머리가 손 가까이 되도록 하는 처치도 어깨관절의 움직임을 증진시킬 수 있는 간접적인 방법이라 할 수 있다. 이 같은 경우가 결과적으로 말초(원위부)가 중추를 변화시킨다는 원인이 되기도 하지만, 어깨관절의 자극 없이 기능적 회복을 위해 취할 수 있는 그나마 안정적인 방법이 될 수 있다.

어깨관절이 손상될 경우에는 안쪽으로 모으는 현상 때문에 벌림을 일으키는 손이 머리쪽으로 이동하기가 어렵다. 그래서 팔꿈치관절은 굽힘시키고 안쪽으로 모아진 상태에서 목을 구부려서 머리를 최대한 굽힘시킨 자세에서 손을 머리 가까이 위치하도록 한다. 이 같은 방법은 팔을 움직여서 머리에 닿는 어려움보다 덜 불편하게 머리 가까이에 손이 닿을 수 있도록 만들어준다. 이후 구부린 머리에 손을 댄채 천천히 머리를 들어 어깨관절이 벌림되도록 유도한다.

테이핑은 이러한 벌림 상태에서 근육이나 압통점을 찾아 처치하도록 한다.

대표적인 근육은 가시아래근(극하근, infraspinatus m.), 작은원근(소원근, teres minor m.)이며, 앞쪽으로는 압통점이 주요한데, 위팔두갈래근(상완이두근, biceps brachii m.) 긴갈래(long head)가 지나는 위팔뼈 두갈래근고랑이나 주변에서 찾을 수 있다.

## 스파이랄 테이핑

- 테이프 폭; 3 mm
- 자세; 통증이 없는 자세 또는 중립자세
- 시작점; 말초에서 중추르

### A. 머리에 손을 얹을 수 없을 정도의 어깨 통증

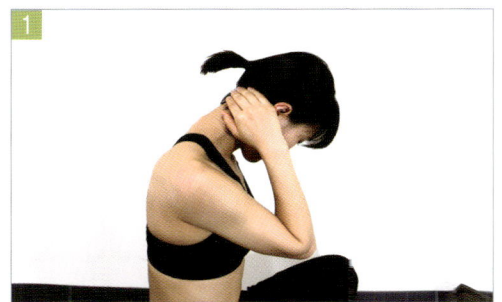
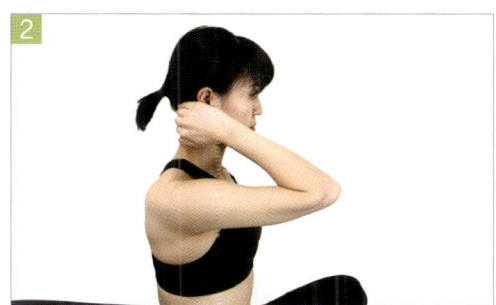

①~② 머리를 숙여서 손이 닿을 수 있도록 한다. 이후 천천히 머리를 들어서 팔이 거상과 벌림이 되도록 한다.

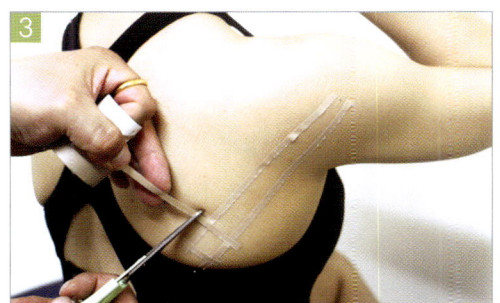
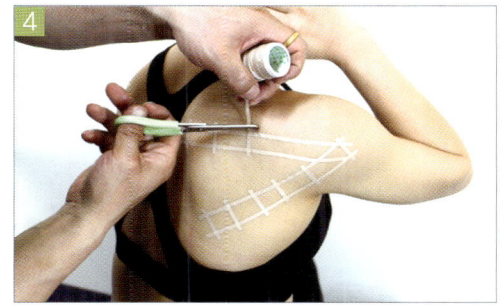
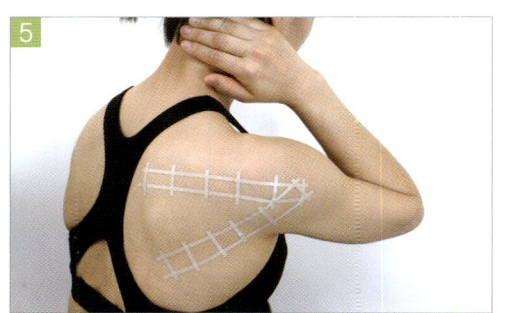

③~⑤ 가시아래근과 작은원근을 감싸는 테이핑을 한다.

# 스파이럴 및 키네지오 테이핑

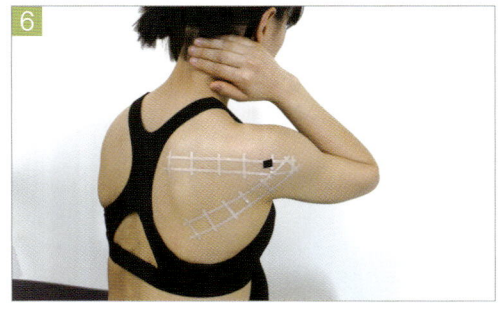
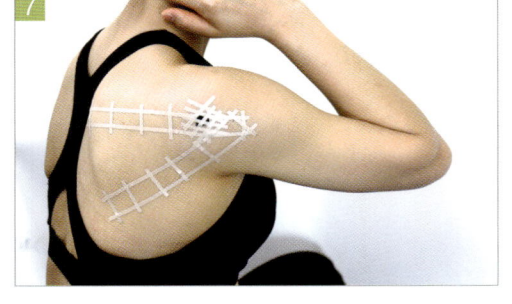

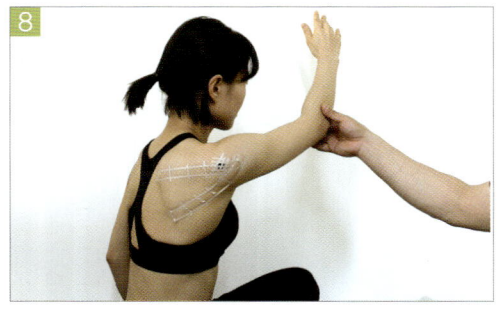

⑥~⑦ 견봉 바로 아래 압통점이 있는 부위를 찾아 크로스 테이핑을 한다.

⑧ 완성된 모습.

## 🔸 키네지오 테이핑

❖ 테이프 폭; 5 cm
❖ 자세; 편안한 자세에서 각 관절의 통증이 유발되지 않는 정도의 신장으로
❖ 시작점; 어깨 관절 후면

### A. 머리에 손을 얹을 수 없을 정도의 어깨 통증

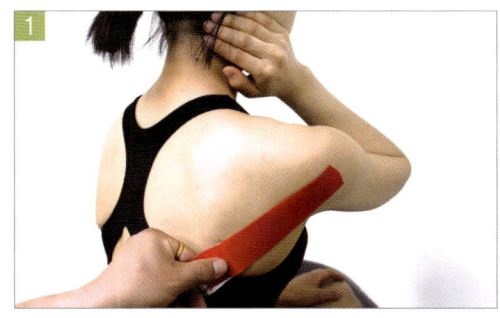
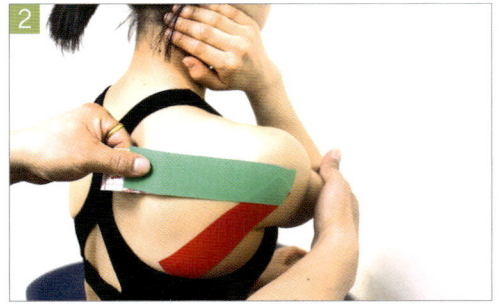

①~② 가시아래근과 작은원근에 탄력테이핑을 한다.

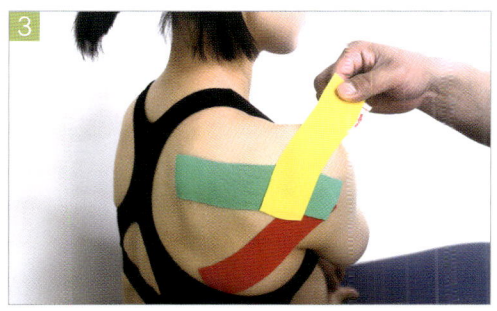 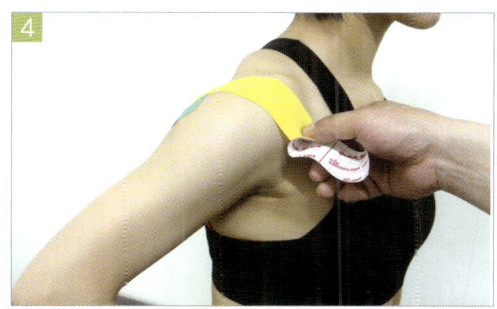

③~④ 뒤쪽은 손을 반대쪽 어깨를 잡거나 최대한 수평 내전한 신장 상태에서, 그리고 전면에 테이핑을 할 때는 손을 장골능이나 뒤쪽으로 가게 한 신장 상태에서 관절선을 지나는 테이핑으로 마무리한다.

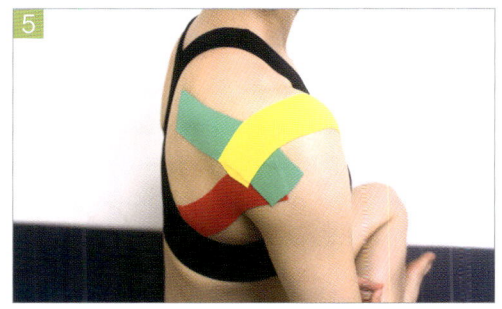 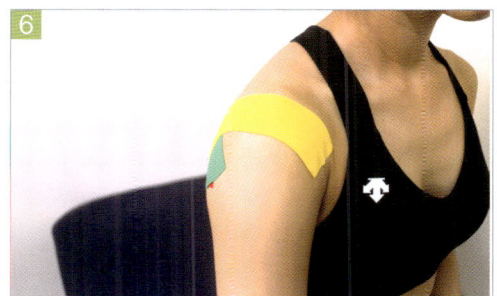

⑤~⑥ 완성된 모습.

## 3. 오십견(유착성 관절낭염, adhesive capsulitis)

　관절낭은 관절 전체를 감싸고 있으며, 활액막내 활액(synovial fluid)을 유지함으로써 부드러운(윤활) 움직임과 충격을 흡수하는 역할에 도움을 준다. 관절낭의 구조는 바깥층은 섬유성막(fibrous membrane), 안쪽층은 활액막(synovial membrane)으로 이뤄져 있다. 활액이 부족하거나 관절 충격이 심한 경우에는 딱딱하게 굳어가는 섬유화가 현저하게 나타날 수 있다. 흔하게 어깨에서 볼 수 있는 유착성 관절낭염이 그것이다.

　유착성 관절낭염은 하나의 독립적 원인이라기보다는 다양한 원인에 의해 비롯되는 종합적인 결과라고 할 수 있다. 경미한 외상, 근육이나 인대의 손상, 목 디스크로 인한 이차적인 문제, 어깨관절 자체의 염증 등은 물론이고, 당뇨병과 같은 대사성 질환이나 잘못된 자세(emotive line-습관)에 이르기까지 그 수많은 원인이 어깨를 굳어가게 만든다.

　'굳은 어깨(frozen shoulder)'라는 말에서 가늠할 수 있듯이 머리를 감는다든지, 머리의 빗질, 얼굴 씻기, 선반 위에 물건을 꺼내기가 어려워지는 뻣뻣한 움직임의 제한과 이러한 움직임의 시도는 극심한 통증을 학습시키고, 점차 스스로의 움직임을 회피하게 만든다. 이후 악순환처럼 쓰지 않아 생기는 위축이 움직임을 더욱 제한하여 얼어버린 어깨가 된다. 또한 자는 동안에도 손상측으로 눕지 못하는 불편함으로 수면의 질을 떨어뜨리게까지 한다. 이 같은 유착성 관절낭염은 테이핑뿐만 아니라 도수적 관절운동을 함께 적용해야만 좋은 효과를 볼 수 있다.

　테이핑은 뒷부분에서 언급될 상지 패턴을 고려해야 하며, 여기서는 어깨관절을 중심으로 한 테이핑법만을 제시하도록 하겠다. 어깨관절 주변 전체를 감싸는 것으로 팔이 지속적인 위축으로 떨어지는 것(아탈구)을 방지하며, 어깨관절 주변 근육들을 활성화시키는 데 테이핑의 목적이 있다.

## 스파이랄 테이핑

- 테이프 폭; 3 mm
- 자세; 통증이 없는 자세 또는 중립자세
- 시작점; 말초에서 중추로

### A. 급성 또는 통증이 심한 경우

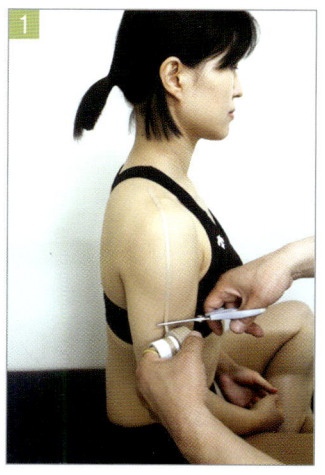
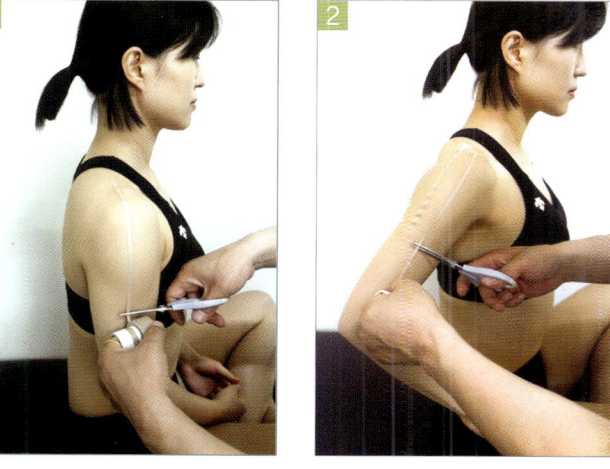
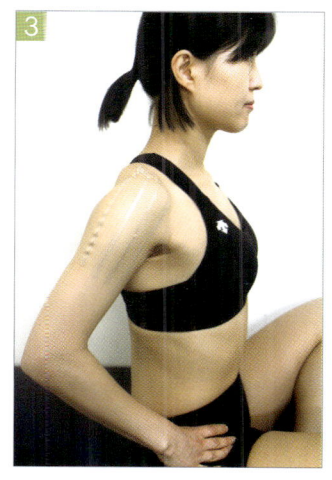
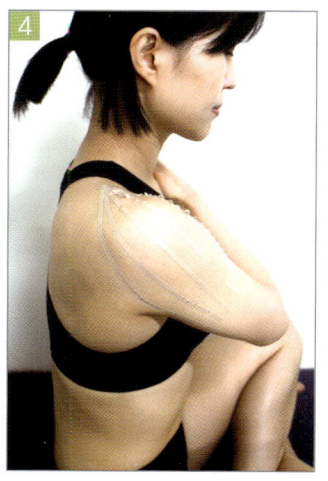

① 팔의 중립 자세에서 어깨 중간 부위로부터 삼각근 조면까지 기준선을 먼저 처치한다.

이후 전면부는 ②~③ 손이 쇄골능에 위치한 상태에서, ④ 후면부는 반대측 어깨에 손을 얹은 상태로 어깨 중앙으로부터 퍼져나가듯이 테이핑을 한다.

## 스파이럴 및 키네지오 테이핑

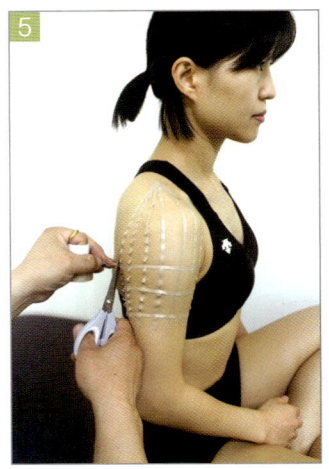 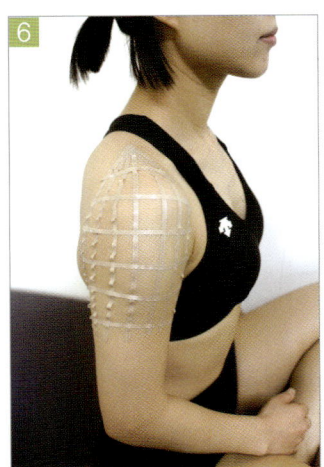

⑤~⑥ 조면부터 시작하여 근육을 모아주는 횡 테이핑으로 마무리한다.

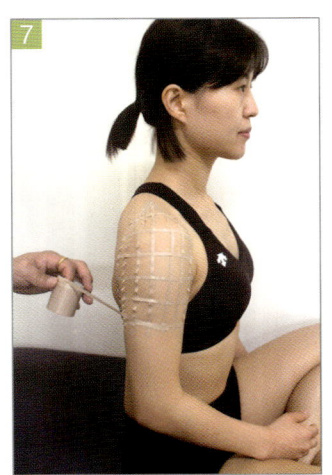 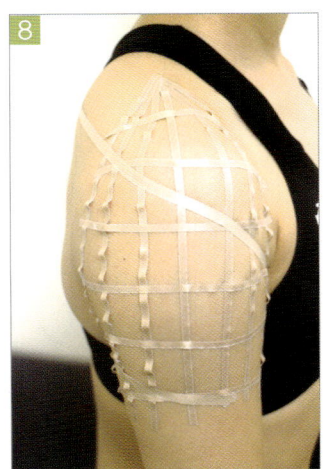 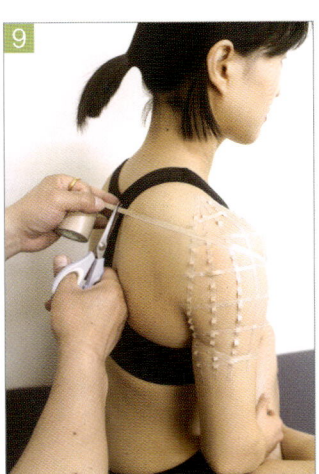

⑦~⑨_ ①~⑥ 과정에 덧붙여, 회선에 대한 처치도 할 수 있다. 그림은 외회전 시 어깨통증이 유발된 것을 보여주고 있다[6. 돌림(rotation)이 어려운 경우 p.120 참조].

## 키네지오 테이핑

- 테이프 폭; 5 cm
- 자세; 편안한 자세에서 각 관절은 통증이 유발되지 않는 정도의 신장으로
- 시작점; 어깨 관절 후면

### A. 급성 또는 통증이 심한 경우

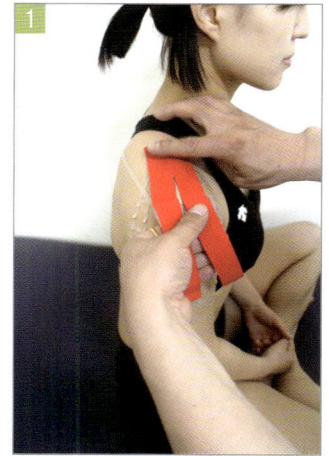
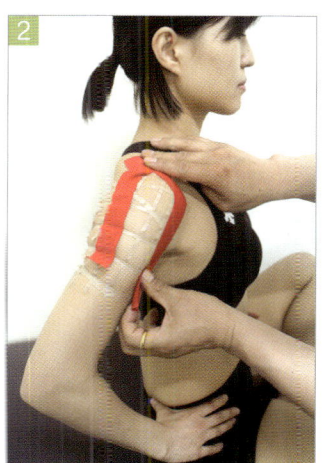
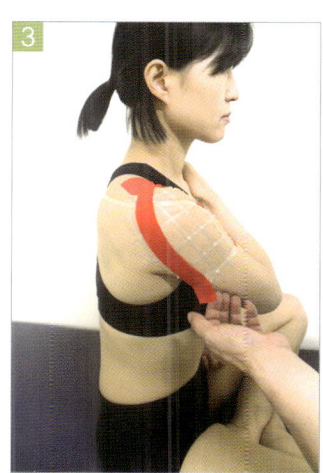
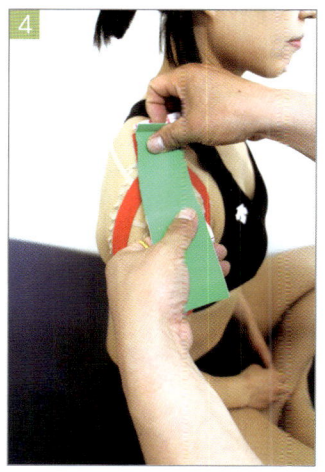
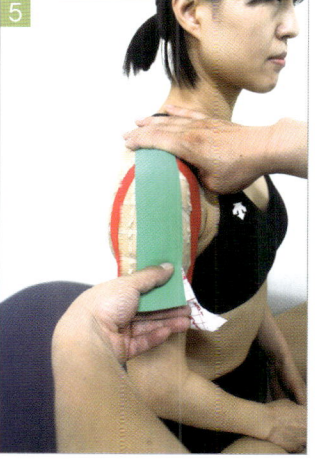

①~③ 어깨 중간 부위로부터 삼각근 조면까지 역 'Y'자 형태의 테이핑을 한다. 이때 전면, 후면부가 신장할 수 있도록 손의 위치를 확인한다.

④~⑤ 이어 중립 자세에서 어깨 중간 부위에서 삼각근 조면까지 처치한다.

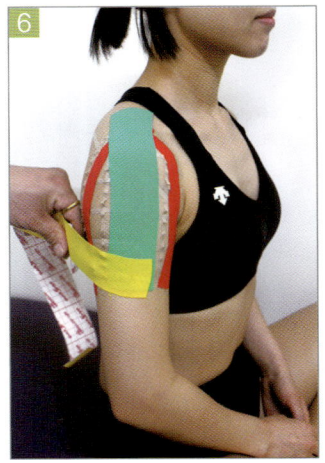 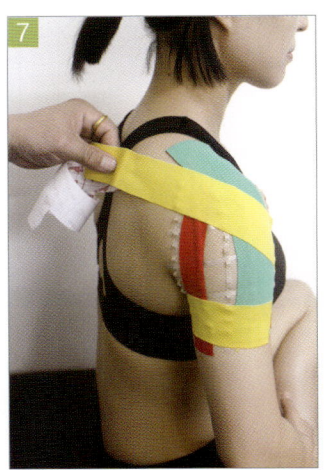

⑥~⑦ 스파이랄 테이핑과 마찬가지로 삼각근 조면에서 바깥쪽으로 돌리는 외회선 테이핑으로 마무리한다.

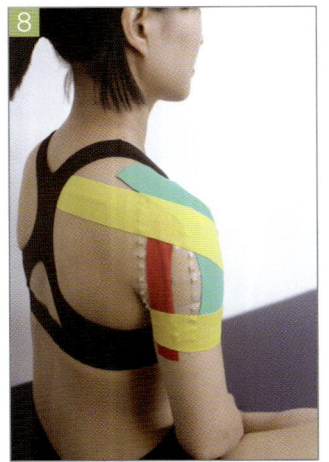 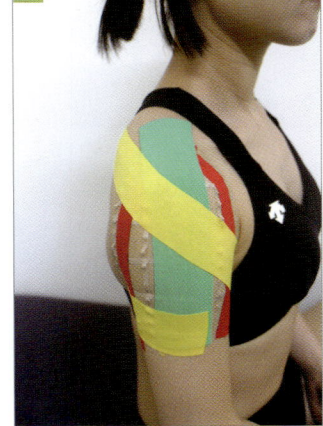 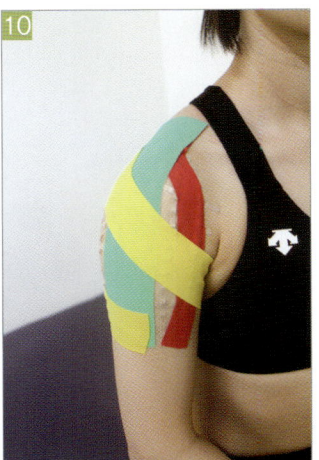

⑧~⑩ 완성된 모습.

## 4. 어깨세모근(deltoid m.)의 통증이나 약화의 경우

　어깨관절 주변을 보면 두툼한 근육(어깨 세모근)이 어깨를 감싸고 있어 나름대로 견고한 것처럼 보인다. 그러나 같은 구상관절(ball and socket joint) 형태인 엉덩이관절 근육과 구조처럼 견고한 것은 아니다. 어깨관절은 엉덩이관절처럼 완전한 볼과 소켓 형태가 아니며, 거의 평면상의 관절와에 자그마한 관절와순(labrum)이 소켓 구조를 보강할 뿐이다. 근육 역시 하지의 지지적 힘을 유지하는 엉덩이관절보다는 아래로 향하고 있는 팔을 중력에 대항하여 잡고 있는 지속적인 긴장과 그 속에서의 과대 움직임을 허용하는 수직적으로 잡고 있는 근육으로써 두툼하게 보여 지는 것만큼 견고할 수 없다.

　때로는 전신적 항중력근의 약화로 인한 다양한 문제를 어깨세모근의 위축(weakness)으로 확인하는 것을 보면 전신적 근력약화의 지표로 삼기도 한다. 그만큼 어깨관절은 미세하게 그리고 지속적으로 팔이 떨어지는 것(위팔뼈와 견봉 사이의 벌어짐)을 지각 없이 경험하는 곳이고, 그것이 어깨관절의 문제뿐만 아니라 전신적 근력약화의 문제로 의심하는 것도 나름의 일리가 있어 보인다. 이러한 어깨관절근육 중 세모근의 약화는 위팔뼈와 견봉이 이루는 관절 간격을 넓히고, 불안정하게 만들어 어깨의 문제로 자연스럽게 이어지게 한다.

　테이핑은 어깨세모근의 위축이나 관절 간격을 좁히는 목적으로 세모근의 전, 중, 후의 형태를 전체적으로 감싸듯이 진행한다.

### 스파이랄 테이핑

- 테이프 폭; 3 mm
- 자세; 통증이 없는 자세 또는 중립자세
- 시작점; 말초에서 중추로

**A. 어깨 세모근 지지를 목적으로 할 경우**

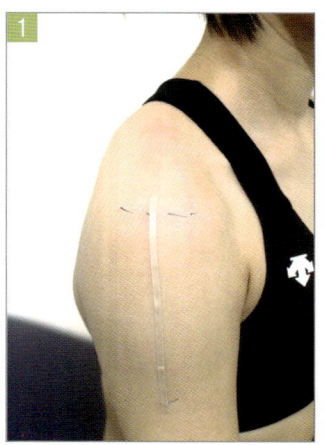
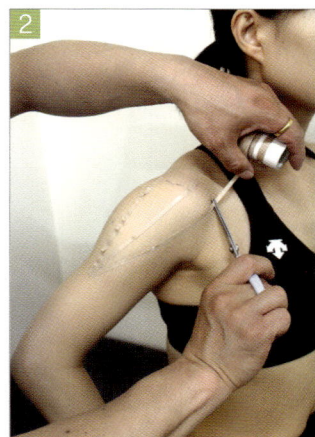
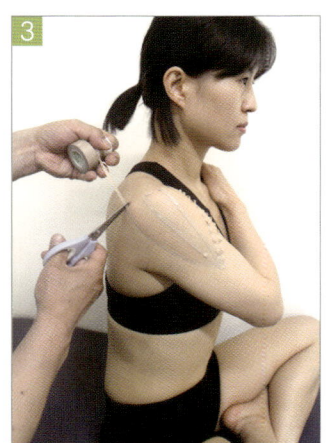
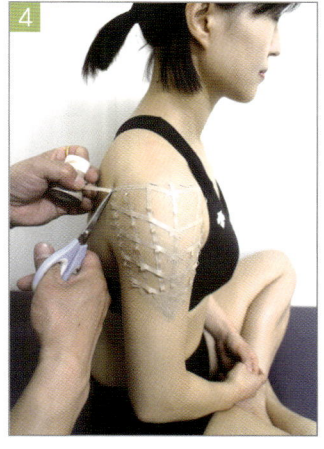
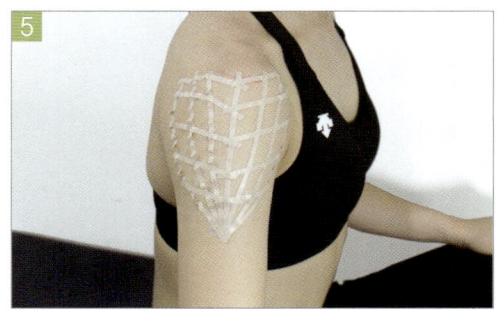

①~③ 중립 자세에서 삼각근 조면에서 시작하여 견봉돌기 바로 위까지 기준선을 먼저 처치한다. 이어 전면과 후면부가 신장되게 손을 위치한 상태에서 테이핑을 한다.

④ 마지막으로 기준선을 중심으로 음성 방향 처치 후 양성 방향으로 마무리한다.

⑤ 완성된 모습.

질환별 테이핑 방법    PART 2

## 키네지오 테이핑

- 테이프 폭; 5 cm
- 자세; 편안한 자세에서 각 관절의 통증이 유발되지 않는 정도의 신장으로
- 시작점; 어깨 관절 후면

### A. 어깨 세모근 지지를 목적으로 할 경우

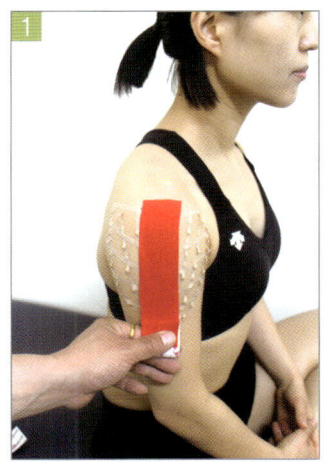

① 견봉돌기에서 삼각근 조면쪽으로 당겨서 탄력테이핑한다.

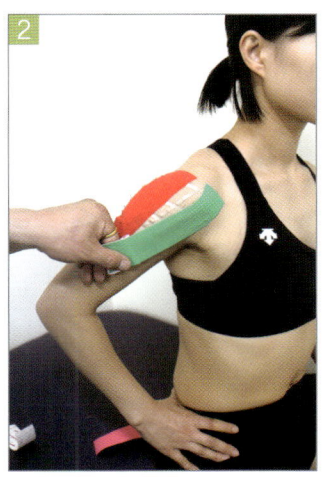
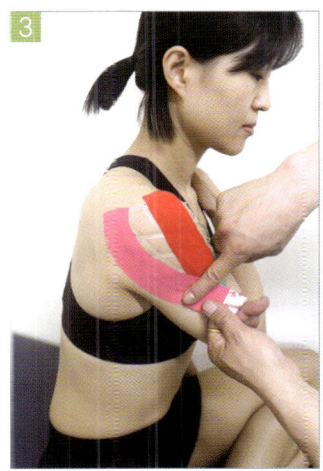

②~③ 앞부분은 쇄골 부위, 그리고 뒤쪽에서는 견갑극 끝 부위에서 시작하여 삼각근 조면에 테이핑을 한다. 특히 전면에 테이핑할 때는 손을 장골능이나 뒤쪽으로 가게 한 신장 상태에서 처치하고, 뒤쪽은 손을 반대측 어깨를 잡거나 최대한 수평 내전한 신장 상태에서 테이핑을 한다.

chapter 6. 상지에 대한 테이핑

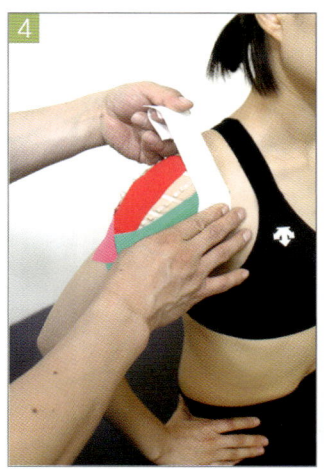 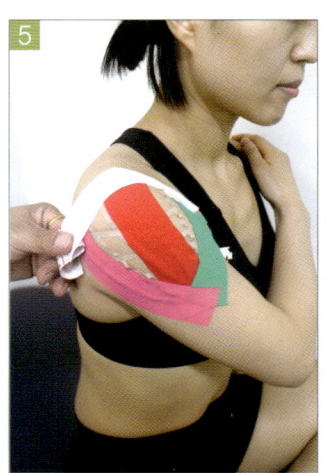

④~⑤ 전후면의 관절선을 따라 마무리한다. 이때 역시 전면과 후면의 신장을 위해 장골능에 그리고 반대측 어깨에 손을 올린 상태에서 테이핑한다.

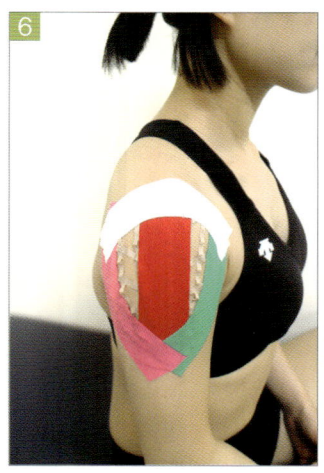

⑥ 완성된 모습.

## 5. 똑바로 누운 자세에서의 어깨관절 통증

　어깨관절은 움직일 때 뿐만 아니라 정적인 상태에서도 통증을 야기할 때가 있다. 앉거나 서 있는 동안에서의 통증은 어깨관절 약화로 인한 신장 통증과 염증 때문에 나타날 수 있지만, 그보다 고통스러운 것은 똑바로 누운 자세의 통증이다. 옆으로 누워서 자는 것도 어깨관절 환자에게는 여간 불편한 것이 아닌데, 똑바로 누운 자세에서의 통증이란 휴식 그 자체를 위협하는 고통이다.

　똑바로 누운 자세에서의 통증은 낮 동안 웅크렸던 가슴이 펴지는 것과 무관하지 않다. 굽은 등(kyphosis)은 팔을 안쪽으로 모으게 하고, 이렇게 모아진 가슴에서 팔의 움직임은 어깨를 이루는 관절의 움직임을 뻣뻣하게 만든다. 심지어는 뼈와 뼈가 미끄러지며 움직이지 못하고 충돌(impingement syndrome)을 일으키기까지 한다. 이 같은 충돌증후군은 가시위근(극상근, supraspinatus m.)의 힘줄과 관계가 깊지만, 위팔두갈래근의 짧은 갈래(short head)나 큰가슴근(대흉근, pectoralis major)과 작은가슴근(소흉근, pectoralis minor)의 긴장과 짧아짐 때문에 나타날 수 있다. 마찬가지로 이렇게 긴장되고 짧아진 힘줄은 똑바로 누운 자세에서 가슴이 펴짐에 따라 신장되며, 이 과정에서 신경이나 혈관을 압박하는 결과를 낳기도 한다.

　테이핑은 부리돌기(coracoid process) 부위나 큰가슴근의 정지부인 위팔뼈 부위에서 압통점을 찾아 처치한다. 또 다른 방법으로는 똑바로 누운 자세에서 압통점 부위를 포함하여 삼각근의 이는 곳(origin)을 가볍게 압박하고 팔을 움직여서 좀 더 편안한 부위를 찾아 첨부할 수 있다.

## 스파이랄 테이핑

- 테이프 폭; 3 mm
- 자세; 통증이 없는 자세 또는 부하량이 없는 자세
- 시작점; 말초에서 중추로

### A. 누워 있을 때의 어깨 통증

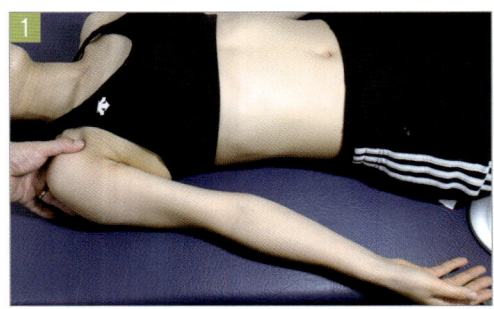 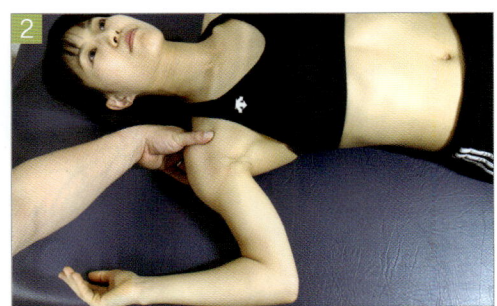

①~② 부리돌기와 삼각근의 전면부를 중심으로 하여 어깨관절을 감싸고, 그림처럼 움직여 움직임이 원활한지를 확인한다.

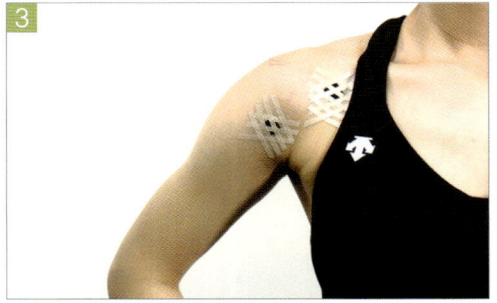

③ 호전이 있다면 부리돌기와 삼각근 전면, 그리고 큰가슴근의 정지부에 압통점을 확인하고 테이핑 한다.

## 질환별 테이핑 방법 PART 2

### 🔴 키네지오 테이핑

❖ 테이프 폭; 5 cm
❖ 자세; 각 관절의 통증이 유발되지 않는 정도의 신장시키는 편안한 자세
❖ 시작점; 큰가슴근 정지부, 위팔두갈래근 중간

### A. 누워 있을 때의 어깨 통증

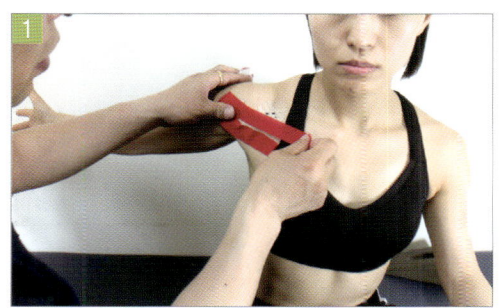
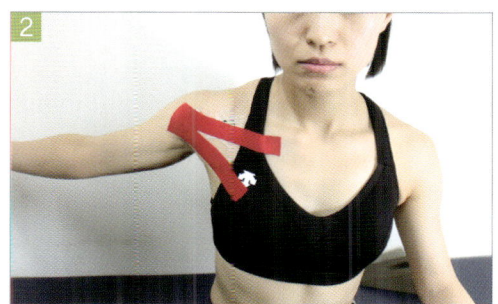

①~② 큰가슴근 정지부에서 시작하여 팔을 수평 외전으로 큰가슴근을 신장한 상태에서 'Y'자 형태로 처치한다.

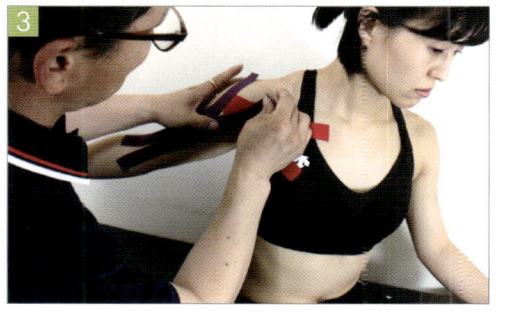
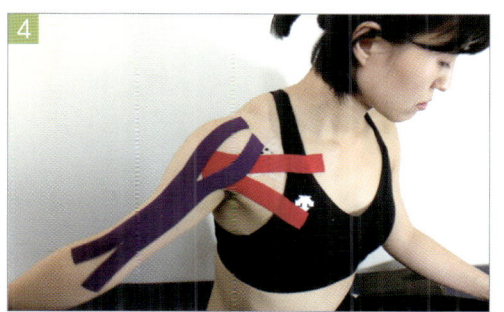

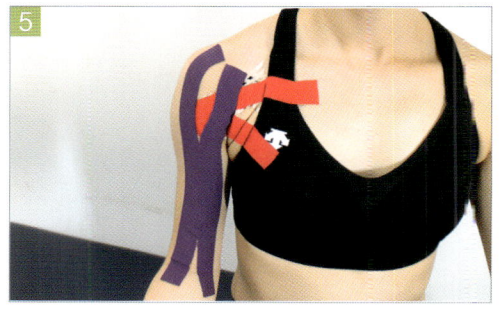

③~④ 'H'자 형태의 테이프로 이두박근의 고랑과 정지부에 어깨와 팔꿈치를 편 상태로 탄력 테이핑을 한다.

⑤ 완성된 모습.

chapter 6. 상지에 대한 테이핑

## 6. 돌림(rotation)이 어려운 경우

　어깨관절의 돌림은 가장 많은 움직임과 손으로부터 시작된 움직임의 종착지인 만큼 손상 근육과 그로 인한 움직임의 제한을 명확히 하기가 쉽지 않다. 뿐만 아니라 각각의 움직임이 회복되었다 하더라도 어깨관절에서 이뤄지는 여러 움직임을 종합적으로 보여주는 돌림 움직임을 확인하는 것은 어깨관절 문제의 최종 단계라고 할만큼 중요한 과정이다.

　돌림은 굽힘, 폄, 벌림, 모음의 동작이 한데 어우러져 만들어지는 움직임이다. 굽힘과 벌림이 원활하지 않으면 바깥(external)돌림이 어렵고, 폄과 모음이 맞아들지 않고서는 안쪽(internal)돌림도 제한받게 된다. 패턴에 의한 테이핑에서 강조하겠지만, 돌림은 어깨관절 문제에 있어서 굽힘, 폄, 벌림, 모음 중 어느 한 움직임이 제한되어 있다 하더라도 반드시 확인하고 처치해야 할 움직임이다.

　테이핑은 능동이나 수동적으로 바깥돌림과 안쪽돌림으로 통증이나 움직임의 제한이 어느 쪽에 더 있는지를 확인한다. 예외적으로 돌림은 움직임에 제한이 있는 방향으로 처치한다. 예를 들어, 바깥돌림이 어렵다면 바깥돌림을 일으키는 방향으로 첨부해 나간다. 만일 억제 방향으로 한다면 움직임을 제한하는 역할을 하고 그로 인한 통증 조절은 경미하게 되겠지만 운동성은 더욱 제한받게 된다. 이러한 이유로 돌림 움직임이 어려운 방향에 대한 테이핑을 먼저 처치한다.

## 스파이랄 테이핑

❖ 테이프 폭; 3 mm
❖ 자세; 통증이 없는 자세 또는 부하량이 없는 자세
❖ 시작점; 말초에서 중추로

### A. 어깨 외회전 시 통증이 있을 경우

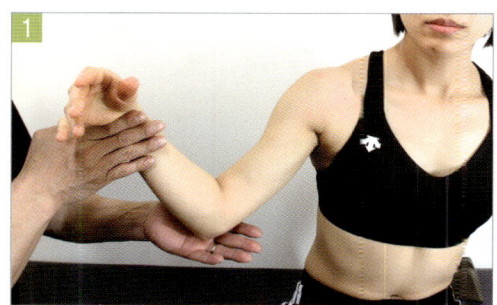
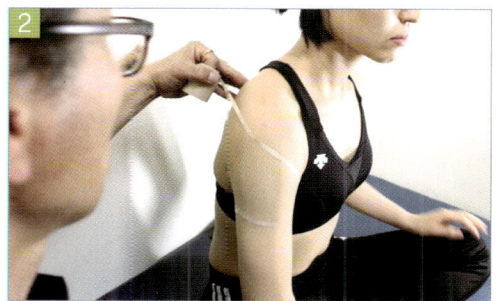
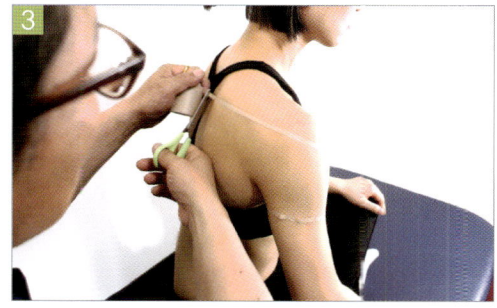
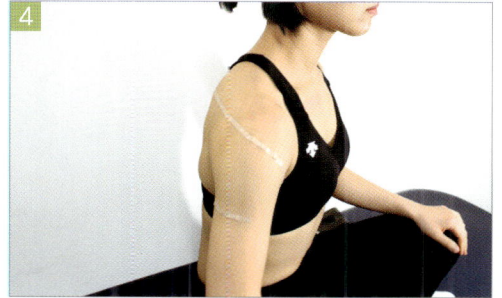

①~④ 바깥돌림의 문제일 경우에는 삼각근 정지부에서 바깥쪽으로 시작하여 겨드랑이를 걸쳐 다시 삼각근을 덮고, 겹갑극을 따라 어깨뼈를 넘어 테이핑을 한다.

## 키네지오 테이핑

❖ 테이프 폭; 5 cm
❖ 자세; 편안한 자세에서, 각 관절은 통증이 유발되지 않는 정도의 신장으로
❖ 시작점; 삼각근 정지부

## A. 어깨 외회전 시 통증이 있을 경우

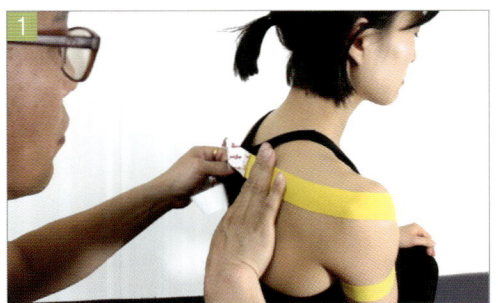
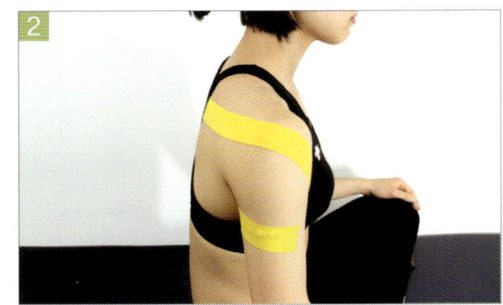

①~② 스파이럴과 같은 방식으로 탄력테이핑을 한다.

### 🟠 스파이럴 테이핑

- ❖ 테이프 폭; 5 mm
- ❖ 자세; 통증이 없는 자세 또는 부하량이 없는 자세
- ❖ 시작점; 말초에서 중추로

## B. 어깨 내회전 시 통증이 있을 경우

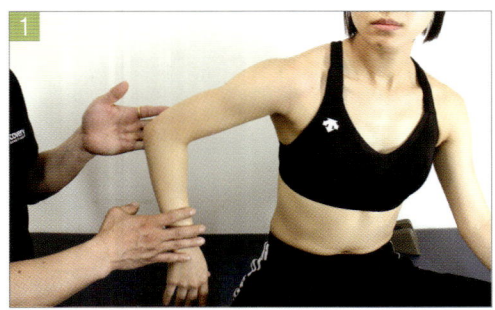
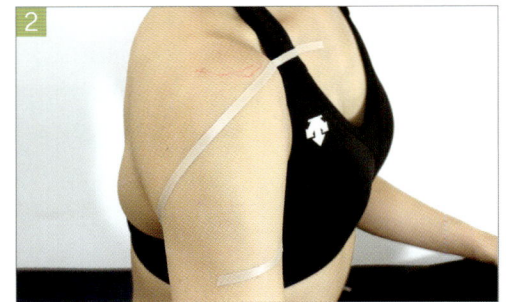
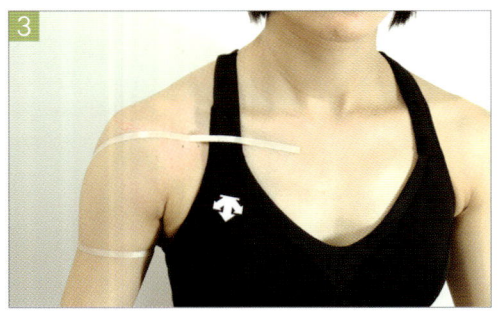

①~③ 안쪽돌림의 문제일 경우에는 삼각근 정지부에서 전면 안쪽으로 시작하여 겨드랑이를 걸쳐 다시 삼각근을 덮고, 쇄골 아래 흉골병 위에서 테이핑을 마무리한다.

## 🔸 키네지오 테이핑

- ❖ 테이프 폭; 5 cm
- ❖ 자세; 편안한 자세에서, 각 관절의 통증이 유발되지 않는 정도의 신장으로
- ❖ 시작점; 삼각근 정지부

### B. 어깨 내회전 시 통증이 있을 경우

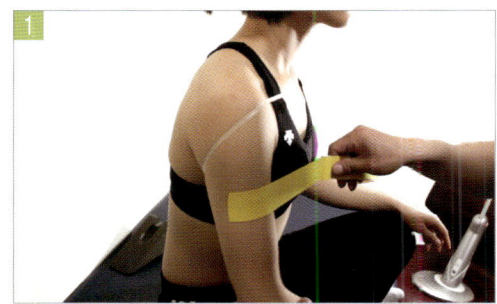 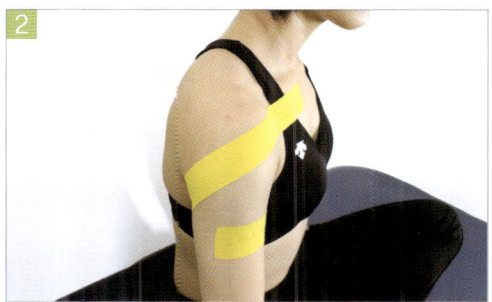

①~② 스파이랄과 같은 방식으로 탄력테이핑을 한다.

## 7. 상지 패턴 테이핑 I

　패턴(pattern)은 되풀이되는 사건이나 물체들의 형태를 집합적으로 작용하여 예측 가능한 방식을 따르는 것을 말한다. 이러한 패턴은 기본적으로 반복성을 전제로 하며, 하나의 움직임을 만드는 데 일련의 과정이 되풀이되어 진행하거나 나타나는 성질이라 볼 수 있다.

　인체 움직임에서 패턴의 이해는 움직임의 시작과 그 끝에 다다르는 전신에 대한 분석이라 할 수 있다. 예를 들어, 계단을 내려간다는 것은 내려가려는 계단이 눈에 먼저 들어서야 한다. 목표에 대한 설정이 내려지면 그 목표를 향해 눈은 옮겨지게 된다. 내려가려는 계단은 아래에 있고, 눈은 그것을 보기 위해 목을 구부리고, 이어 목의 구부림에 따라 체간도 아래 방향으로 힘을 실어준다. 발은 이러한 신호를 받아 한 발을 내딛게 된다. 계단을 내려가기 위한 패턴으로는 머리부터 발끝까지 집합적 움직임이 작용한다.

　팔의 경우는 어떨까? 어깨관절 벌림을 예로 들어보자. 팔을 벌린다는 것은 팔이 몸에서 멀어지는 행위이다. 팔이 몸에서 멀어지기 위해서는 위팔뼈를 먼저 움직이는 것보다는 손가락, 손목에서부터의 벌림 움직임을 시작하는 것이 합리적이고 패턴적이라고 할 수 있다. 만일 어깨의 벌림에서 위팔뼈가 먼저 움직이거나 혹은 손가락, 손목이 덜 작용한다면 그 영향은 고스란히 어깨관절(중추)에 무리한 부하를 주게 될 것이다. 어깨관절이 손상을 입는 이유는 패턴에 관여하는 집합적 움직임에서 몇몇 단일 구조의 반복적 사용에서 비롯된다고 해도 과언이 아니다.

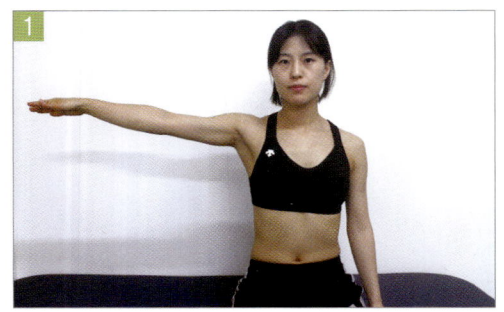
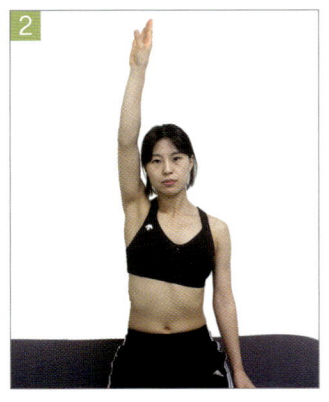

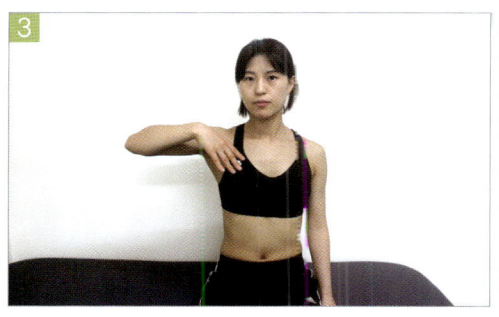 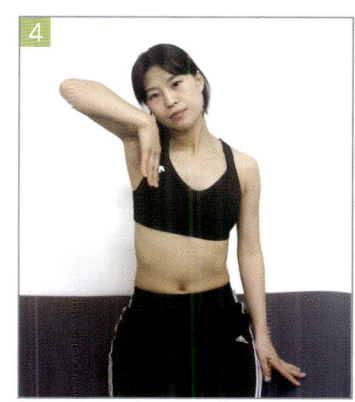

그림 6-1. 원위부 관여에 따른 어깨관절 벌림.

 또한 움직임의 시작이 어찌되었든지 간에 마지막 끝은 항상 중추에 결과로써 흔적을 남긴다. 벌림의 마지막은 위팔뼈가 귀에 붙는 동작이다. 하지만 위의 과정처럼 손가락, 손목이 제대로 패턴화되지 못한다면 그 영향으로 머리를 움직여야 한다. 패턴을 따르지 않는 단순한 팔 벌림 하나가 목이라는 중추구조를 움직이게 한다. 이와 같은 효율적이지 못한 벌림이 되풀이되는 패턴의 반복성은 어깨관절뿐만 아니라 목, 체간으로 이어지는 문제의 충격을 낳는다.
 작게 보면 손가락 입장에서 손목은 중추가 되며, 손목 입장에서 팔꿈치가 중추가 되는 것처럼, 주기적으로 반복되는 패턴은 습관이 되고, 이러한 패턴은 중추를 변화시킨다. 망가져가는 중추는 잘못된 패턴, 집합적 움직임을 벗어난 몇몇 구조들의 결과라고 하겠다.
 그래서 패턴에 대한 테이핑은 움직임의 패턴을 재인식시키는 작업이며, 원위부에서 근위부로의 집합적 움직임을 찾아가는 과정이므로 중요한 부분이 아닐 수 없다.
 상지 굽힘 패턴과 폄 패턴은 다음과 같다.

## 1) 상지의 공동운동요소

### (1) 굽힘 공동운동요소

① 아래팔의 뒤침 - 노측 편위, 요측 수근신근(extensor carpi radialis longus, brevis m.), 완요굴근(상완요골근, brachioradialis m.)

② 팔꿈치관절의 굽힘 – 위팔두갈래근(상완이두근, biceps brachii m.), 위팔두갈래근의 긴갈래(long head)

③ 어깨관절의 벌림 – 가시위근(극상근, supraspinatus m.)/어깨관절의 바깥 돌림 – 가시아래근(극하근, infraspinatus m.), 작은원근(소원근, teres minor m.)/팔 이음뼈(shoulder girdle)의 뒤쪽 수축이나 올림. 마름근(능형근, rhomboid m.), 등세모근(승모근, trapezius m.), 어깨올림근(견갑거근, levator scapulae m.), 목빗근(흉쇄유돌근, sternocleidomastoid m.)

굽힘에서 가장 강력한 공동운동요소는 팔꿈치관절의 굽힘이고, 가장 약한 것은 어깨관절의 벌림과 바깥돌림이다.

### (2) 폄 공동운동요소

① 아래팔의 엎침 – 자측굽힘근(척측수근굴근, flexor carpi ulnaris m.), 엎침근(원회내근, pronator m.)

② 팔꿈치관절의 폄 – 위팔세갈래근(상완삼두근, triceps brachii m.)

③ 어깨관절의 모음 – 위팔두갈래근 짧은 갈래(short head)

④ 어깨관절의 안쪽 돌림 – 넓은등근(광배근, latissimus dorsi m.), 큰원근(대원근, teres major m.)

⑤ 팔 이음뼈의 앞쪽 고정 – 어깨밑근(견갑하근, subscapular m.), 큰가슴근(대흉근, pectoralis major m.), 중간목갈비근(중사각근, scalenus medius m.)

폄에서 가장 강력한 공동운동요소는 어깨관절의 모음과 안쪽 돌림이며, 가장 약한 것은 팔꿈치관절의 폄이다.

패턴에 따른 공동운동요소를 바탕으로 손목부터 어깨관절로 이어지는 움직임에서 가장 효과 있는 부위만을 선택하여 테이핑을 한다. 흔히 접촉에 의한 검사로 압박하거나 능동적 움직임을 도와주어서는 안 되며, 테이프를 붙였다는 느낌 정도의 접촉으로 테이핑 부위를 찾아 들어간다.

참고로, 굽힘과 폄에 관여하는 강하고 약한 공동운동요소를 고려하여 테이핑을 실시하는 것도 좋은 방법이 된다.

## 8. 상지 패턴 테이핑 II

　앞서 언급한 패턴에서 눈치챌 수 있겠지만, 인체의 기능적 움직임은 회선이나 대각선의 움직임을 만들어낸다. 이는 한 부위에서 굽힘과 뒤침(supination), 다시 굽힘과 돌림(회선)으로 이어지던서 움직임을 패턴화시킨다. 인체의 좌우가 존재하는 이상, 이같은 회선이나 대각선 움직임은 기능적 이득이 절대적이다. 만일 회선이나 대각선 움직임을 만들지 못한다면, 움직임의 패턴은 깨어지고 그것은 곧 각 관절이 독립적인 작용과 함께 손상을 초래하는 빌미를 제공하게 될 것이다.

　손상을 최소화하고 기계적 이득을 얻기 위해서는 회선이나 대각선의 집합적이고, 전체적인 움직임을 한 눈에 읽어야 한다. 예를 들어, 걸을 때의 모습을 보면 오른팔이 앞에 있을 때 왼쪽팔은 뒤에 있어야 한다. 오른팔이 앞서 있을 때 왼쪽 다리는 앞에, 반대측 다리는 뒤에 있는 것이 맞다. 걷는다는 것은 직선상의 이동이지만 앞과 뒤에 있는 구조물들은 전체적으로 회선과 대각선 움직임을 하는 것이고, 이 같은 패턴이 유기적으로 이뤄진다면 인체의 손상을 비껴갈 수 있다.

　하지만 오른팔이 앞으로 향할 때 뒤로 향하는 왼팔이 제 기능을 못한다면, 혹은 왼쪽 다리가 앞으로 향할 때 뒤에 놓인 오른쪽 발이 지탱하지 못한다면 그 피해는 고스란히 상대적으로 많이 움직이거나 취약한 관절에 통증이나, 이렇게 쌓아진 충격이 질환을 불러오게 할 것이다.

　분명하게 회선이나 대각선의 집합적이고, 전체적인 움직임은 기능적 이득이다. 그러나 이를 잘못 사용했을 경우는 질환을 낳는 것뿐만 아니라 단일 부위의 손상을 만성화시켜 벗어날 수 없는 질환의 덫에 걸리게 한다.

　이러한 문제들을 해결하기 위해서는 좌우의 반대적 행의, 즉 회선과 대각선의 집합적이고 전체적인 움직임을 탐색하여 처치하는 것이 필요하다. 이는 비단 테이핑법에 국한된 것이 아니며, 일상생활에서 행해지는 모든 행위를 분석하고 변화시키는 주요한 관점이다.

　상지 패턴 테이핑은 손상측이 왼쪽이고, 굽힘이나 바깥돌림의 질환이나 문제라면, 문제가 없는 오른쪽은 폄이나 안쪽돌림의 균형으로 처치를 한다. 더욱 진행하여 다리

# 스파이랄 및 키네지오 테이핑

까지 이어지는 회선과 대각선적인 움직임에 대한 분석이 이뤄진다면 팔 하나의 손상에 대해 치료하는 과정을 전신에 걸쳐 확장해가는 경험이 될 것이다.

## 스파이랄 테이핑

### A. 상지 패턴에 대한 테이핑

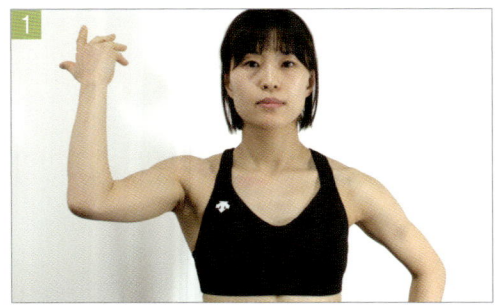

① 오른팔 굽힘, 왼팔 폄

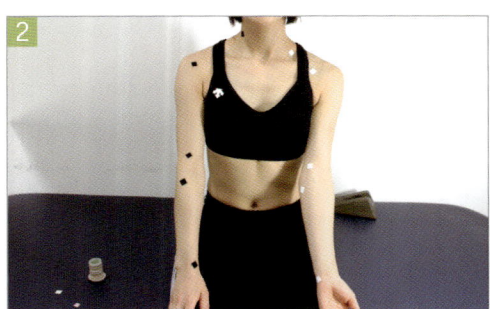
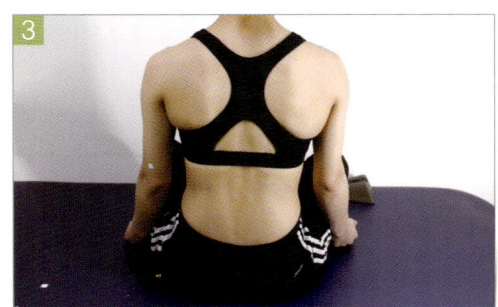

②~③ 오른팔 굽힘에 관여하는 근육 및 테이핑 점(검은색 점), 왼팔 폄에 관여하는 근육 및 테이핑 점(흰색 점).

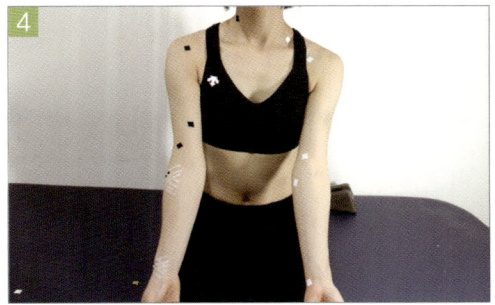
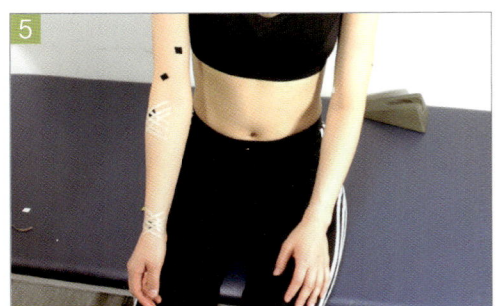

PART 2 질환별 테이핑 방법

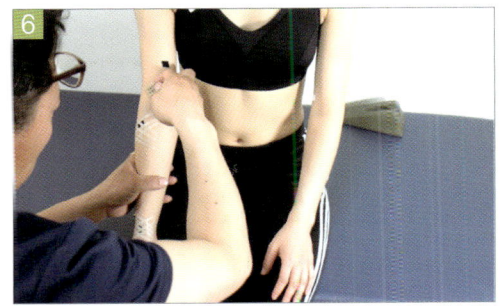
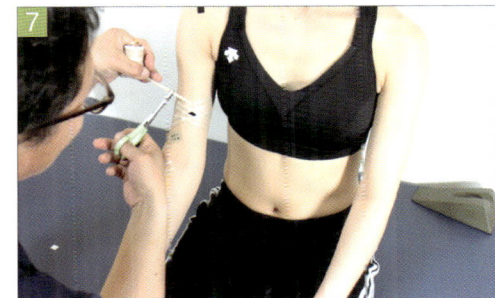
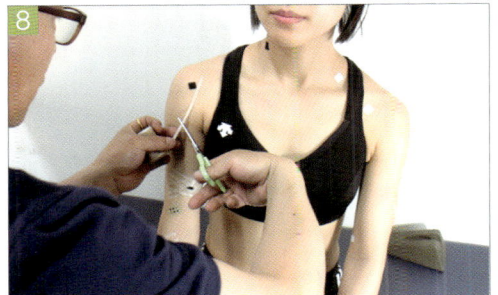
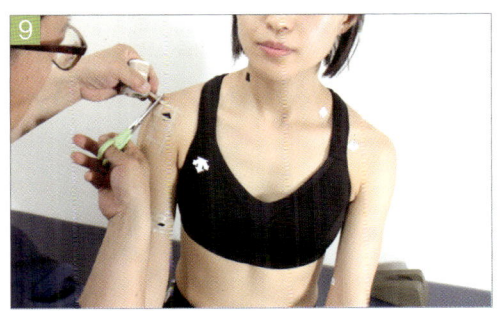

④~⑩ 오른팔 굽힘 패턴에 테이핑 예시

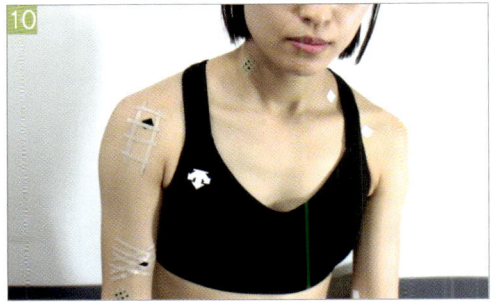

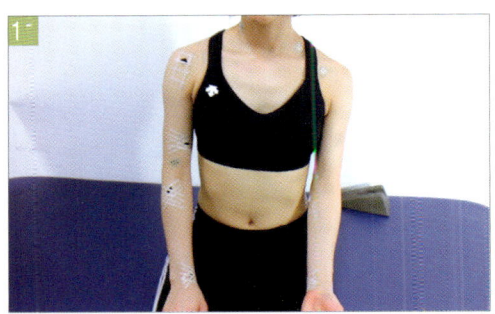

⑪ 완성된 모습.

chapter 6. 상지에 대한 테이핑

## 키네지오 테이핑

### A. 상지 패턴에 대한 테이핑

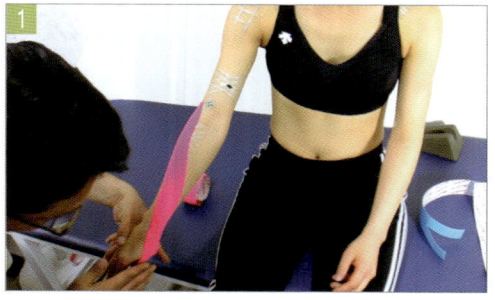
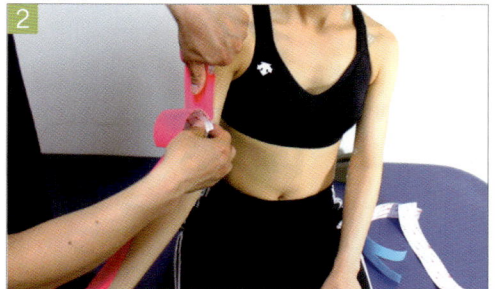
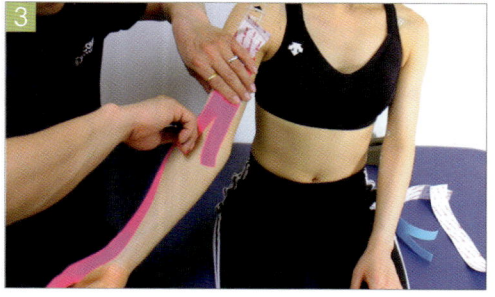
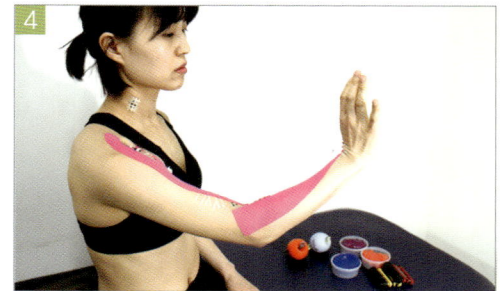
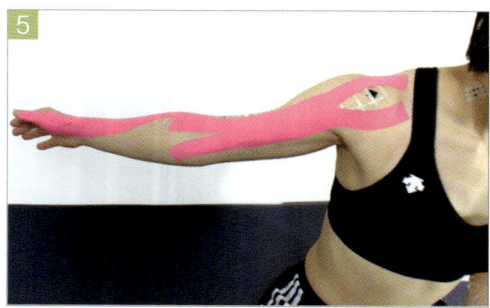

①~⑤ 오른팔 굽힘 패턴에 대한 탄력 테이핑

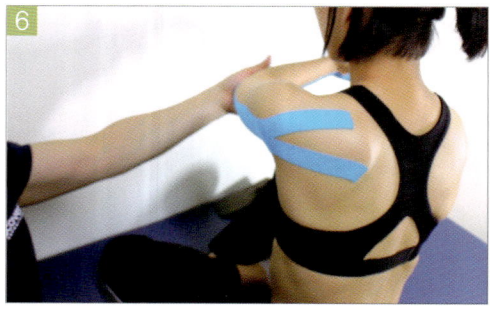
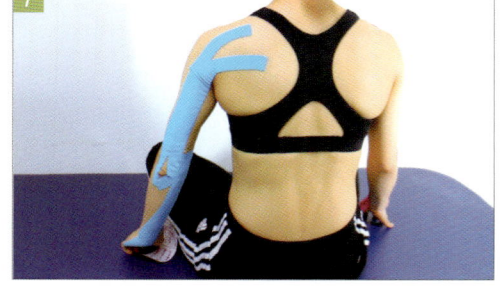

⑥~⑦ 왼팔 폄 패턴에 대한 탄력테이핑

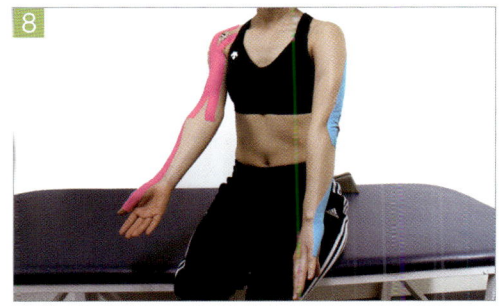
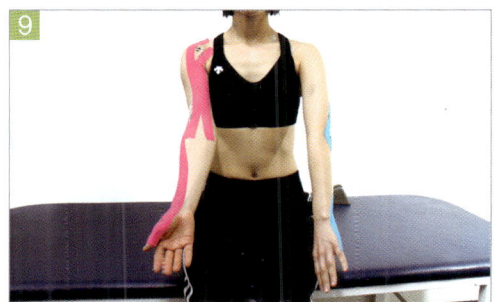
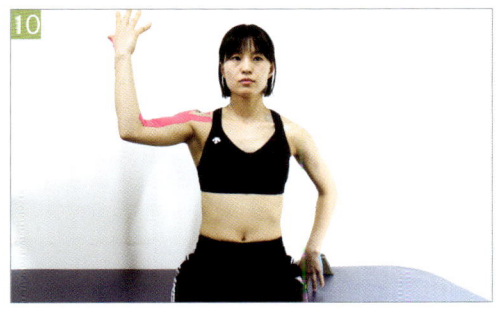
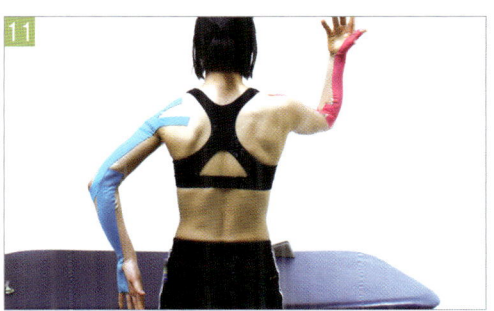

⑧~⑪ 완성된 모습.

# 재활운동(Rehabilitation exercises)

Spiral and Kinesio Taping

수동적 치료만으로 해결되는 손상은 그리 많지 않다. 통증이 사라지고 부기가 가라앉았다고 하여 손상 부위가 회복되었다고 할 수는 없다. 손상 후 남는 후유증은 예전과 다른 기능을 낳는다. 조금만 써도 쉽게 피로해지고, 시리고 쑤시는 시큰거림도 생기게 되고, 이러한 되풀이되는 불편함은 일상생활의 기능적 어려움뿐만 아니라 짜증스런 스트레스로 남아 몸이 기억하게 된다.

회피하고픈 이러한 기억들은 처음 손상 과정과 달리 손에서 팔꿈치로, 그리고 어깨와 목으로 희미하고 모호하게 흩어져 몸 구석구석에 자리하게 된다.

반복된 자극에 대해 반응이 떨어지는 습관(반복되는 정신적 사건은 경향성이 되고, 충분히 길게 지속된 경향성은 습관이 된다. 이러한 과정은 몸짓을 반복하여 자세가 되고, 자세를 지속하여 구조가 되는 것과 마찬가지다. Dean Juhan)처럼, 몸이 적응하게 되면 수의적인 움직임은 점차 불수의적인 움직임으로 변해 통제가 어려운 만성화를 겪게 한다. 습관화되고 구조화된 몸은 무의식적으로 고착되어 의식적 조절을 벗어나게 한다. 돌이키기 어려운 이러한 상황에서 일상생활의 소소한 몸의 문제는 두 눈을 질끈 감고 넘기게 한다. 그렇게 몸은 체념과 후회로 세월과 함께 나이 들어가며 만성화로 안착한다.

이 같은 과정의 만성화를 막기 위한 방법은 의식적인 감각하기부터 시작해야 한다. 운동학습(motor learning)에서도 언급하다시피 인식(cognitive), 연합(associative), 자동(automatic)단계처럼 긍정적 자동을 이루기 위해서는 먼저 의식하는 과정이 필요하다. 그 역으로 부정적 자동화 움직임을 바꾸려면 자동화된 움직임의 지적보다는 그 움직임을 만든 동기와 그에 따른 원인에 대한 의식(인식)과 그를 자극하는 치료적 접촉이 우선되어야 한다.

사실, 자동화된 무의식적 움직임은 쉽게 알아내지 못하지만 의식의 변화는 단기간에 걸쳐 집중할 수 있다.

이같은 자극을 통한 의식의 변화는 몸을 깨우기에 충분하다.

## Gesture ⇒ Position ⇒ Structure

예를 들어, 습관적인 느여움은 다혈질의 사람이 보이는 늘상 찡그린 얼굴을 만들고, 자주 당황하고 숫기 없는 태도는 머리를 숙여 움츠린 자세를 만든다. 패배감과 위축은 처진 어깨와 수그러지고 좁아진 흉곽을 만든다. 그 시작은 감정으로부터 시작하는 경우이고, 이를 반복하여 습관화된 자세를 만들고 그것이 구조를 바꾸고 질환의 시작이었다는 것을 간파한다면, 재활운동의 첫 시작은 감각하기라는 것을 알게 될 것이다. 즉, 운동에 대한 느낌을 갖는 것이다.

## Event ⇒ Tendency ⇒ Habit

이러한 과정에서 느끼지 되는 것은 내가 조절 가능한 근육임에도 불구하고 항시 긴장되어 더 이상 조절할 수 없다는 것이며, 습관적인 긴장의 파괴력이 얼마나 강한지를 깨닫게 된다. 분명 다르게 행동하도록 스스로를 자유롭게 훈련할 수 있으나, 훈련되어 온 것과는 다르게 행동하는 것은 갑자기 변화하지 않는다. 그래서 끊임없는 근긴장의 이완과 의식적 조절 그리고 그 과정에서의 무의식적 모두를 지배하는 뇌(중추신경계)의 자극과 집중이 재활운동의 시작이라 할 것이다.

그 세부적 사항으로 움직임이나 운동은 안정화(stability), 조절된 운동(controlled mobility), 그리고 마지막으로 숙련(skill) 과정으로 이뤄져야 한다.

## 재활운동의 주의점

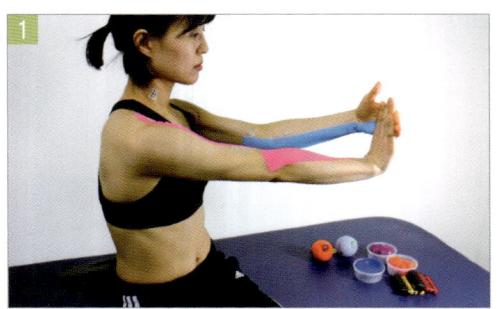 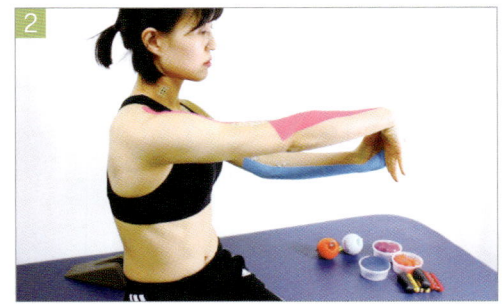

①~② 같은 신장운동이나 과도한 관절부하운동은 안정화에 맞지 않다. 오히려 관절의 과대 움직임을 초래하는 결과를 낳을 수 있으므로 주의해야 한다.

## 안정화를 우선한 재활운동

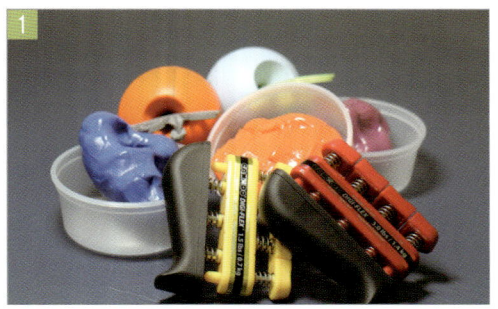

① 근육강화를 위한 기구들.

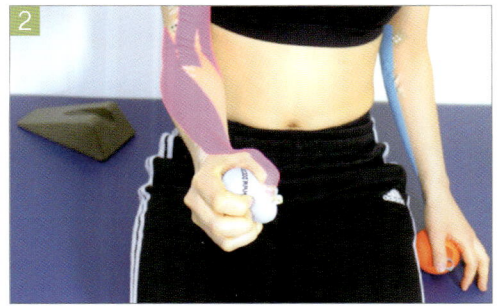 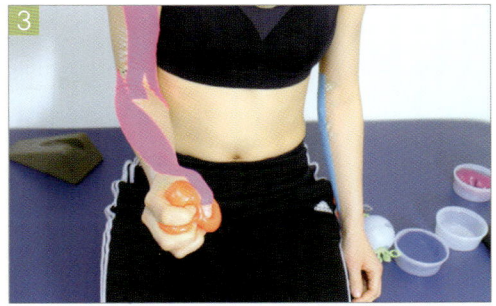

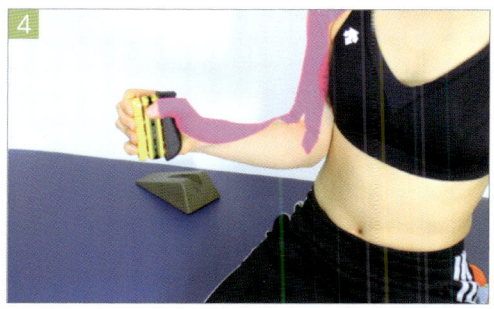 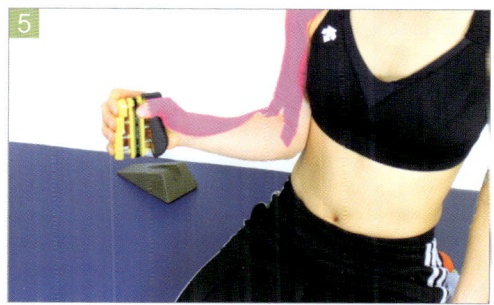

②~⑤ 기구를 이용하여 말초인 손가락의 움직임으로부터 시작한 손목의 안정화 운동.

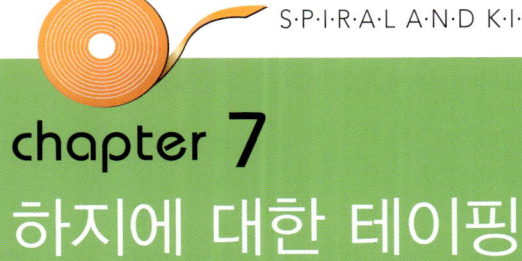

# chapter 7
# 하지에 대한 테이핑

# 01 발가락과 발목관절의 테이핑

Spiral and Kinesio Taping

## 1. 엄지발가락 염좌(sprain) 또는 염증

 손에서 미끄러진 비누가 하필 발가락이나 발등을 때려 금이 가는 골절을 일으키기도 하고, 문지방에 걸려 멍든 발가락 등의 심심찮게 손상을 입는 부위 중 하나가 발등이나 발가락이다. 특히 엄지발가락은 크기만큼이나 보행 시 체중을 가장 많이 받으며, 걷는 움직임의 시작과 끝을 완성하는 부위이기 때문에 발가락의 부상이란 결코 작은 문제가 아니다.

 심한 골절을 제외한 그 밖의 발가락 손상은 테이핑으로도 충분한 처치가 가능하다. 체중부하가 심하고 이동 시 반복적 자극을 받을 수 있는 부위로 테이핑은 우선 기능보다는 좀 더 고정의 의미로써 첨부하는 것이 이롭다.

### 스파이랄 테이핑

- ❖ 테이프 폭; 2~3 mm
- ❖ 자세; 통증이 없는 자세 또는 중립자세
- ❖ 시작점; 말초에서 중추로

## A. 급성 또는 통증이 심한 경우

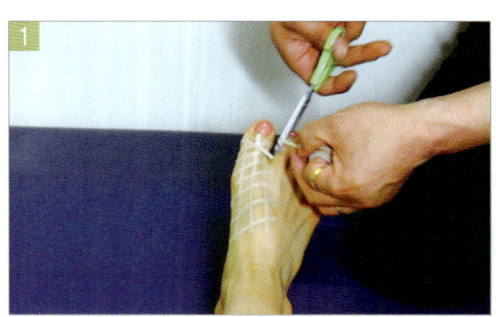
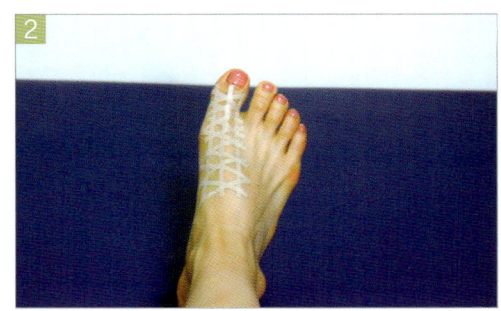

①~② 엄지발톱 위부터 시작하여 MP 관절을 넘어 손가락의 가운데 기둥을 만들 듯이 기준선 하나를 먼저 처치한다. 이어 양측으로 두 개의 기둥을 더 추가하고 크로스 테이핑을 한다.

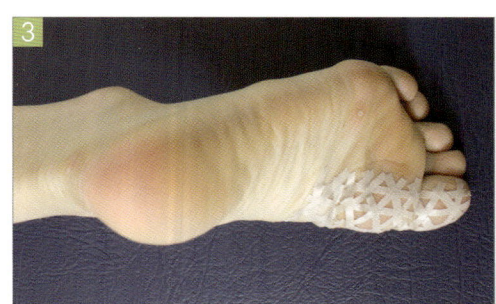
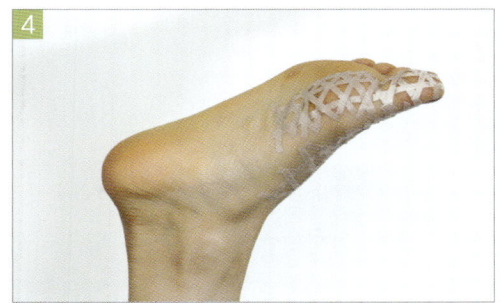

③~④와 같이 엄지발가락 바닥쪽에도 기둥과 함께 크로스 테이핑으로 마무리한다. 특히 발 같은 경우에는 보행 시 굽힘과 폄이 반복되어 손상 부위에 받는 스트레스가 상황에 따라 달리 작용할 수 있다. 손상 부위에만 처치하는 것은 한쪽으로 치우친 부하를 심하게 받을 수 있다. 이러한 이유로 발바닥쪽에서 서로 마주보는 형태의 테이핑으로 마무리한다.

B. 기능적 회복을 목적으로 할 경우

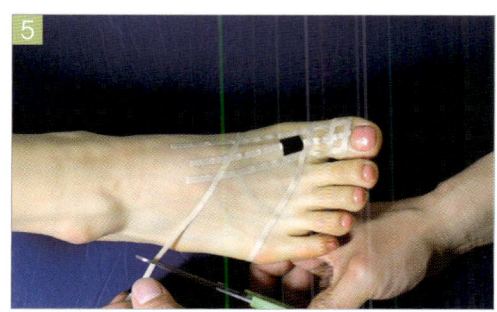
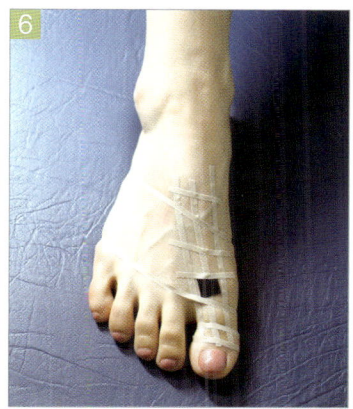

⑤~⑥ 경미한 상태로 통증의 정반대 측을 지나는 회선 테이핑으로 마무리한다.

### 🍊 키네지오 테이핑

- ❖ 테이프 폭; 1.5~2 cm
- ❖ 자세; 편안한 자세에서, 각 관절의 통증이 유발되지 않는 정도의 신장으로
- ❖ 시작점; 중추에서 말초로

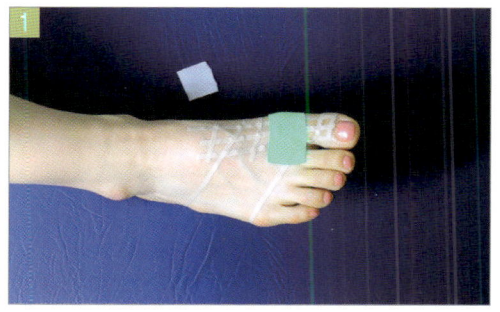

① 탄력테이프로 좌우로 신장하여 손상 관절을 덮는다. 횡적으로 처치하여 관절의 안정을 목적으로 한다.

스파이럴 및 키네지오 테이핑

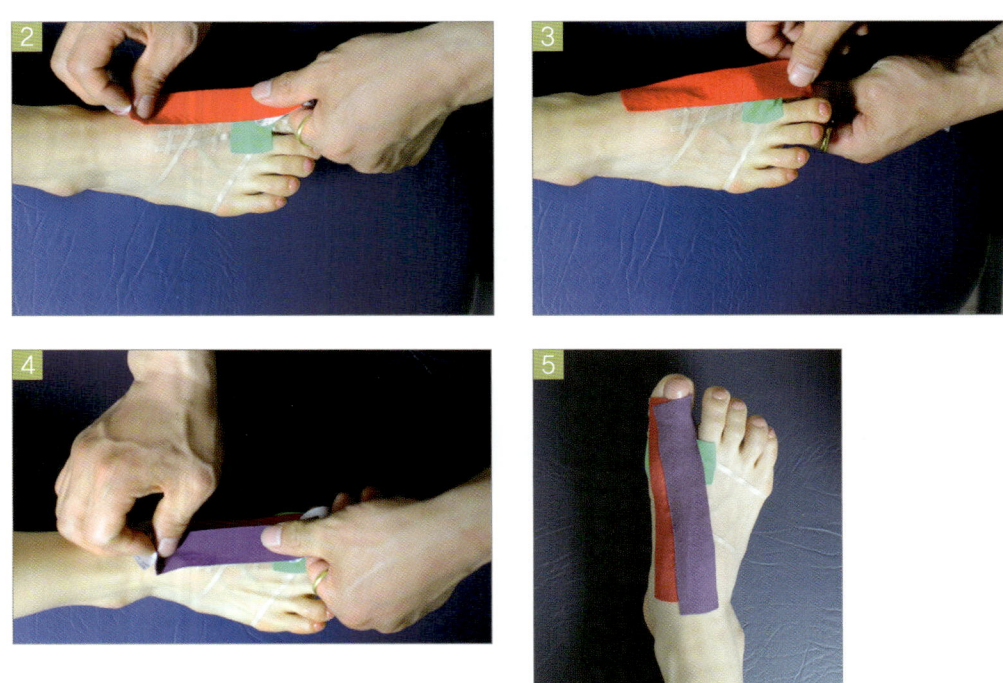

②~⑤ 먼쪽 발목뼈(distal tarsal bone) 위에 아무런 신장 없이 탄력테이프를 붙인다. 이어 엄지발가락관절을 굽힘과 동시에 탄력테이프를 신장하면서 관절 굽힘에 따라 신장을 계속해서 이어간다. 발톱 위에 이르러서는 탄력 없이 붙여서 마무리를 한다.

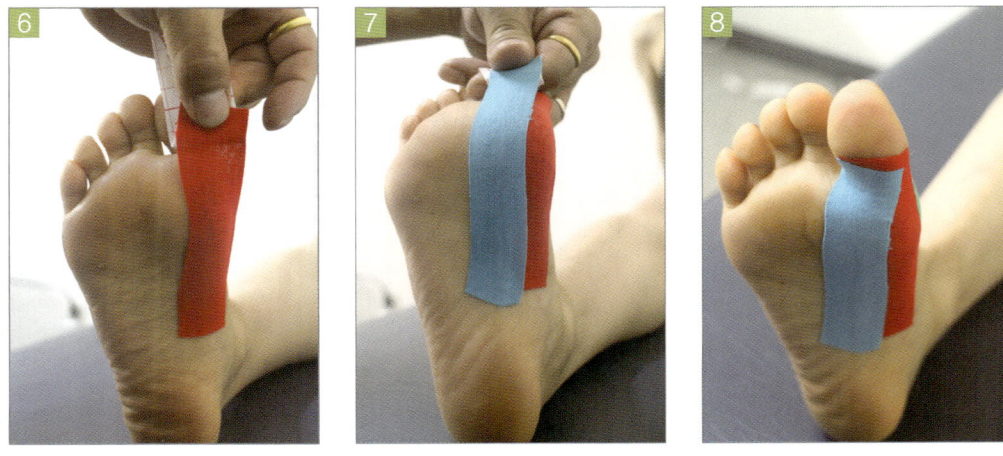

엄지발가락 바닥쪽에도 ⑥~⑧과 같은 과정으로 탄력테이핑을 한다.

## 2. 무지외반증(Hallux valgus)

　엄지발가락(hallux)이 둘째 발가락쪽으로 휘(valgus)는 모양으로 몸의 좌우 중심에서 멀어지는 방향으로 꺾여서 엄지발가락관절이 혹처럼 돌출된 변형의 경우를 무지외반증이라고 한다. 유전적 원인보다는 일상생활에서 접하는 하이힐과 같은 좁고 수평이 맞지 않는 신발이나 발 전체의 불균형적인 체중부하가 원인으로 염증과 통증을 동반하는 만성질환이다. 무지외반증은 건막류(Bunion)라고도 하며, 이와 더불어 소건막류의 경우도 나타날 수 있다.

　소건막류(bunionette)는 엄지발가락과 함께 새끼발가락쪽에 생기는 건막류이다. 새끼발가락쪽으로 체중이 쏠리면서 볼이 좁은 신발이나 하이힐로 인하여 마찰이 일어난다. 접촉 부위가 부어오르거나 빨갛게 변하는 경우가 흔하며, 장시간 노출 시 통증과 염증으로 이어지고 발 모양의 변형을 초래하게 된다.

　엄지발가락이나 새끼발가락 관절이 둥글게 돌출된 미용상의 문제는 뒤로 하더라도 이 같은 변형으로 인한 이차적 문제는 더욱 심각하다. 걷는 시작과 끝을 책임지는 발의 변형은 걸음걸이로 비롯된 발목, 무릎, 허리, 그리고 목 등으로 전달되어 확장해 나가기 때문에 다양한 처치 부위의 선택과 임상적 고민이 필요하다.

　테이핑은 변형의 억제 방향으로 처치하며, 고정 및 염증을 완화하는 목적으로 첨부한다.

### 스파이랄 테이핑

- 테이프 폭; 3 mm
- 자세; 통증이 없는 자세 또는 중립자세
- 시작점; 말초에서 중추로

## 스파이럴 및 키네지오 테이핑

### A. 급성 또는 통증이 심한 경우

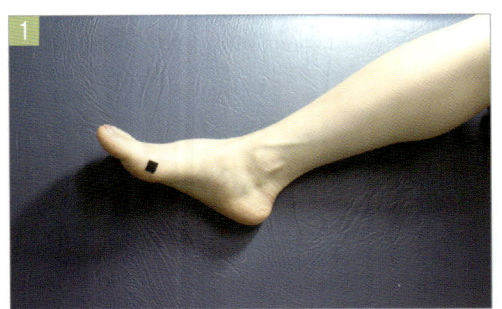
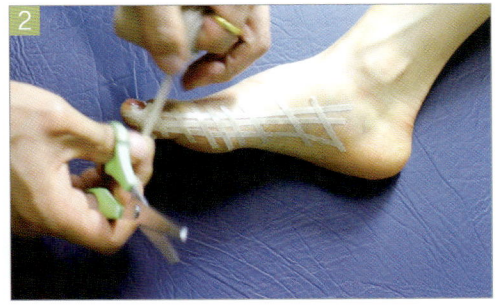
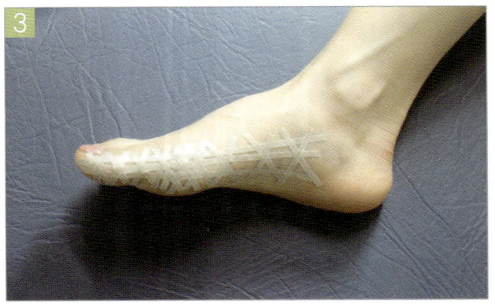

①~③ 엄지발가락 측면 끝에서부터 시작하여 통증 부위를 지나가는 기둥을 주상골(발배뼈, navicular)까지 먼저 처치한다. 이어 양측으로 두 개의 기둥을 더 추가하고 크로스 테이핑으로 마무리한다.

### B. 부기가 명확할 경우

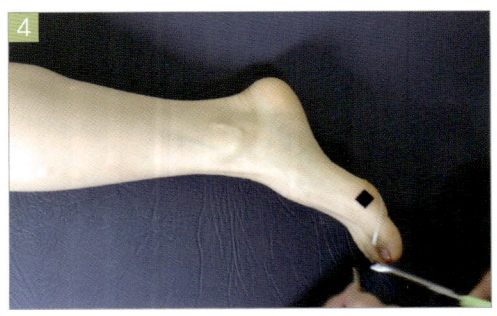
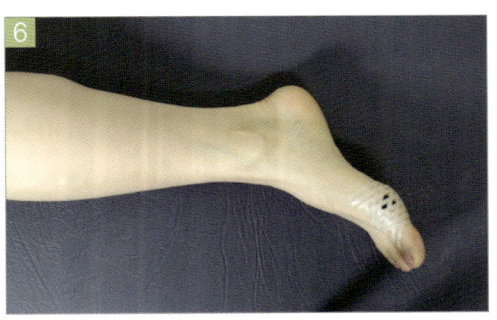
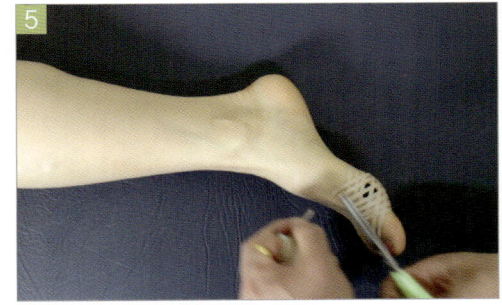

④~⑥ 엄지발가락의 MP 관절에 염증이 확연할 때 실시한다.

## C. 부기 제거와 함께 외반을 억제 할 경우

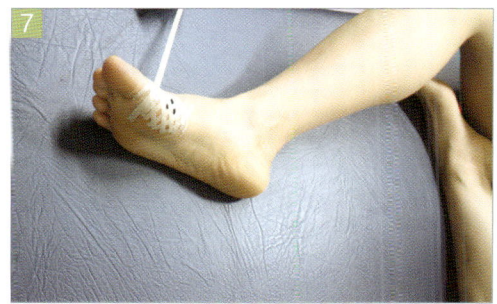
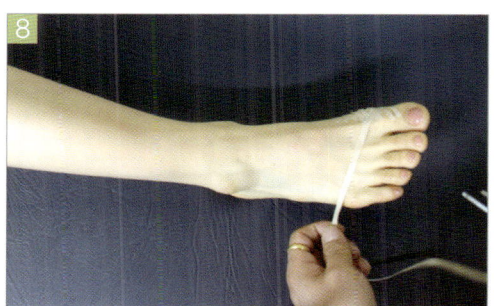
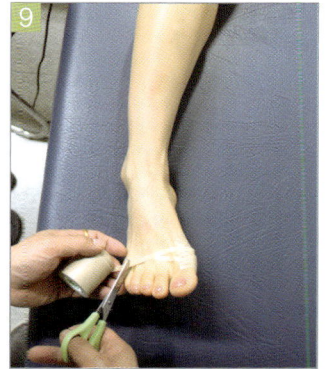
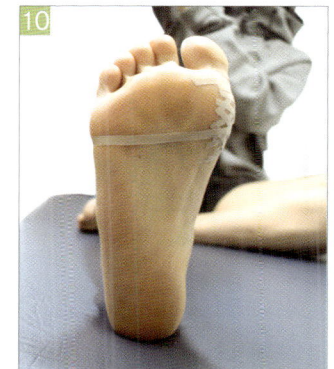
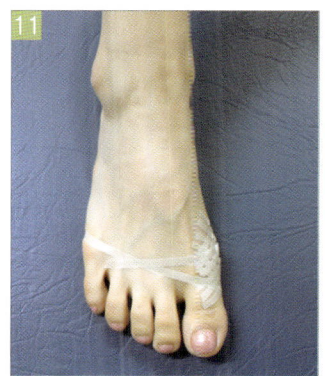

⑦~⑪_⑥과 같이 처치한 후 회선을 통하여 엄지발가락의 MP 관절의 돌출을 완화할 목적으로 테이핑을 한다. 먼저 엄지발가락 MP 관절보다 아래 바닥으로 시작하여 발등쪽을 지나 다섯 번째 발가락 MP 관절 위를 지난다. 다시 발바닥쪽을 지나 엄지발가락 MP 관절 위를 걸쳐 다섯번째 발가락 전에서 마무리한다.

## D. 경미한 증상이나 기능 향상을 목적으로 할 경우

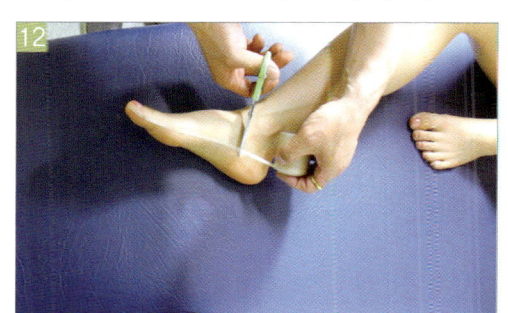
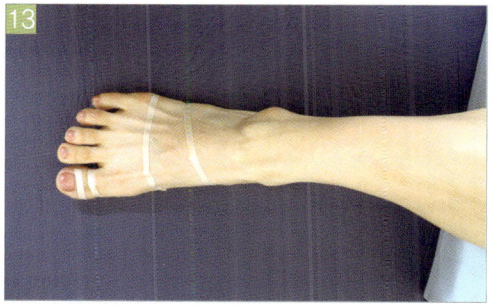

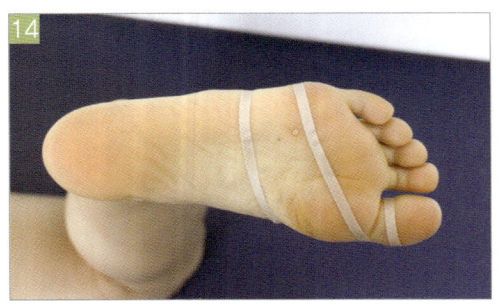 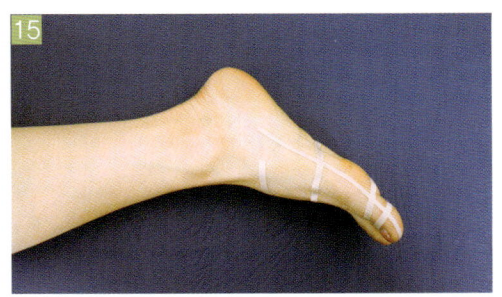

⑫~⑮ 엄지발가락 측면 끝에서부터 시작하여 통증 부위를 지나가는 기둥을 주상골(발배뼈, navicular)까지 먼저 처치한다. 그림처럼 우측일 경우에는 엄지발가락 안쪽에서 시작하여 발가락끝을 벌리는 역할로 엄지발가락 MP 관절 부위의 돌출을 억제한다.

### 키네지오 테이핑

- 테이프 폭; 3 cm
- 자세; 편안한 자세에서, 각 관절의 통증이 유발되지 않는 정도의 신장으로
- 시작점; 중추에서 말초로

A. 급성 또는 통증이 심한 경우

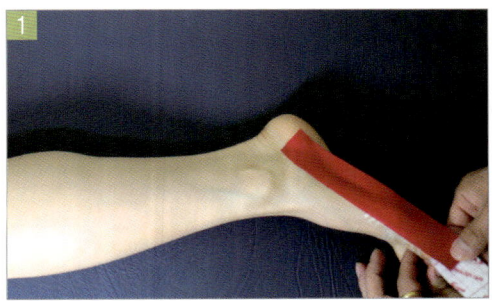 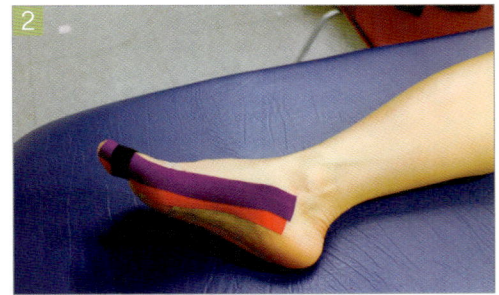

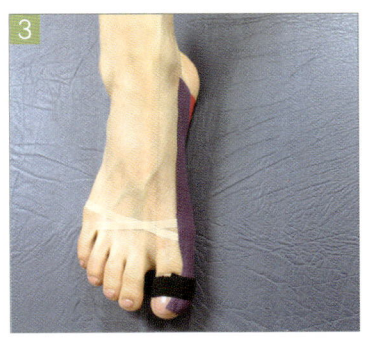

①~③ 아무런 신장 없이 주상골 측면에서 시작한다. 엄지발가락을 다섯번째 발가락쪽으로 약간 신장한 상태에서 엄지발가락 측면 끝으로 탄력테이프를 늘려서 처치한다.

질환별 테이핑 방법  PART 2

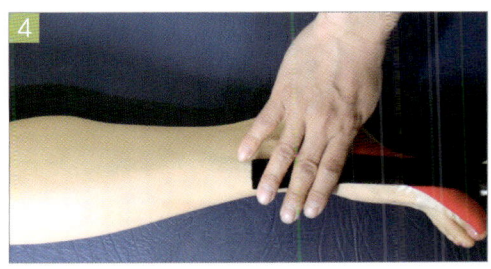
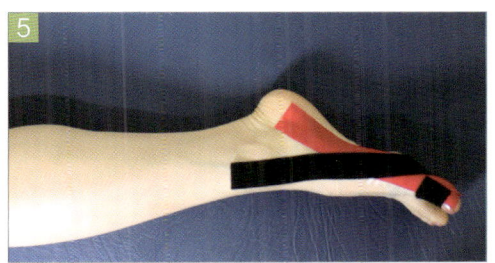

④~⑤ 내측 복사뼈 안쪽에서 시작하여 엄지발가락 MP 관절을 지나 엄지발가락 내측에서 외측으로 회선 테이핑으로 마무리한다.

## B. 경미한 증상이나 기능 향상을 목적으로 할 경우

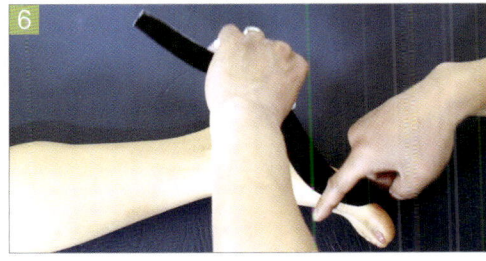
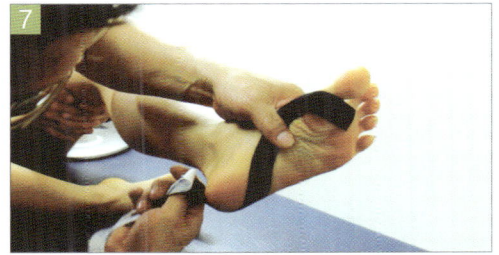
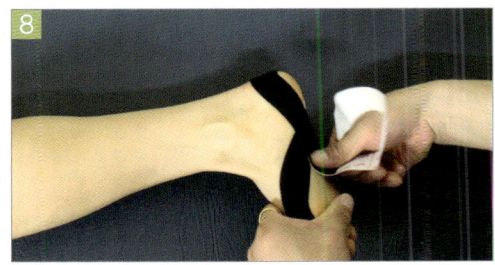
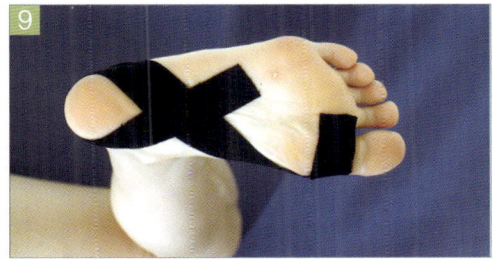
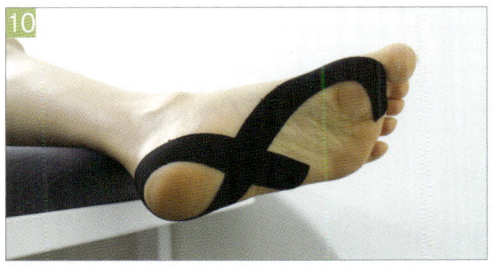
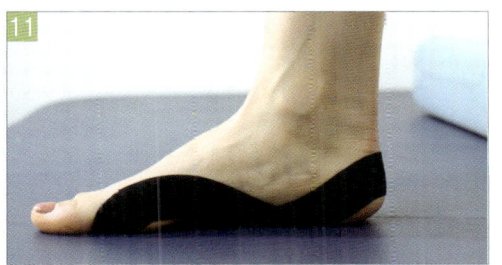

⑥~⑪ 엄지발가락 MP 관절에서 받을 수 있는 체중 지지를 엄지발가락쪽으로 분산하기 위해 처치할 수 있다. 엄지발가락 바닥에서 시작하여 뒤꿈치를 지나는 '∞' 형태의 테이핑을 한다.

chapter 7. 하지에 대한 테이핑  145

## 3. 발등 통증

발등은 외부 물체의 타박에 의해 흔하게 손상을 입을 수 있다. 또는 신발이 맞지 않아 발등을 자극하고 걸을 때마다 조여진 신발 때문에 발등은 압박당하여 불편함을 주기도 한다. 한 번 손상을 입은 발등은 걸을 때마다 축이 되는 첫번째, 두번째 발가락의 작용으로 지속적인 자극과 불편함을 반복하게 된다. 또한 첫번째 발가락 굽힘 반복은 발등 손상을 더욱 가중시킨다.

발이 지면에서 떼는 과정을 보면, 뒤꿈치가 떨어져서 발가락만 땅에 놓여 있을 때 (땅을 찰 때), 발바닥은 늘어나게 되고, 이어 첫번째 발가락은 움켜쥐듯 땅을 박차게 한다. 발등의 구부림과 신장이 반복되는 것으로 이러한 발등의 전체적인 움직임을 고려하여 테이핑은 발등과 발바닥 모두를 처치하며, 발등쪽으로 굽힘(dorsi flexion)을 허용하고, 발바닥쪽에서 굽힘(plantar flexion)을 제한하는 테이핑을 한다.

### 스파이랄 테이핑

- ❖ 테이프 폭; 3 mm
- ❖ 자세; 통증이 없는 자세 또는 중립자세
- ❖ 시작점; 말초에서 중추로

**A. 급성 또는 통증이 심한 경우**

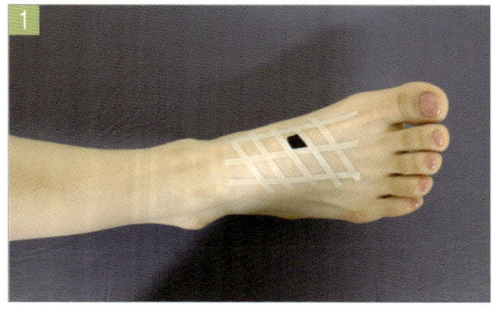
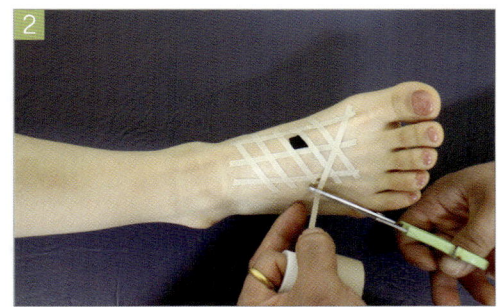

질환별 테이핑 방법  PART 2

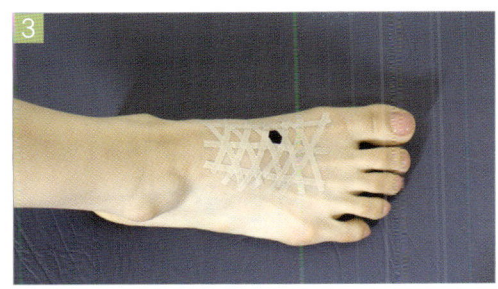

①~③ 발등 통증 부위를 중심으로 기둥과 함께 크로스 테이핑한다.

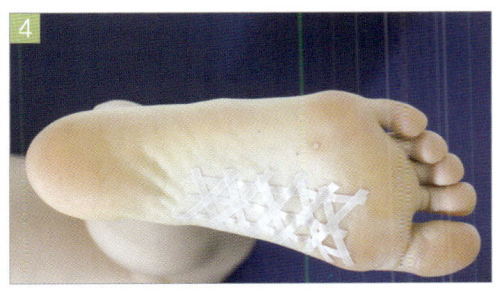
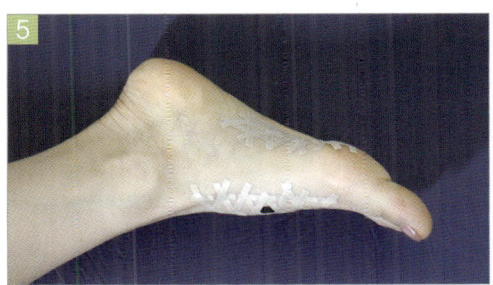

④~⑤ 이어 통증 부위 정반대 측이 되는 발바닥쪽도 마찬가지의 테이핑으로 마무리한다.

### B. 경미한 증상이나 기능 향상을 목적으로 할 경우

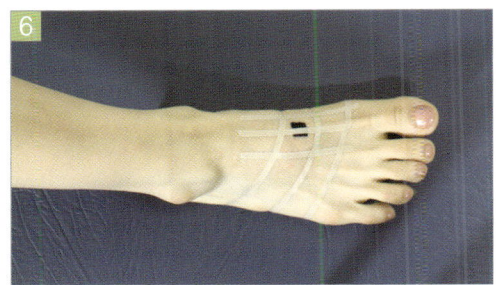
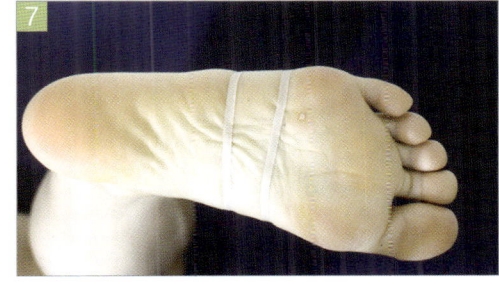
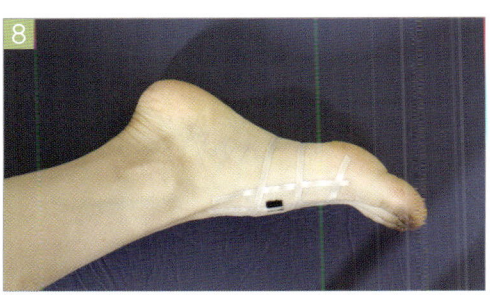

⑥~⑧ 증상이 좀 더 경미할 경우에는 기둥과 함께 회선으로 마무리한다. 이때 통증의 정반대 측을 지나도록 양성 방향의 회선 테이핑으로 마무리한다.

chapter 7. 하지에 대한 테이핑  **147**

## 키네지오 테이핑

- 테이프 폭; 3 cm
- 자세; 편안한 자세에서, 각 관절의 통증이 유발되지 않는 정도의 신장으로
- 시작점; 중추에서 말초로

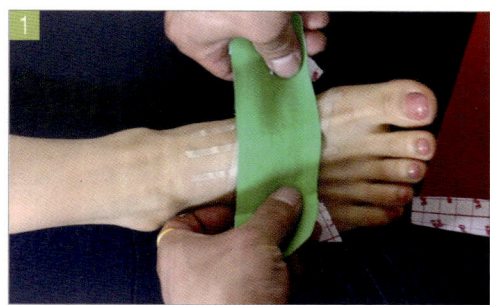
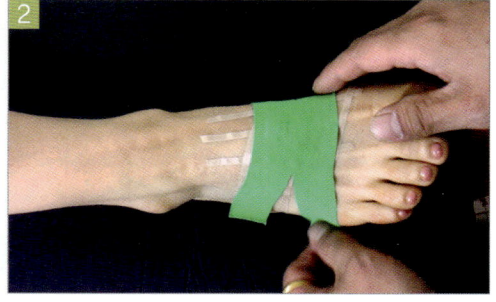
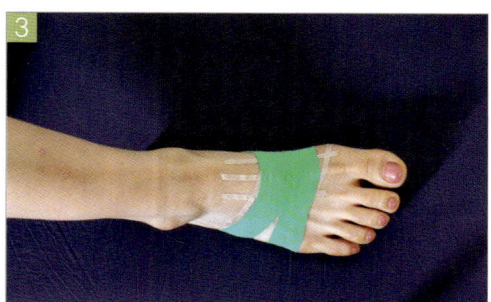

①~③ 발등 신장 통증을 제한하기 위해 'H'자 모양의 탄력테이핑으로 처치한다.

질환별 테이핑 방법 PART 2

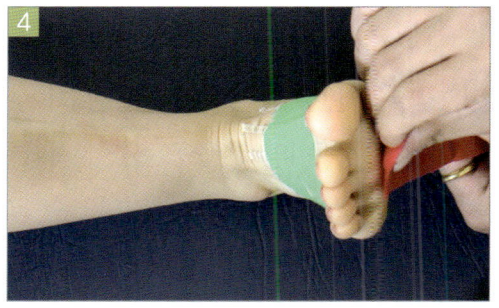
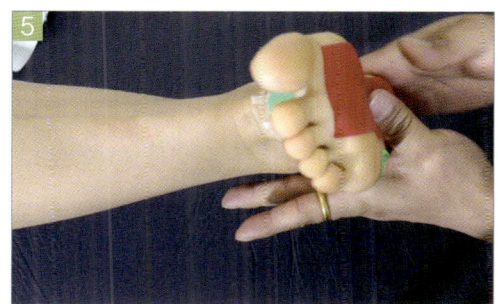
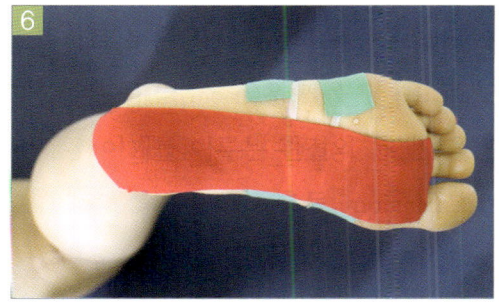
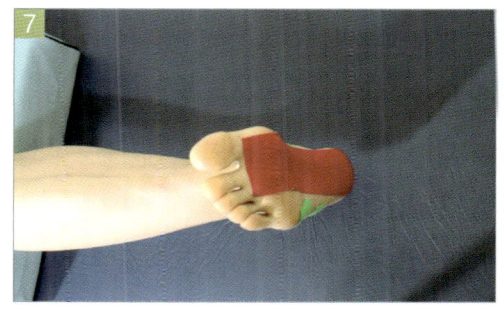
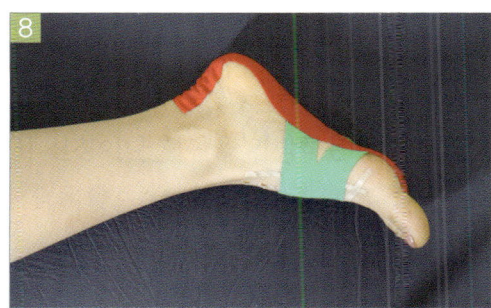

④~⑦ 발가락 시작을 먼저 처치하고, 발바닥 신장과 함께 뒤꿈치까지 테이핑을 한다.

⑧ 완성된 모습.

chapter 7. 하지에 대한 테이핑

## 4. 발의 아치(arch) 감소[flat foot]에 따른 통증

평발(flat foot)은 앞발(forefoot)과 뒤꿈치가 솟아있는 아치(arch)를 이루지 못하고 무너져서 족궁이 사라진 편평한 발의 모양을 의미한다. 정상적으로 족궁은 뼈의 모양, 인대, 근육에 의해 유지하게 되는데, 인대가 늘어나고 근육이 약해져서 결국 발뼈의 둥근 모양까지 바꿔놓는 변형을 만들기까지 한다.

족궁의 소실은 통증, 부종, 근육의 부자연스런 긴장과 그로 인한 거북스러운 걸음걸이 등 많은 증상들을 만들어낼 수 있다. 때로는 목이나 허리 등에 생기는 모호한 문제들도 간혹 평발 때문에 나타나는 것으로 여겨지고 있다. 특히 발은 체중과 중력 부하, 그리고 지면 반발력(ground reaction force) 등을 처음 접하는 부위가 되며, 이러한 궁을 상실한 발은 발만의 문제로 멈추지 않고 전신적인 근육의 약화라는 결과를 낳기도 한다.

아기가 걷기를 시작하면서부터 발은 족궁의 늘어난 자극으로 수축을 일으킨다. 한 걸음 한걸음 발을 떼면서 근육은 단련되고, 이에 따른 족궁은 완성되어 간다. 족궁의 형성과 단련은 하루 아침의 일이 아니다. 하지만 족궁을 만드는 과정이나 이후 어떠한 이유로 족궁이 무너져서 바닥쪽으로 주저앉아 버린다면 전신을 지탱하는 힘마저도 차츰 허물어지게 만들 수 있고, 하루 아침에 일어난 일처럼 순식간에 이 같은 일들이 진행하기도 한다. 문제는 평발을 지닌 많은 사람들은 어떠한 장애나 통증 없이 지내고 있다는 것이다. 그러한 이유로 평발은 무릎, 골반, 허리 등의 문제로 이어진 후에야 생각할 정도로 흔히 관심 밖에 있다.

테이핑은 발의 궁을 만들 기계적 방법으로 처치하며, 그 과정에서 모아주는 형태의 테이핑은 이차적으로 발의 고유수용기 및 신장을 통한 근육의 수축력을 일으키는 목적으로 테이핑을 한다.

## 스파이럴 테이핑

- ❖ 테이프 폭; 3 mm
- ❖ 자세; 통증이 없는 자세 또는 중립자세
- ❖ 시작점; 말초에서 중추로

### A. 횡족궁의 경우

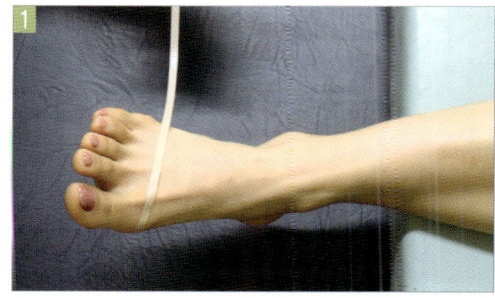
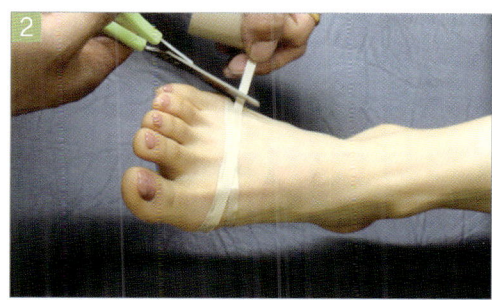
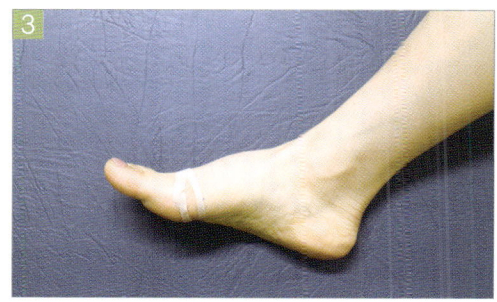
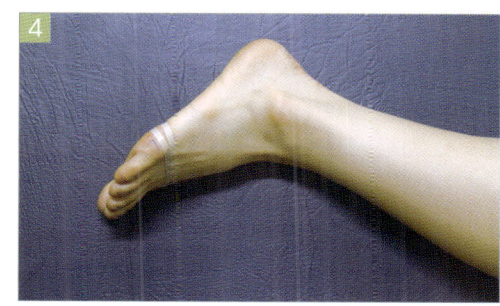
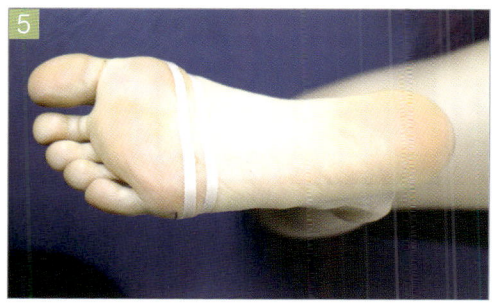
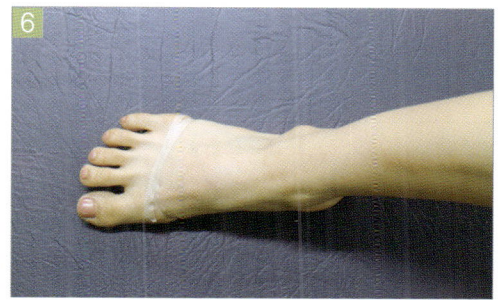

①~⑥ 엄지발가락 MP 관절보다 아래 측면에서 시작하여 발등쪽을 지나 다섯번째 발가락 MP 관절 위를 걸친다. 다시 발바닥쪽을 지나 엄지발가락 MP 관절 위를 걸치고, 다섯번째 발가락 전에서 마무리한다. '∞' 형태의 테이핑을 한다.

### 키네지오 테이핑

- 테이프 폭; 3~5 cm
- 자세; 편안한 자세에서, 각 관절의 통증이 유발되지 않는 정도의 신장으로
- 시작점; 발바닥 중앙, 말초에서 중추로

**A. 횡족궁의 경우**

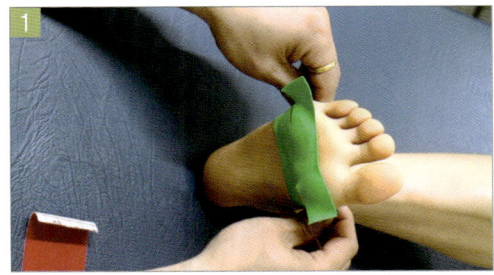
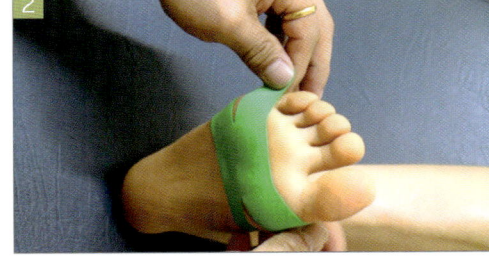
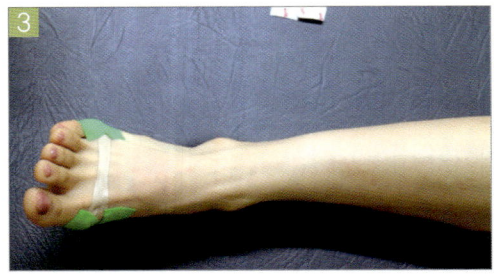

①~③ 횡족궁의 중앙에서 'H'자 모양의 테이핑을 한다.

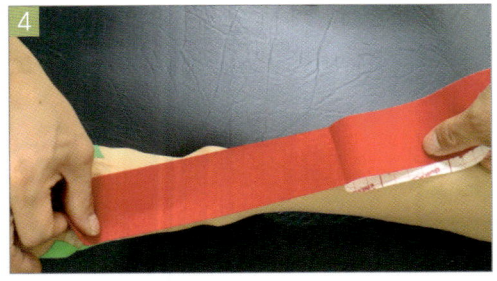
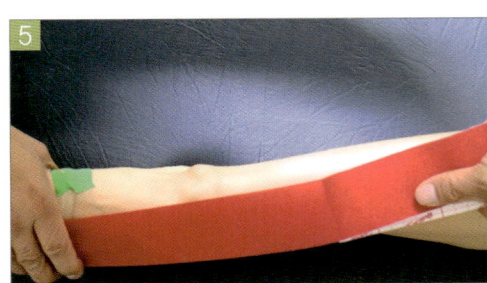
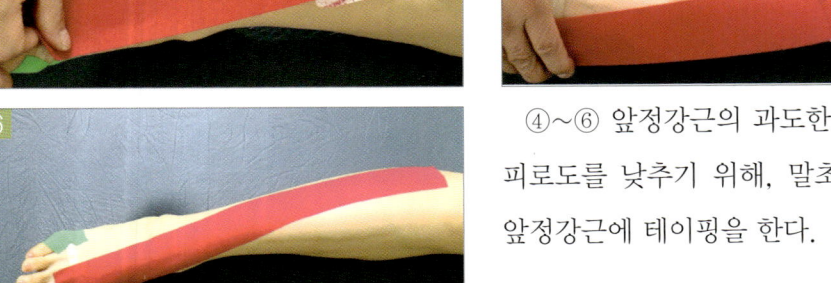

④~⑥ 앞정강근의 과도한 사용에 따른 피로도를 낮추기 위해, 말초에서 중추로 앞정강근에 테이핑을 한다.

## 🍩 스파이랄 테이핑

- ❖ 테이프 폭; 3 mm
- ❖ 자세; 통증이 없는 자세 또는 중립자세
- ❖ 시작점; 말초에서 중추로

### B. 종족궁의 경우

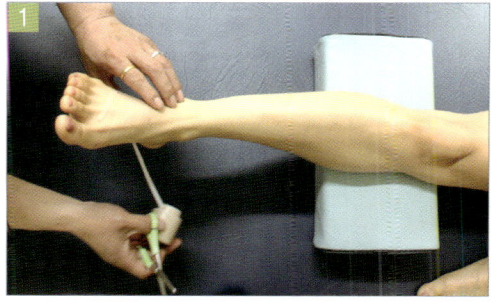
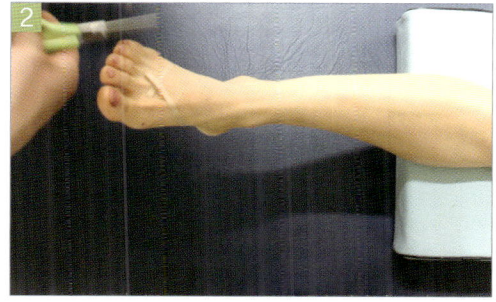
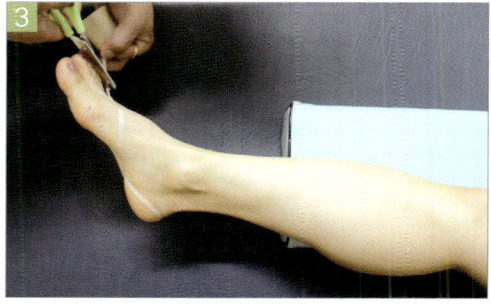
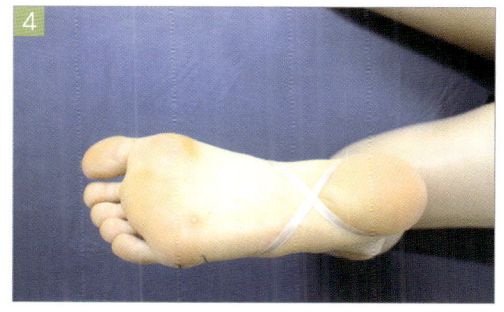
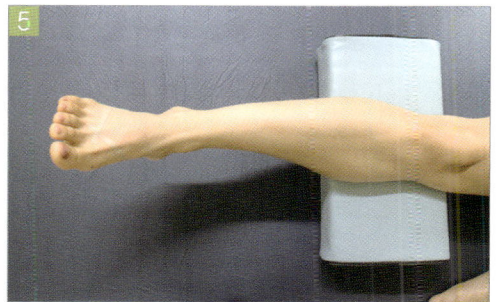

①~⑤ 두번째 발가락에서부터 시작하여 뒤꿈치 연부조직을 감싸는 '∞'자 형태의 테이핑을 한다.

### 🔸 키네지오 테이핑

❖ 테이프 폭; 3 cm

❖ 자세; 편안한 자세에서, 각 관절의 통증이 유발되지 않는 정도의 신장으로

❖ 시작점; 중추에서 말초로

## B. 종족궁의 경우

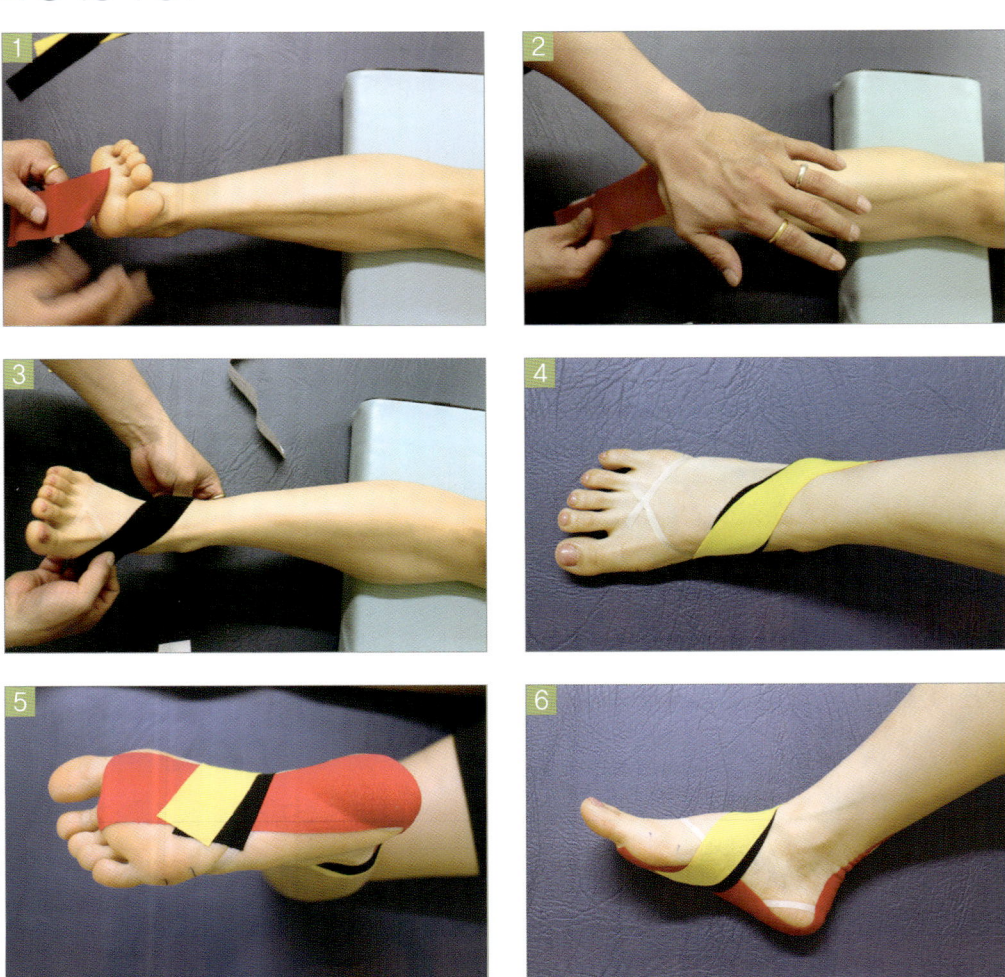

①~⑥ 발바닥 전체를 말초에서 중추로 처치한다. 이어 바깥쪽 복사뼈 위에서 시작하여 발바닥 중앙으로 마무리한다.

## 5. 족저근막염(Plantar fasciitis)과 뒤꿈치의 통증

발바닥에는 발꿈치부터 발바닥 안쪽에 이르는 강하고 질긴 발바닥 근육막이 위치해 있다. 딱딱한 바닥, 하이힐에 의한 발의 신장, 그리고 평발의 경우에는 근막이 신장되고 약화가 일어나 뒤꿈치가 지면에 닿을 때마다 불편한 자극을 주게 된다. 이러한 자극은 얇아진 근막과 뼈를 가까이 맞닿게 하고, 지면과 뼈의 근접한 접촉이 통증과 염증을 일으킨다.

충격이 반복될수록 쿠션 역할의 발바닥 지방층 역시 복원되지 못하고 딱딱해지며, 장시간 이러한 자극과 노출로 인하여 뒤꿈치뼈가 자라나는 골극(spur)을 만들기도 한다. 얇아진 지방층과 골극은 뒤꿈치가 바닥에 닿을 때 심한 자극을 주게 된다.

주로 아침에 발을 딛을 때나 체중부하가 없는 상태로 있다가 발에 첫 체중이 주어질 때 통증이 극심하며, 극심한 통증은 이내 반복된 걸음으로 차츰 줄어들게 된다.

발의 아치 감소에 따른 통증에서도 거론했지만, 발의 뒤꿈치 닿기 과정의 문제는 통증을 피하려는 반사적 행위를 반복함에 따라 몸 구석구석에 전신적 증상으로 진행될 수 있다.

테이핑은 뒤꿈치 부위에 쿠션을 만드는 형태로 처치한다.

### 🍩 스파이랄 테이핑

- ❖ 테이프 폭; 3 mm
- ❖ 자세; 통증이 없는 자세 또는 중립자세
- ❖ 시작점; 말초에서 중추로

### A. 급성 또는 통증이 심한 경우

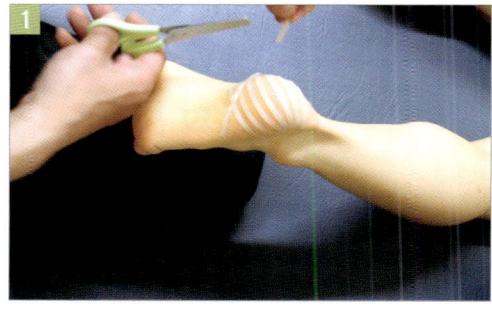 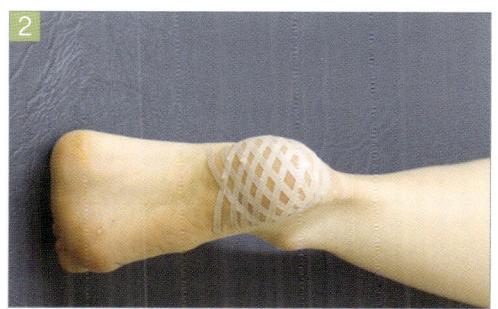

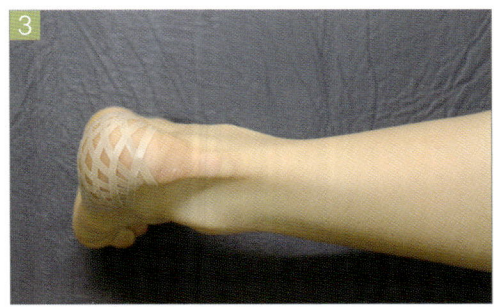

①~③ 뒤꿈치 통증 부위를 중심으로 크로스 테이핑한다.

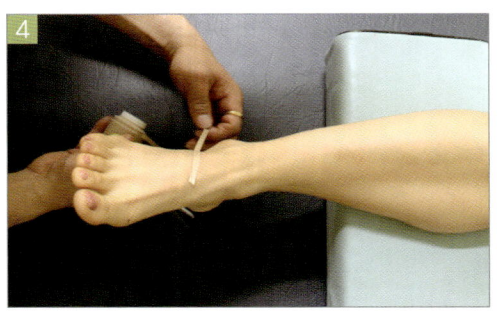
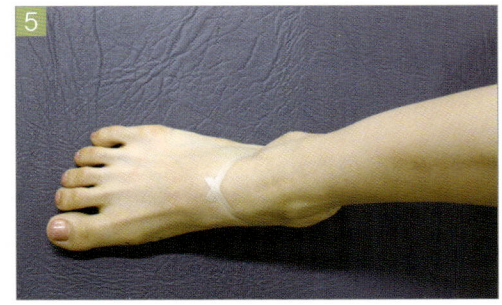

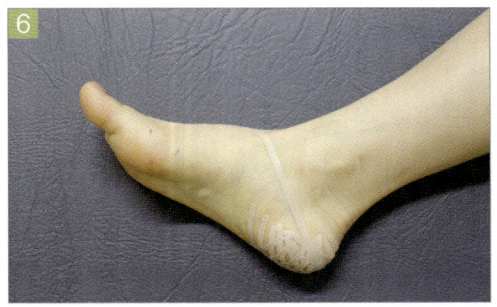
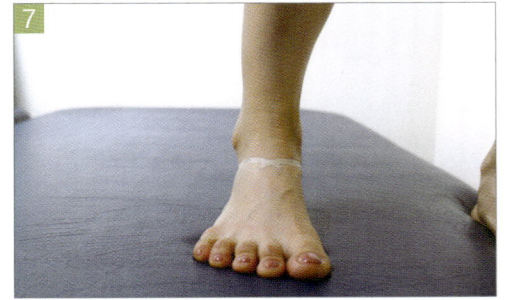

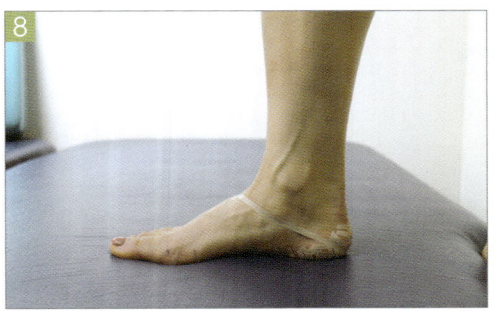

④~⑧ 이어 발등에서 시작하여 뒤꿈치 연부조직과 발뒤꿈치뼈(종골, calcaneus)를 가로질러 처음 시작점으로 마무리한다. 뒤꿈치 바닥에 쿠션처럼 두툼한 연부조직을 만들 수 있다.

## B. 종족궁 처치를 통한 족저부위와 뒤꿈치 통증 완화

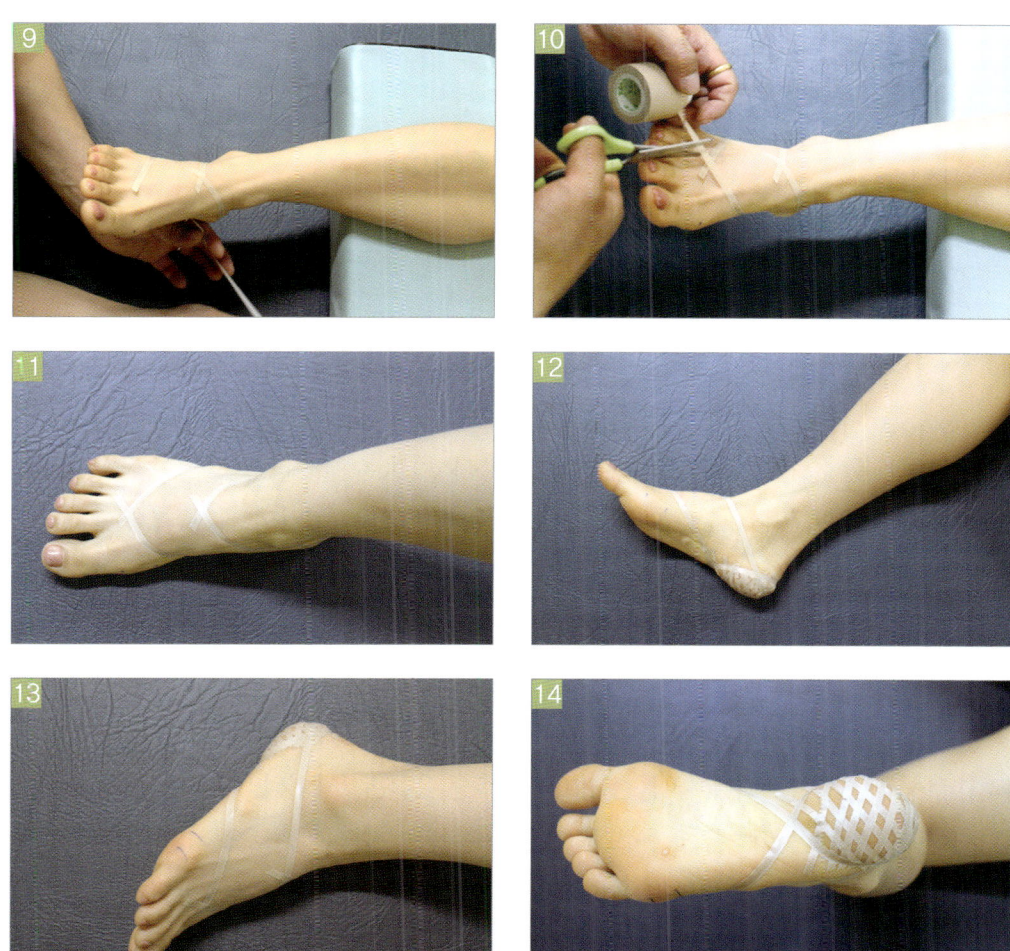

⑨~⑭ 두번째 발가락에서부터 시작하여 뒤꿈치 연부조직을 감싸는 '∞'자 형태의 테이핑으로 마무리한다.

### 키네지오 테이핑

- 테이프 폭; 5 cm
- 자세; 편안한 자세에서 각 관절의 통증이 유발되지 않는 정도의 신장으로
- 시작점; 말초에서 중추로

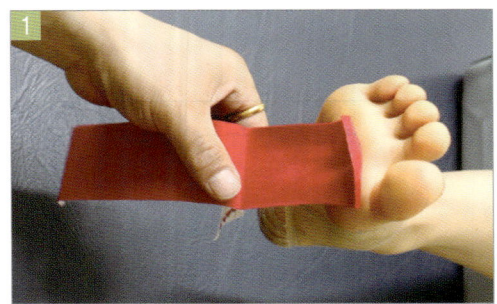 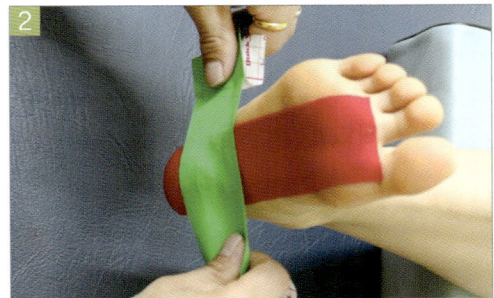
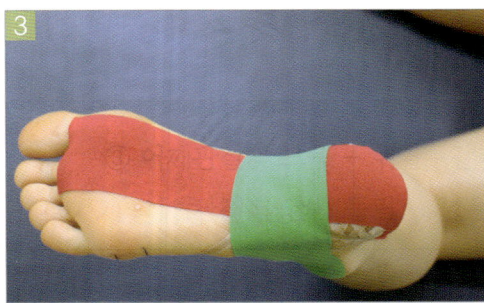 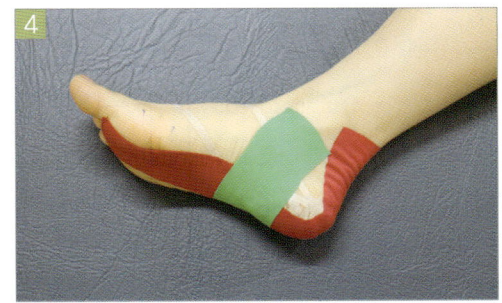

①~④ 먼저 엄지발가락면의 발가락 시작점에 테이프를 탄력 없이 붙이고, 이어 발바닥 신장과 함께 테이프를 약간 신장하고, 마지막 뒤꿈치를 넘어서는 다시 탄력 없이 테이핑을 한다. 다음 뒤꿈치 바로 아래에 'U'자 형태의 테이핑으로 마무리한다.

## 6. 발목을 삔(ankle sprain) 경우의 통증

발목은 바닥이 고르지 못한 곳을 걸을 때, 계단을 내려가거나 산행 과정 중 내려가는 길에서, 운동 중 점프 후 착지할 때, 굽이 높은 신발로 발을 헛딛었을 때 등으로 발목관절이 안쪽으로 뒤틀리거나 겹질리는(inversion ankle sprain) 손상이 흔하다.

흔히 골절이 없다면 인대가 늘어났다는 소견을 보이는 손상으로 발목관절 발바닥쪽 굽힘 상태에서 내반력(inversion with plantar flexion)이 가해졌을 때 발생한다. 이 때 손상 인대는 앞목말종아리인대(견거비인대, anterior talofibular ligament)로 붓거나 인대 부위의 통증, 압통, 피부밑 출혈인 멍이 나타나며, 걸음걸이를 어렵게 한다.

발목을 삐는 경우는 일반적으로 하지의 굽힘(flexion pattern) 시 손상이며, 손상 후 지면에서 발을 뗄 때보다 딛을 때 심한 통증을 동반한다. 이러한 패턴의 발목손상은 하지 패턴 테이핑부분에서 자세히 거론하도록 하겠다.

테이핑은 안쪽으로 뒤틀려 불안정해진 관절을 안정되게 하는 목적과 더불어 부기(swelling)를 진정시키는 방법을 함께 적용한다. 발목관절을 중심으로 한 앞쪽과 바깥 관절 선을 전체적으로 테이핑한다.

### 스파이럴 테이핑

- 테이프 폭; 3 mm
- 자세; 통증이 없는 자세 또는 중립자세
- 시작점; 말초에서 중추로

## A. 급성의 경우

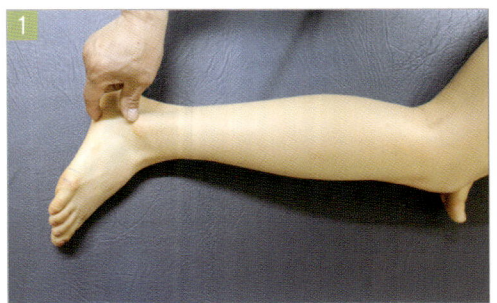
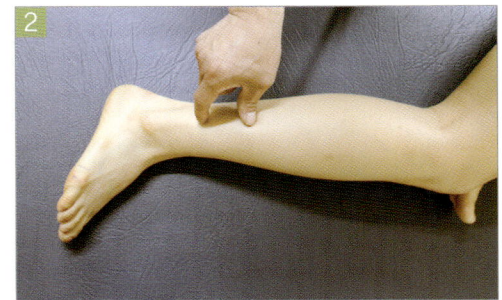
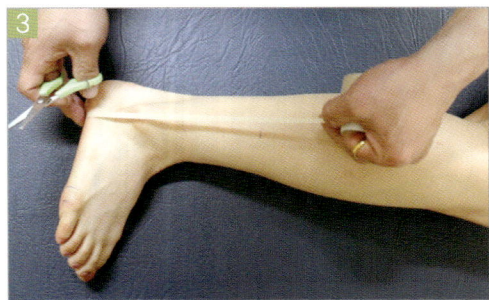
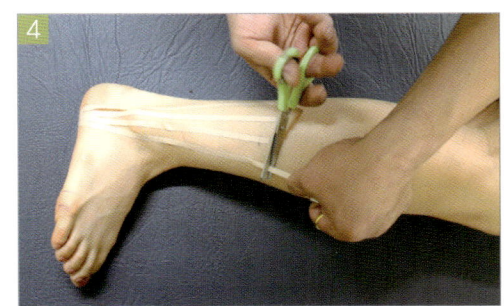

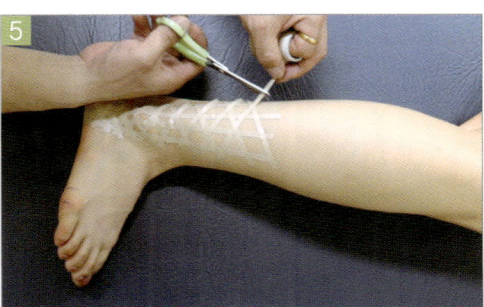

①~②와 같이 길이(발바닥과 복사뼈)를 측정하고 발바닥 측면에서 인대 전체를 지나는 4선의 기둥을 만든다.

③~⑤ 이어 크로스 테이핑을 한다.

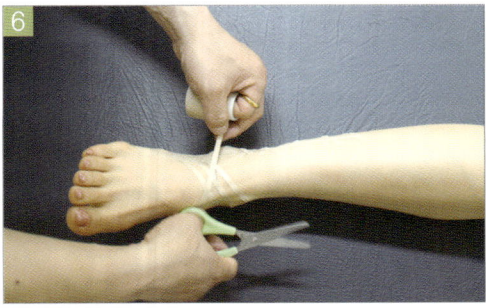
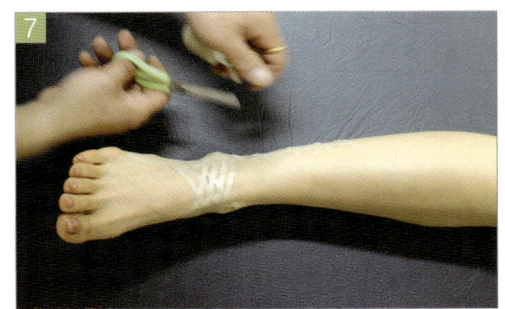

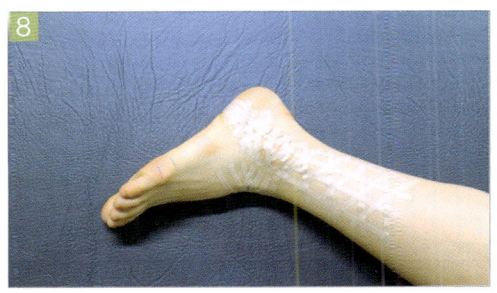
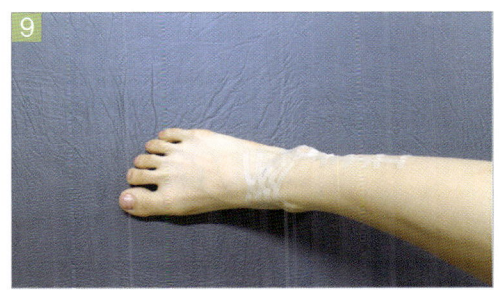

⑥~⑨ 다음으로 앞쪽 발목관절을 중심으로 고정을 목적으로 할 크로스 테이핑을 한다.

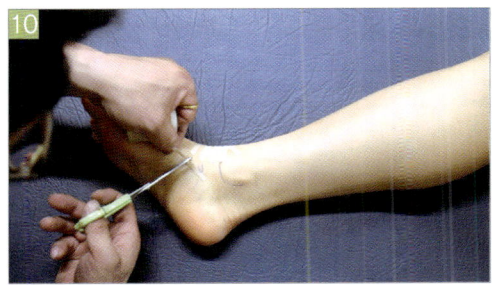
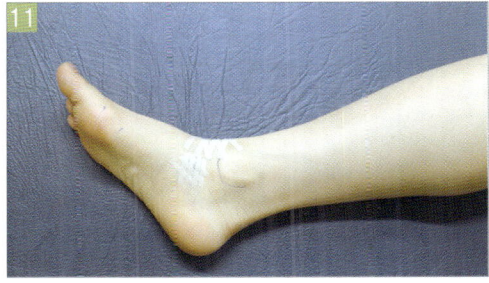

⑩~⑪ 안쪽은 내측 복사뼈 아래 1횡지 밑 압통점이 심한 부위를 찾아 크로스 테이핑으로 마무리한다.

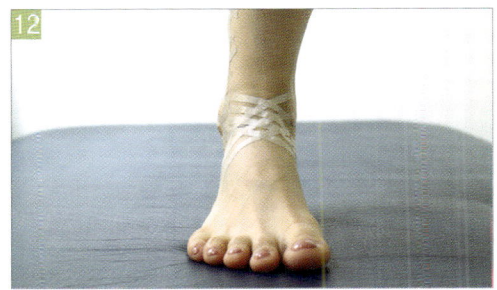
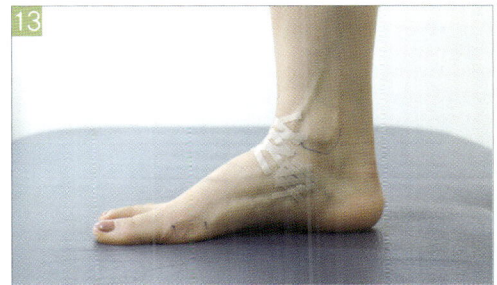

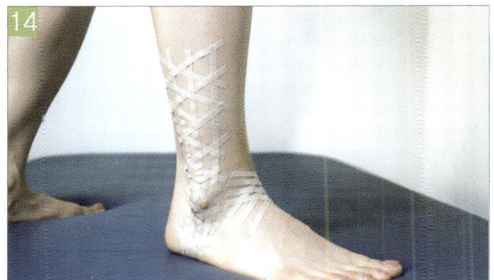

⑫~⑭ 완성된 모습.

## B. 아급성의 경우

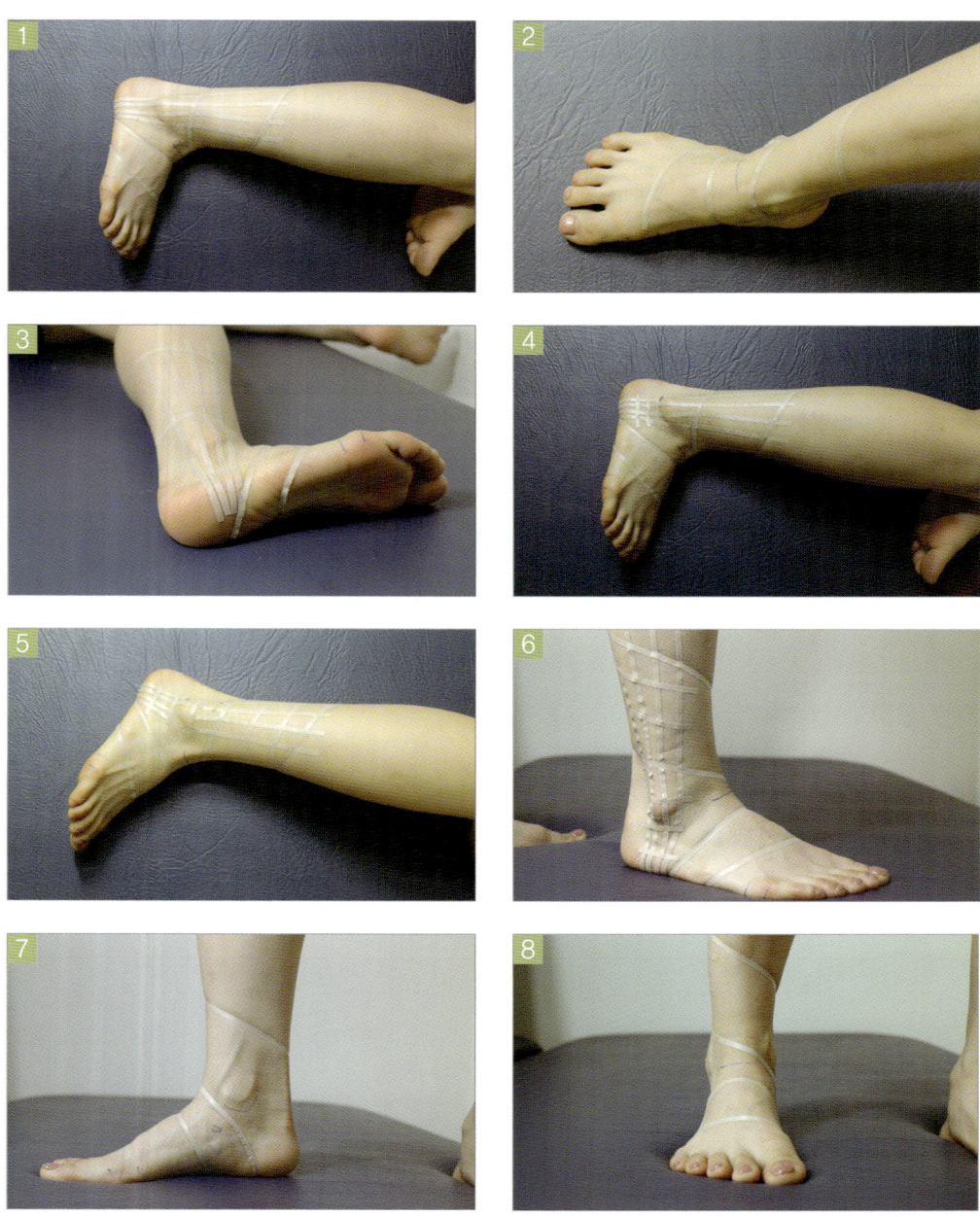

①~⑧ 발바닥 측면에서 인대 전체를 지나는 4선의 기둥을 만든다. 발등부터 시작하여 통증의 정반대 측을 압박하는 회선 테이핑을 한다. 이어 근육을 모아주는 횡 테이핑으로 마무리한다.

## C. 부기만 남아 있을 경우

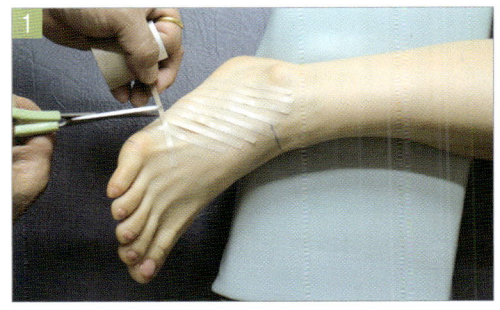
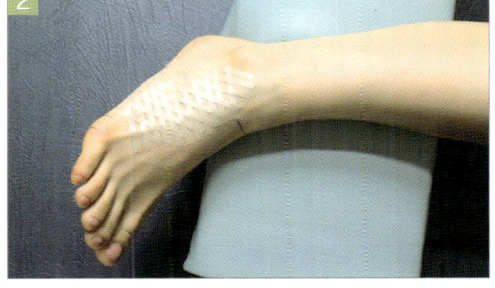

①~② 발등쪽일 경우.

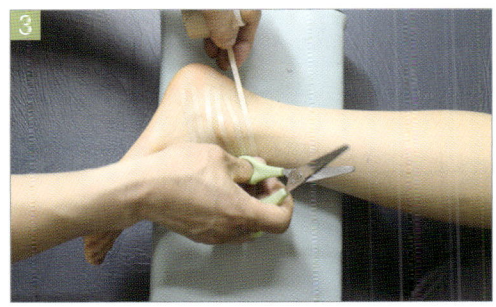
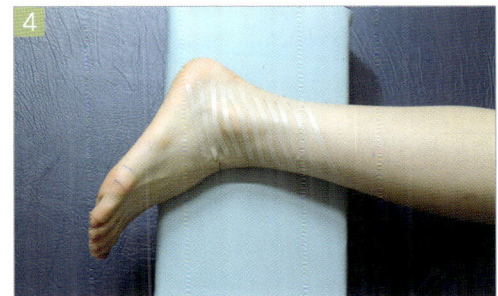

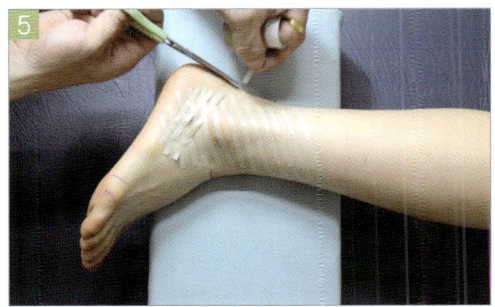
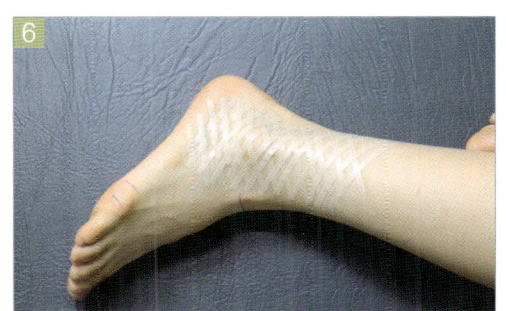

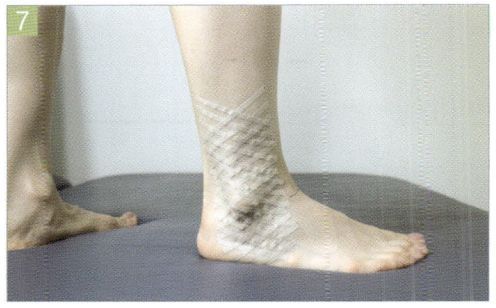

③~⑦ 발목관절 전체일 경우.

## 키네지오 테이핑

- 테이프 폭; 5 cm
- 자세; 편안한 자세에서 각 관절의 통증이 유발되지 않는 정도의 신장으로
- 시작점; 말초에서 중추로

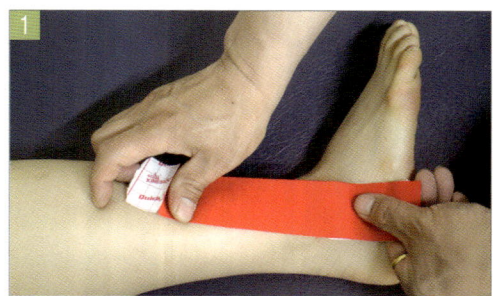 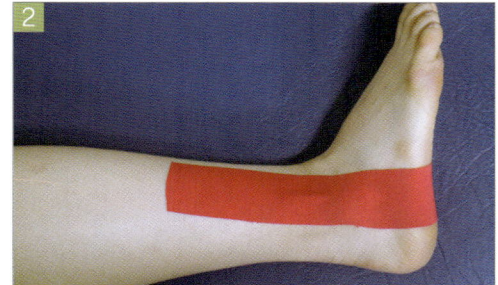
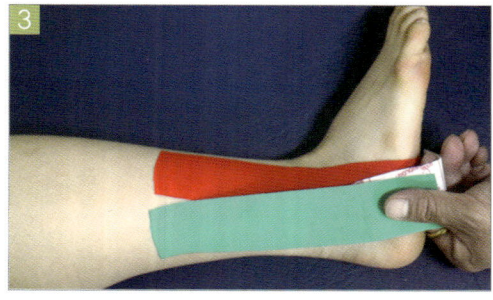 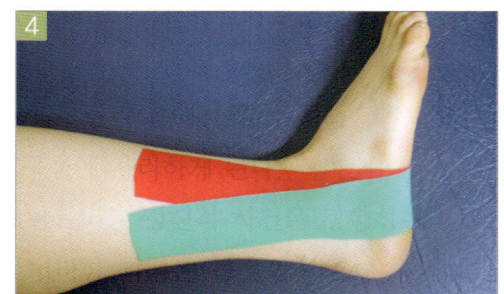

①~④ 정강 부위 중간 위치에서 발 외측면 안쪽으로 2본의 테이핑을 한다. 시작점에서 약간 벌려 발 외측면 안쪽에서는 겹치도록 처치한다.

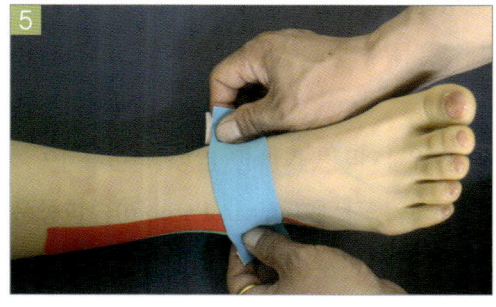 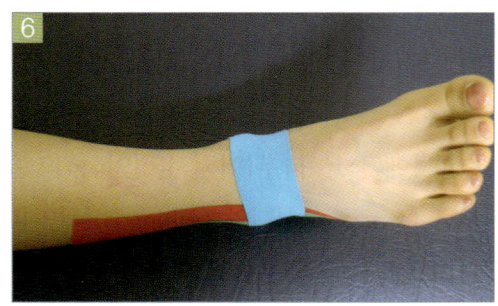

⑤~⑥ 발목관절 앞쪽 그리고 양측 복사뼈를 감싸는 횡 테이핑을 하는데, 이 때 테이프의 넓이가 복사뼈와 발을 반반 걸치도록 한다.

질환별 테이핑 방법 PART 2

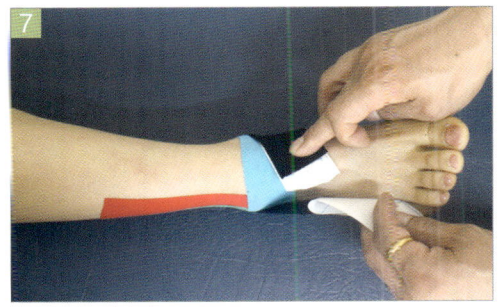
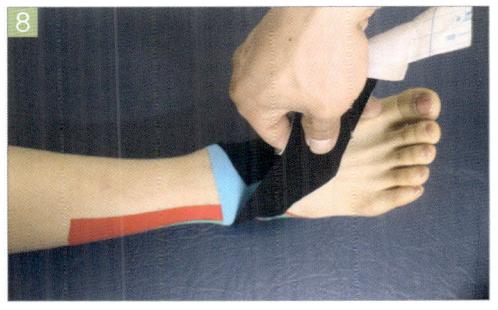
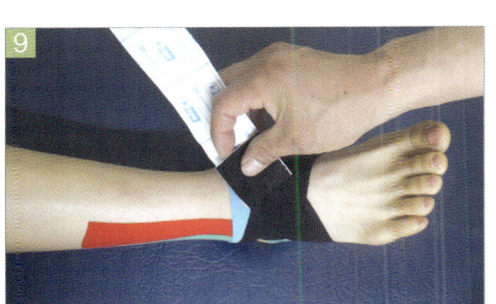

⑦~⑨ 발목 뒤쪽부터 시작하여 발목 전체를 감싸는 것으로 다무리한다.

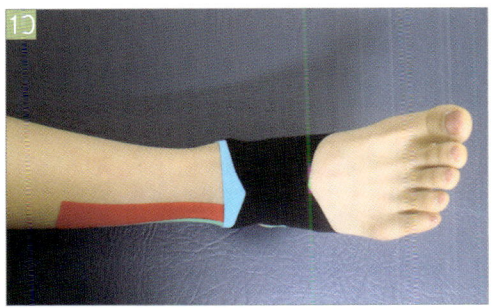
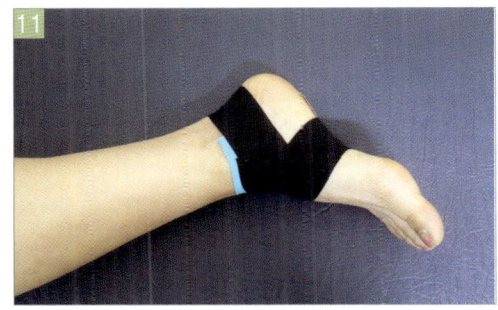
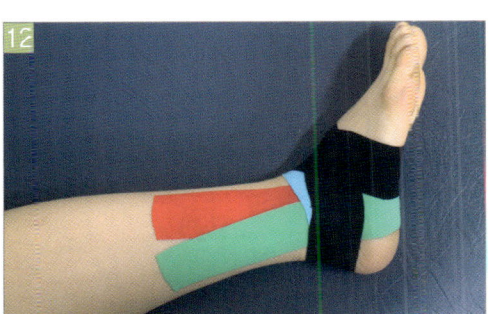

⑩~⑫ 완성된 모습.

chapter 7. 하지에 대한 테이핑 165

### 7. 아킬레스힘줄염(achilles tendinitis)에 의한 통증

 하지의 사용도가 많은 달리기 선수나 발을 딛을 때 날카롭게 아킬레스힘줄 쪽으로 통증을 느끼는 경우가 있다. 아킬레스힘줄은 뼈만큼 단단하여 두툼한 종아리근육의 사용을 원활하게 해준다. 그러나 아킬레스힘줄에 지속적이고 과도한 스트레스는 힘줄의 염증과 더불어 근육과 힘줄이 만나는 부위(musculotendon junction)에 부하를 높여 손상을 일으키기가 쉽다.

 이와 같은 상황이라면 힘줄의 염증을 진정시킬 뿐만 아니라 종아리근육의 전반적인 보강을 필요로 하는 테이핑을 실시해야 한다. 또한 정강 부위에 타박의 경우도 부위별 테이핑을 종아리근육을 따라 처치할 수 있다.

#### 스파이랄 테이핑

- 테이프 폭; 3 mm
- 자세; 통증이 없는 자세 또는 중립자세
- 시작점; 말초에서 중추로

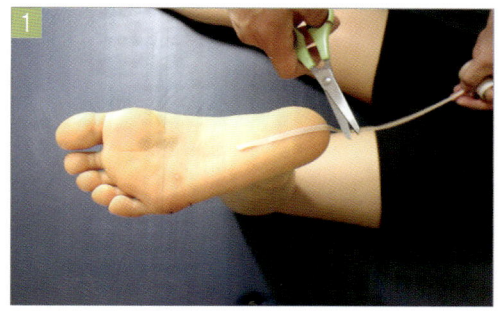

① 발뒤꿈치뼈를 지나는 중앙선을 먼저 처치한다.

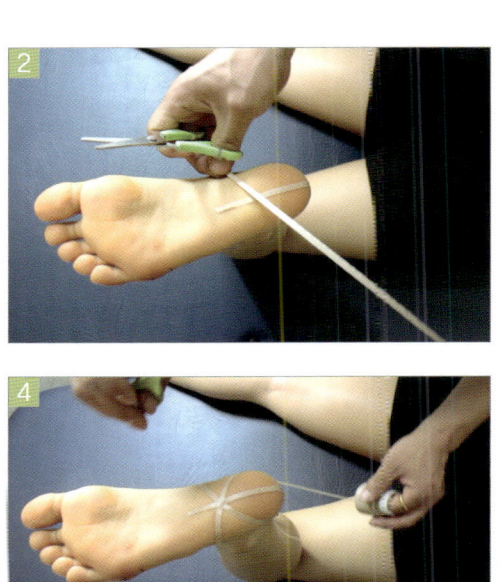
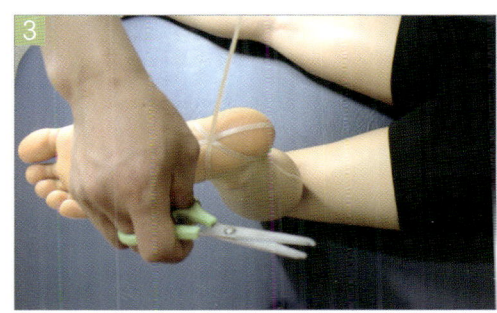
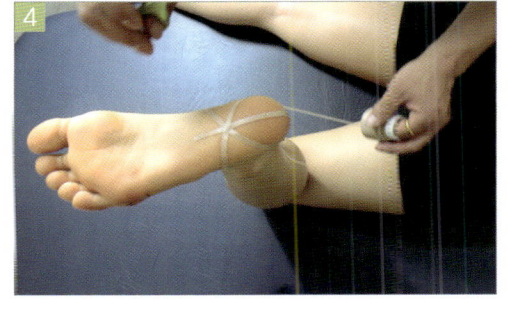
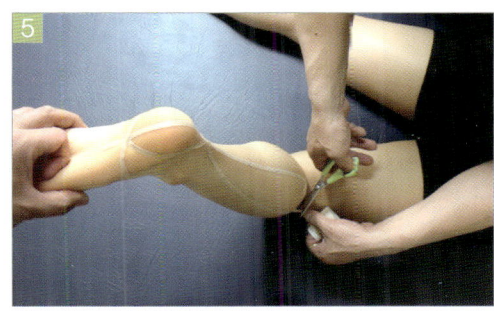
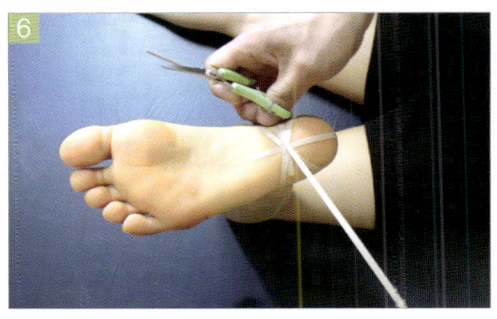
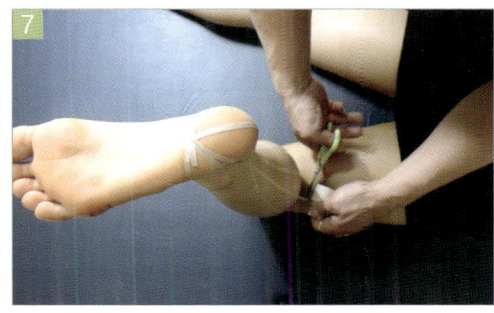
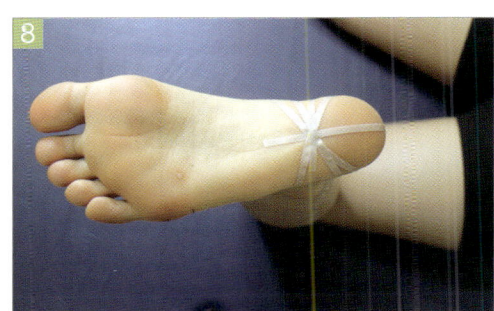
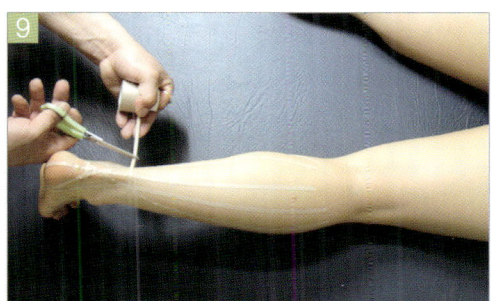

chapter 7. 하지에 대한 테이핑

② 이어 종골 밑에서 발의 내측에서 아킬레스힘줄을 비스듬히 지나 종아리 내측으로 아킬레스힘줄의 길이만큼 테이핑을 한다. ③~⑤ 종골 밑에서 발의 외측에서 위와 같이 첨부한다. ⑥~⑧ 이어 종골 밑 교차점에서 회선 없이 아킬레스힘줄의 내측과 외측을 지나는 직선으로 테이핑을 한다. ⑨ 마지막으로 횡 테이핑으로 마무리한다.

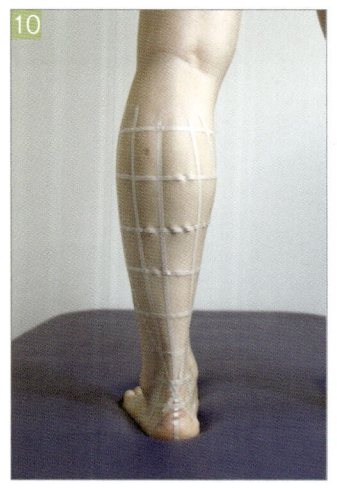
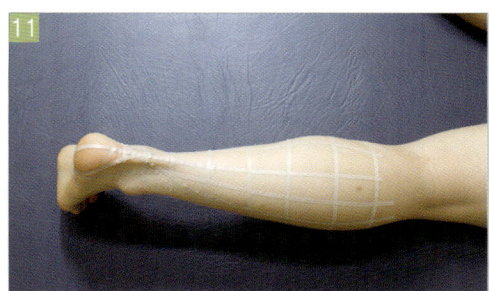

⑩~⑪ 완성된 모습.

## 키네지오 테이핑

- ❖ 테이프 폭; 5 cm
- ❖ 자세; 편안한 자세에서 각 관절의 통증이 유발되지 않는 정도의 신장으로
- ❖ 시작점; 말초에서 중추로

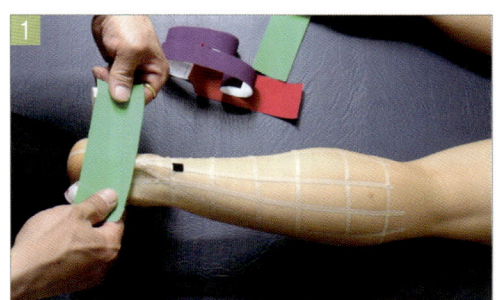
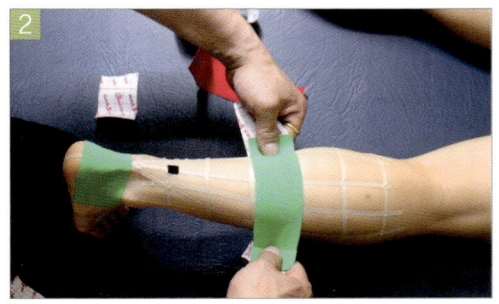

①~② 아킬레스힘줄의 시작과 끝을 모아주는 탄력테이핑을 먼저 처치한다.

질환별 테이핑 방법 | PART 2

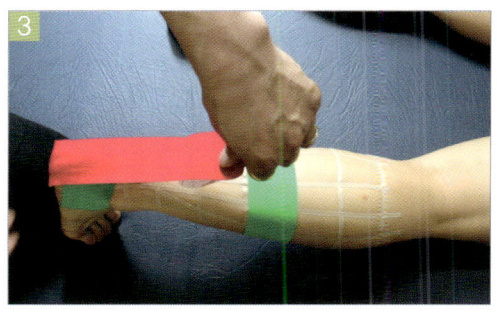
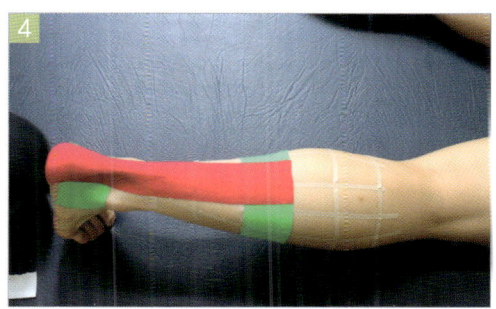

③~④ 아킬레스힘줄을 늘려 신장시킨 상태에서 뒤꿈치부터 시작하여 근육과 힘줄이 만나는 부위까지 늘려서 테이핑을 한다.

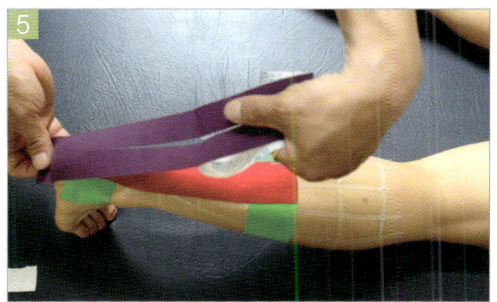
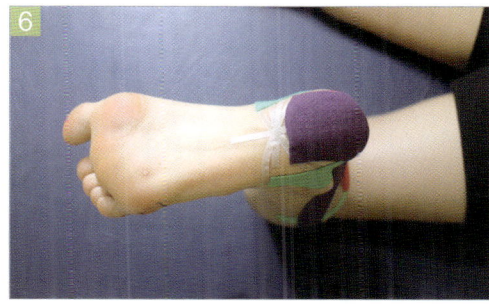

⑤~⑥ 발뒤꿈치뼈 바닥에서 시작하여 종아리 전체를 감싸는 테이핑으로 마무리한다.

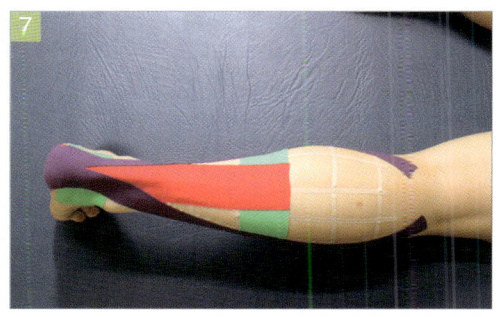
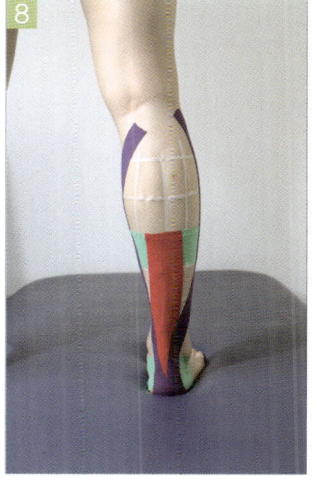

⑦~⑧ 완성된 모습.

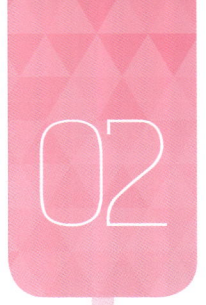

# 무릎관절의 테이핑

Spiral and Kinesio Taping

## 1. 무릎이 부었을 경우

염증이나 타박상 그리고 퇴행성 질환 등의 그 밖의 손상으로 무릎관절이 부었을 경우에는 움직임이 곤란하고, 부어 있는 동안 통증은 지속적이어서 부종에 대한 빠른 처치는 다른 치료보다 우선적으로 적용해야 한다.

테이핑은 부종이 심하여 굽힘이나 폄이 원활하지 못할 경우에 무릎뼈(슬개골, patella)를 중심으로 위, 아래 5 cm 정도의 길이로 하고 내·외측의 범위는 등쪽(dorsal)을 중심으로 하여 전체적으로 촘촘하게 크로스 테이핑을 한다. 만일 부종이 경감될 경우에는 무릎뼈의 운동성을 유지하기 위하여 무릎뼈를 제외한 나머지 부위에만 크로스 테이핑을 한다.

이어 오금 부위의 압통점을 확인하여 처치한다. 오금 중앙선(popliteus line)을 기준으로 위, 아래 2~3 cm 되는 부위에 압통점이 심한 곳을 찾아 테이핑을 한다. 혹시 위, 아래 모두 압통점이 심하다면 오금 중앙선에 테이핑을 한다. 무릎 뒤쪽 부위에 대한 처치는 하지의 패턴 테이핑에서 거론하겠지만, 굽힘이나 폄 어느 곳에 문제가 더 심각한가를 확인하는 작업이기도 하다.

### 스파이랄 테이핑

- ❖ 테이프 폭; 3 mm
- ❖ 자세; 통증이 없는 자세 또는 중립자세
- ❖ 시작점; 말초에서 중추로

## A. 심하게 부었을 경우

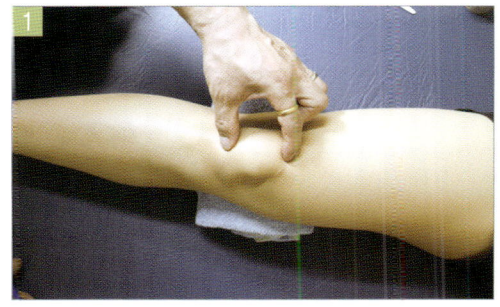 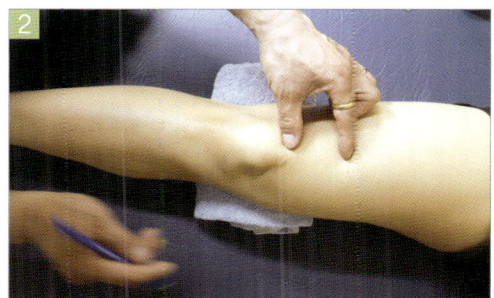

①~②와 같이 길이를 측정한다.

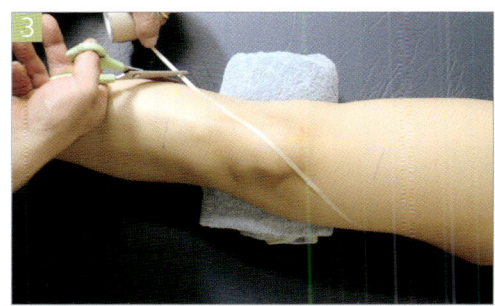 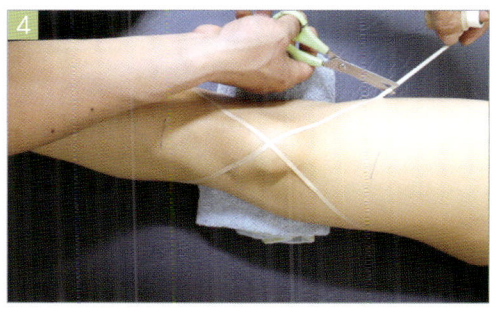

③~④ 음성 방향과 양성 방향의 기준 테이핑을 한다. 기준 테이핑은 테이핑 시 균등한 압박을 위해 먼저 처치한다.

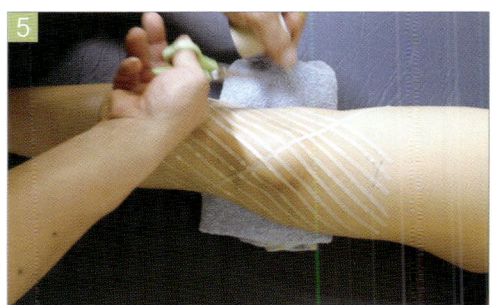 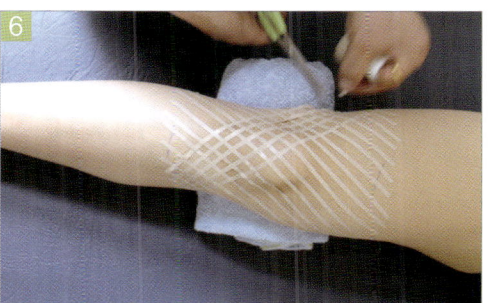

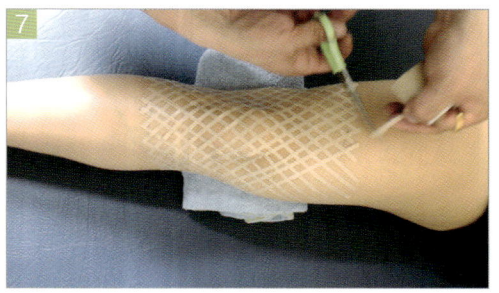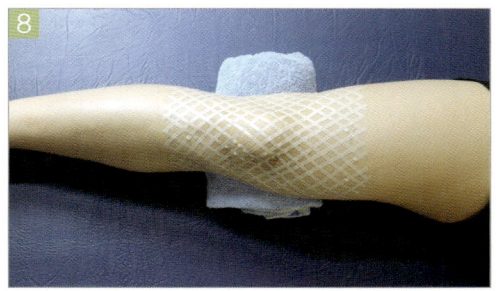

⑤~⑧ 이어 기준 테이핑을 중심으로 촘촘한 크로스 테이핑을 한다.

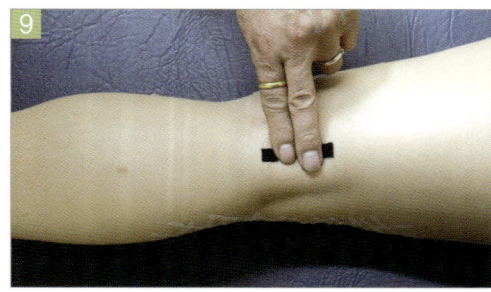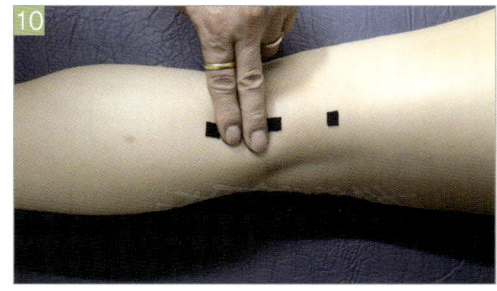

⑨~⑩ 오금 중앙선을 기준으로 하여 압통점을 확인한다.

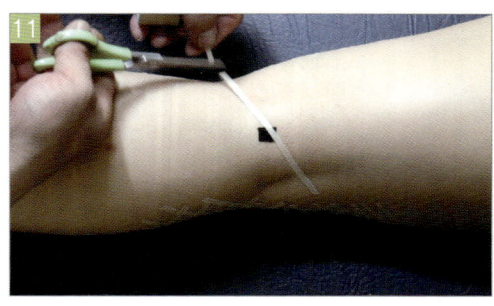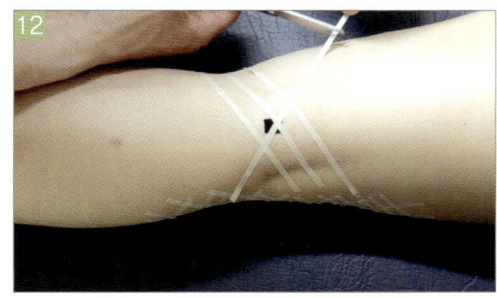

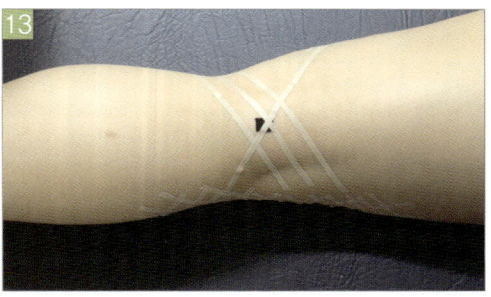

⑪~⑬ 압통점을 중심으로 음성 방향(3본)과 양성 방향(1본)으로 마무리한다.

질환별 테이핑 방법  PART 2

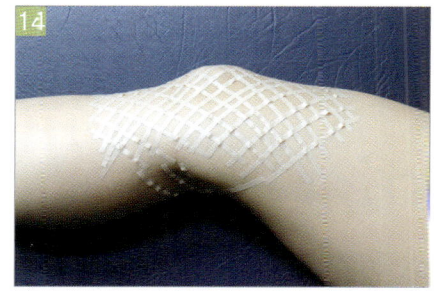
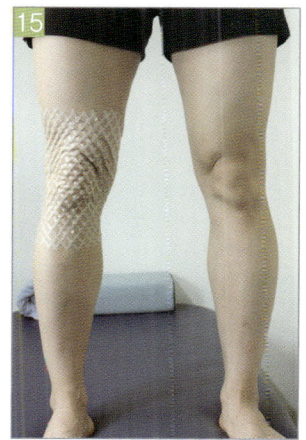
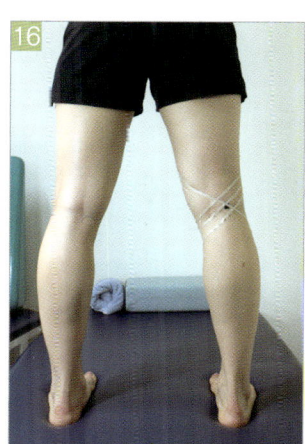

⑭~⑯ 완성된 모습.

B. 경미하게 부었을 경우

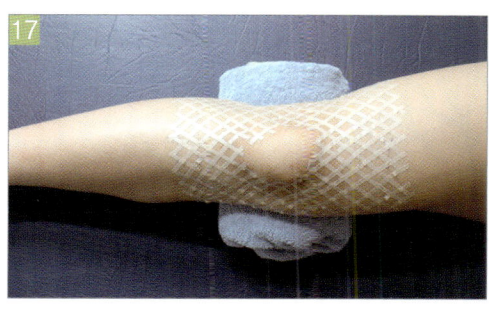
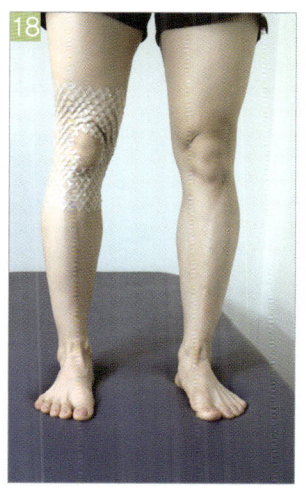

⑰~⑱ 만일 부종이 경감될 경우에는 무릎뼈의 운동성을 유지하기 위하여 무릎뼈를 제외한 나머지 부위에만 크로스 테이핑을 한다.

chapter 7. 하지에 대한 테이핑   173

### 키네지오 테이핑

- 테이프 폭; 5 cm
- 자세; 편안한 자세에서 각 관절의 통증이 유발되지 않는 정도의 신장으로
- 시작점; 말초에서 중추로, 중추에서 말초로

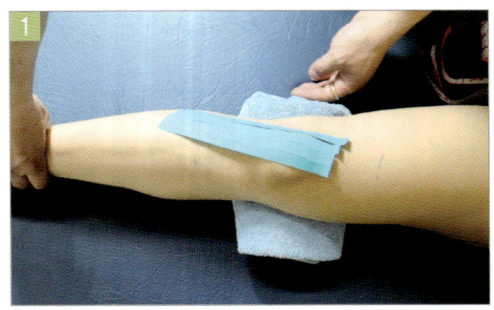 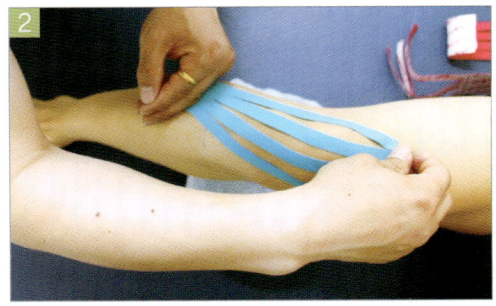

①~② 부채꼴 모양의 테이프로 종아리뼈머리(비골두, fibular head) 아래에서 무릎뼈를 중심으로 넓게 덮는 테이핑을 한다. 이 때 무릎은 굽힘을 할 수 있을 정도의 신장에서 테이프를 첨부한다.

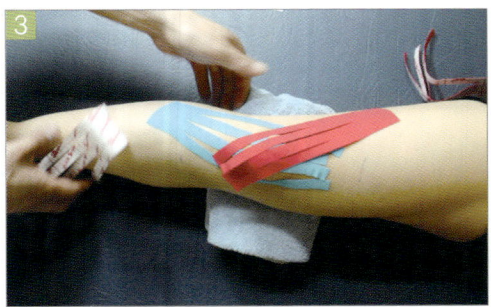 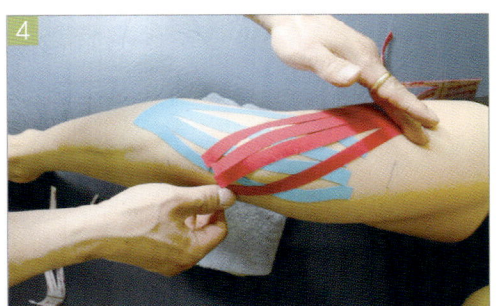

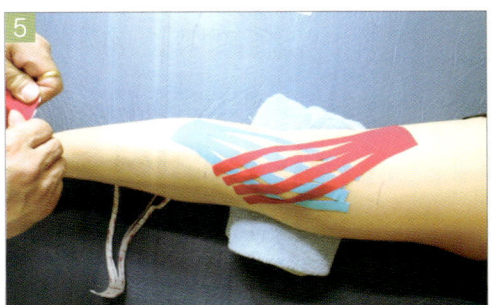 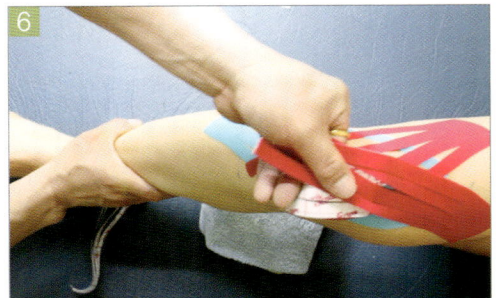

③~⑥ 이어 무릎의 외측과 내측에서 위와 같은 부채꼴 모양의 테이핑으로 무릎뼈 전체를 감싼다.

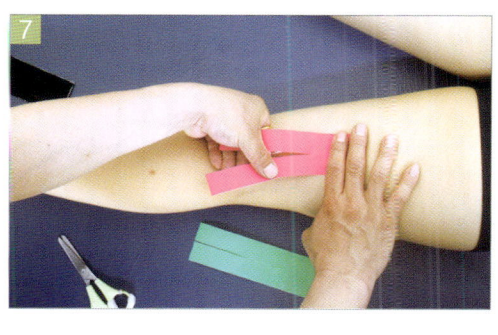 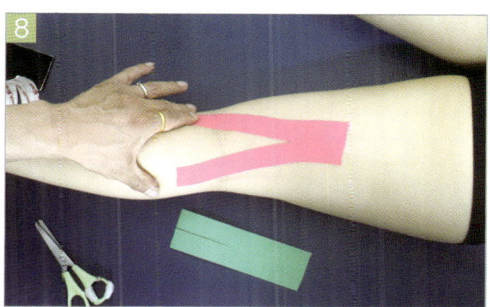
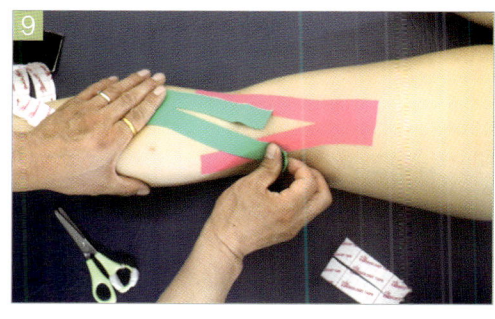 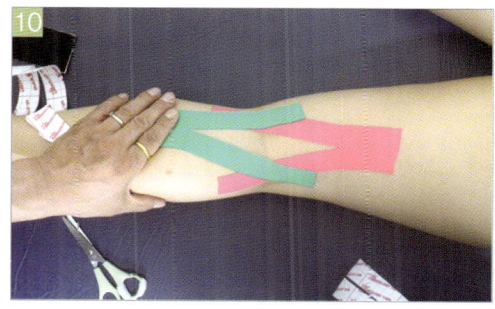

⑦~⑩ 넙다리뒷근(슬괵근, hamstring m.)과 가자미근(scleus m.)에 대한 부하를 줄이기 위해 'Y'자 형태의 테이핑을 한다.

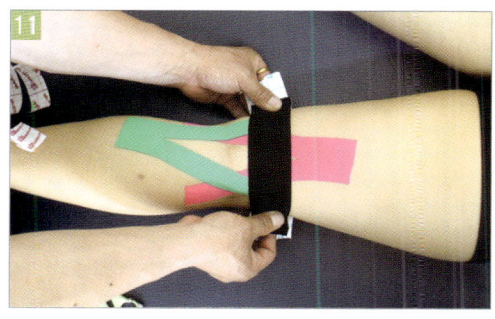 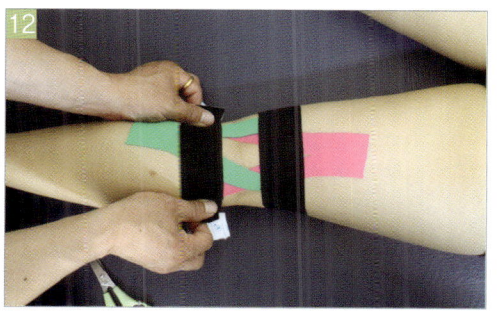

⑪~⑫ 넙다리뒷근과 가자미근의 정지와 기시점을 모아주는 테이핑으로 마무리한다.

스파이럴 및 키네지오 테이핑

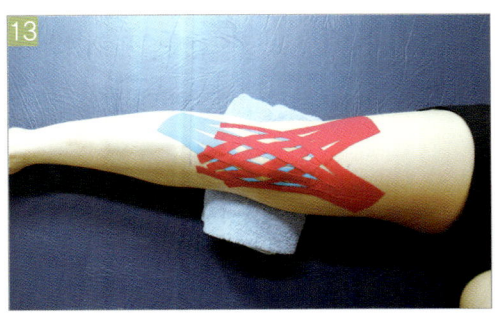

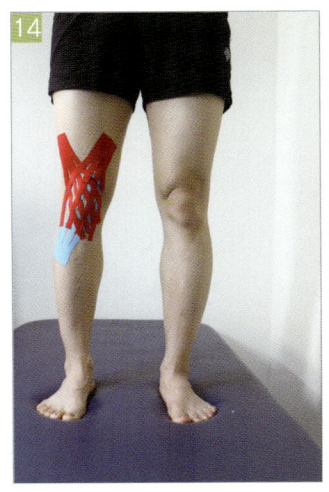

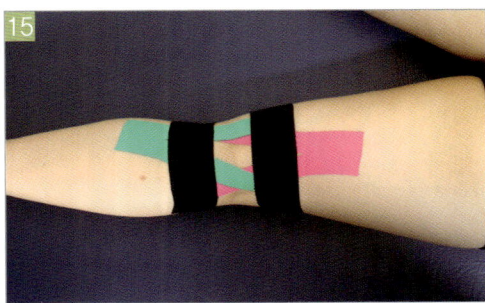

⑬~⑭ 완성된 모습(전면).

⑮ 완성된 모습(후면).

## 2. 수동적 돌림(rotation)에 의한 무릎통증이 확연할 경우

 부종이 어느 정도 진정된 상태이지만 아직 체중부하 시 통증이 있어서 걸음걸이가 불편할 경우에는 하퇴(lower leg)를 안쪽 또는 바깥쪽으로 돌려서 수동적 무릎굽힘으로 통증이 유발된다면 아직 남아있는 부종에 의한 압박통증이라 할 수 있다.

 이러한 하퇴의 불안정은 무릎 손상의 원인이기도 하며, 손상 시 낫지 않는 이유가 된다. 이 같은 이유로 국소적이고 기계적이긴 하지만 통증을 유발하는 움직임을 제한하는 처치를 한다. 즉, 안쪽돌림(internal rotation) 상태에서 굽힘 시 통증이 있다면 무릎을 중심으로 하퇴를 바깥쪽으로 돌리는 식의 테이핑을 하고, 이와 반대의 경우라면 안쪽으로 돌리는 회선 테이핑으로 바깥돌림을 억제하는 처치를 한다.

 만일 바깥쪽으로 돌린 상태에서 굽힘을 수동적으로 했을 때 통증이 있다면 테이핑은 정강이뼈(경골, tibia)돌기 아래에서부터 무릎뼈 위 넙다리곧은근(대퇴직근, rectus femoris)까지 처치한다. 안쪽으로 돌린 상태에서 굽힘을 수동적으로 했을 때 통증이 유발된다면 종아리뼈(fibula)머리 약간 앞에서 시작하여 오금 부위를 거쳐 무릎뼈 5 cm 위 넙다리곧은근을 넘어서는 회선을 통한 테이핑을 한다.

### 🍩 스파이랄 테이핑

- ❖ 테이프 폭; 3 mm
- ❖ 자세; 통증이 없는 자세 또는 중립자세
- ❖ 시작점; 말초에서 중추로

### A. 바깥 돌림 시 무릎에 통증이 있을 경우

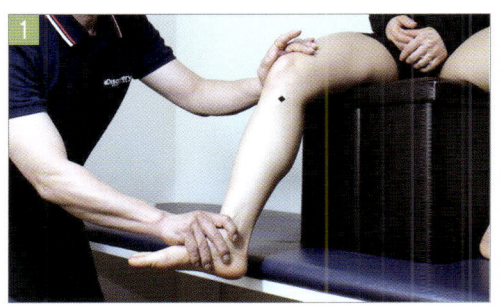

①과 같이 바깥돌림 시 통증이 있다면,

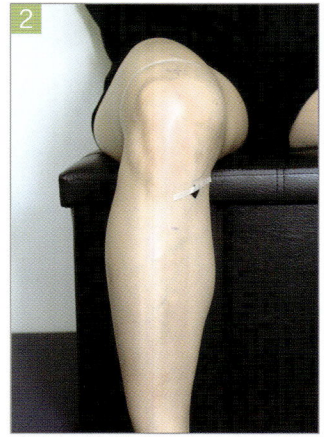 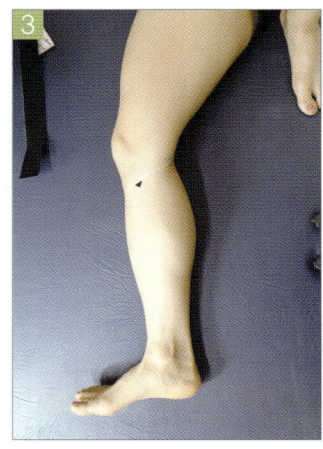 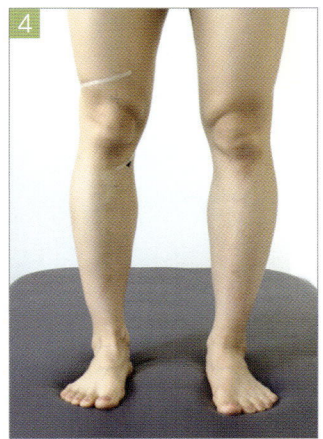

②~④ 정강뼈돌기 아래에서 시작하여 무릎뼈 중앙 위 약 5 cm되는 지점에서 마무리한다.

### 키네지오 테이핑

- 테이프 폭; 3~5 cm
- 자세; 편안한 자세에서 각 관절의 통증이 유발되지 않는 정도의 신장으로
- 시작점; 중추에서 말초로

### A. 바깥 돌림 시 무릎에 통증이 있을 경우

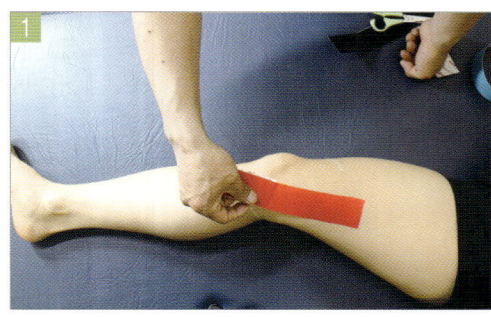 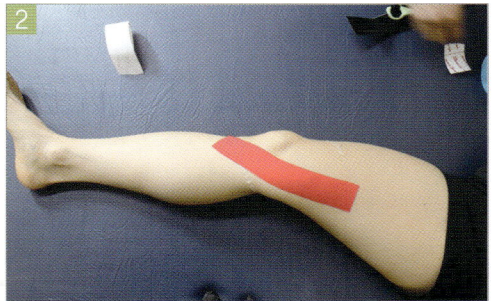

질환별 테이핑 방법　PART 2

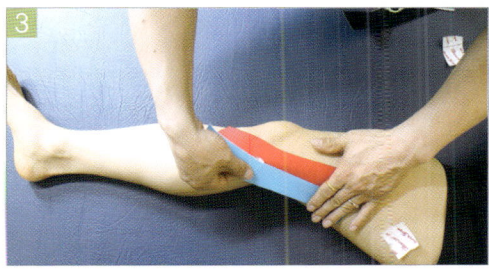
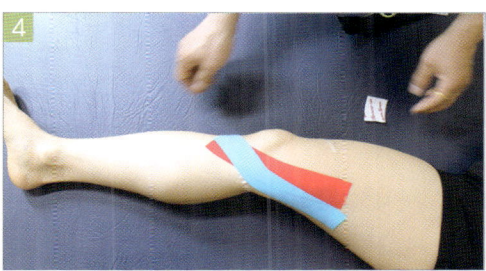

①~④ 무릎 내측 10cm 위에서 시작하여 정강뼈돌기 아래까지 테이핑을 2본 겹쳐 첨부한다.

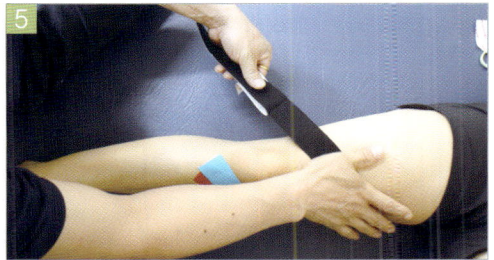
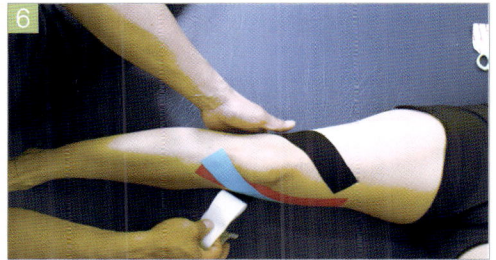

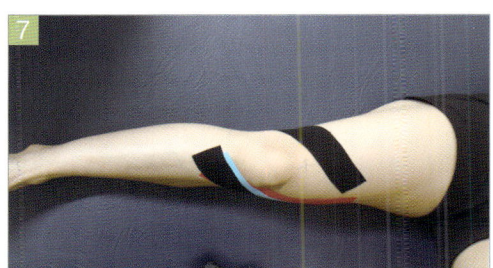

⑤~⑦ 무릎뼈 중앙 위 약 5 cm되는 부위에서 시작하여 오금을 지나 내측 정강뼈돌기 아래까지 돌려서 테이핑을 마무리한다.

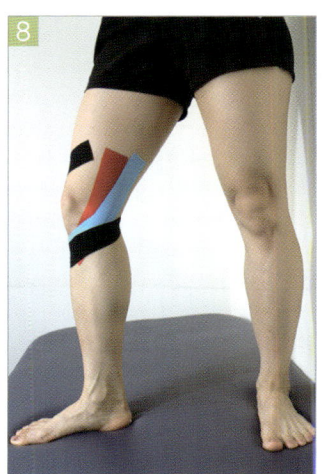
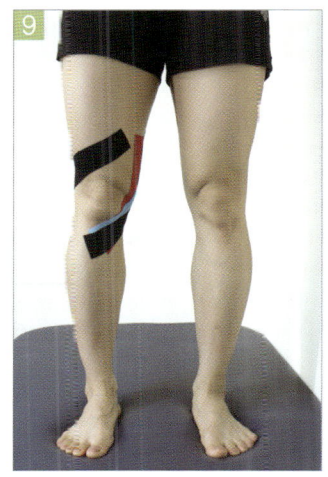

⑧~⑨ 완성된 모습.

chapter 7. 하지에 대한 테이핑　179

## 스파이랄 및 키네지오 테이핑

### 🟠 스파이랄 테이핑

- ❖ 테이프 폭; 3 mm
- ❖ 자세; 통증이 없는 자세 또는 중립자세
- ❖ 시작점; 말초에서 중추로

**B. 안쪽 돌림 시 무릎에 통증이 있을 경우**

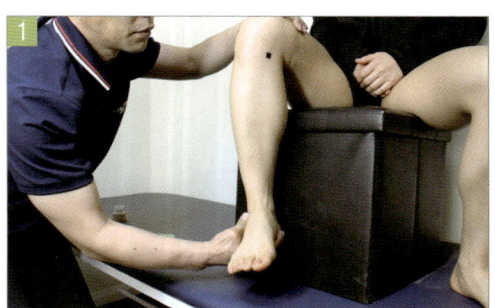

①과 같이 안쪽돌림 시 통증이 있다면,

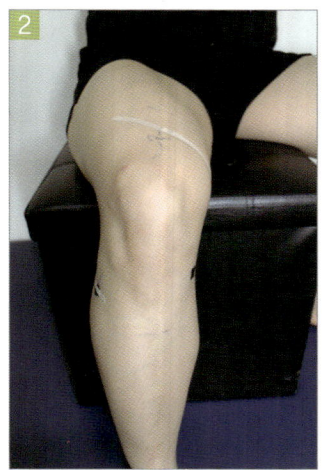

② 종아리뼈머리 밑에서 시작하여 무릎뼈 중앙 위 약 5 cm되는 지점에서 마무리한다.

키네지오 테이핑은 앞선 바깥돌림 시 무릎에 통증이 있을 경우와 동일한 형태로 진행 한다.

## 3. 노화로 인한 무릎의 약화 및 통증

하지의 움직임은 순수하지는 않지만 굽힘과 폄의 형태라고 볼 수 있다. 특히 폄보다 굽힘의 경우가 문제가 되지만, 노화로 인한 무릎의 약화는 굽힘과 폄에 관련 없이 모든 움직임에 영향을 준다. 또한 굽힘과 폄 움직임 모두에서의 문제는 전반적인 하지의 약화로 볼 수 있으며, 하지의 사용도가 낮은 젊은 사람의 경우에도 심심찮게 무릎근력의 약화로인한 불편함을 호소하기도 한다.

테이핑은 관여하는 근육군 모두를 압박하여 자극하는 것을 목적으로 한다. 무릎관절을 중심으로 굽힘과 폄에 관여하는 앞뒤 근육군 모두를 처치한다. 즉 앞부분에서는 무릎뼈에 4선, 무릎뼈 의와 아러 3~5 cm 범위 내에서 각각 2선을 더해 총 8선의 횡 테이핑을 한다. 뒷부분의 경우는 오금 중앙선을 기준선으로 하여 약 2 cm 간격으로 기준선 1선과 위와 아래 부위에 각각 2선을 더해 5선의 횡 테이핑을 한다.

### 스파이랄 테이핑

- 테이프 폭; 3~5 mm
- 자세; 통증이 없는 자세 또는 중립자세
- 시작점; 말초에서 중추로

### A. 굽힘과 폄 모두에서의 무릎 약화 처치(전면)

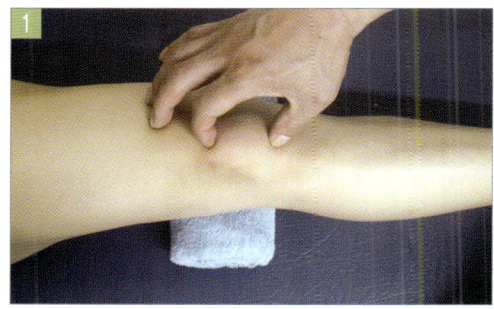 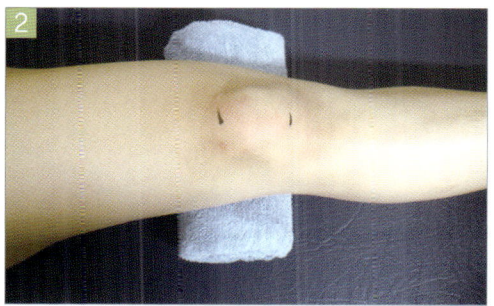

①~② 무릎뼈를 중심으로 위아래 기준선을 먼저 처치한다.

## 스파이랄 및 키네지오 테이핑

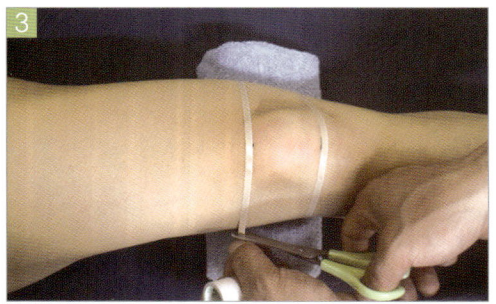
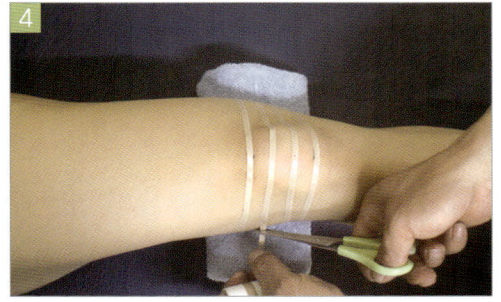
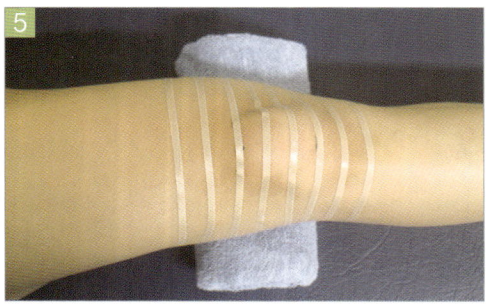

③~⑤ 이어 무릎뼈에 두 개의 횡 테이프로 처치하고 말초부터 두 개, 나머지 무릎 위 두 개의 횡 테이핑을 한다. 전체적으로 8본의 테이핑을 하게 된다.

### B. 굽힘과 폄 모두에서의 무릎 약화 처치(후면)

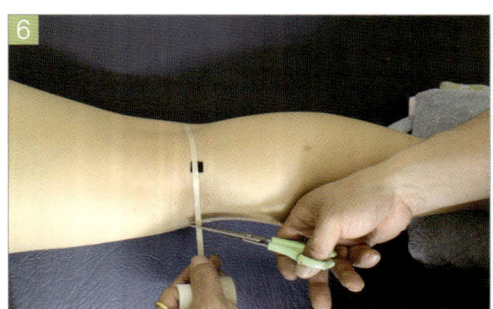
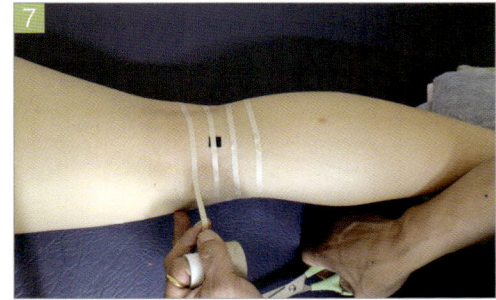
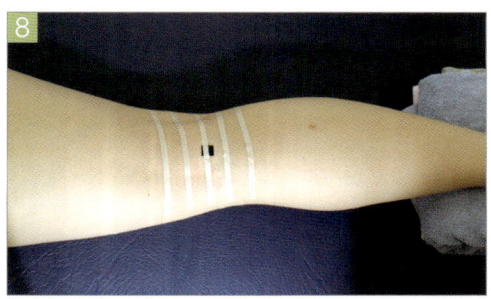

⑥~⑧ 오금선을 중심으로 기준 테이핑을 하고, 이어서 아래와 위 두 개의 횡 테이핑으로 마무리한다. 전체적으로 5본의 테이핑을 한다.

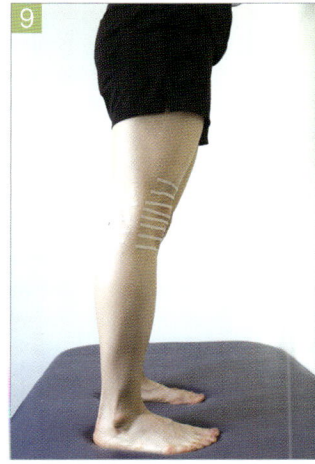

⑨ 완성된 모습.

## 4. 계단을 오르고 내려가는 동작 시 무릎의 통증

　무릎 문제의 원인이 무엇이든지 간에 걸을 때 체중과 함께 무릎에 적지 않은 충격을 준다는 것은 가늠할 수 있지만, 그것이 평지가 아닌 계단이라면 예견할 수 있는 충격 이상의 문제를 일으킬 수 있다.

　무릎의 손상은 계단을 오르는 것조차 힘겨워할 수 있지만, 중력에 대항하는 힘이 약한 상태에서 계단 내려가기는 온 몸이 짐이 되어 더더욱 버거워진다. 중력과 함께 몸의 무게는 무릎을 짓누르고 더군다나 운동발달 과정에서 보면, 계단을 내려가는 동작은 다리가 힘들고 어려워하며 익숙하지 않은 동작으로 손상된 무릎관절을 악화시키기에 충분하다.

　이에 계단을 오르고 내려가는 동작 시 무릎의 통증 부분에서는 무릎관절 위주의 처치법만을 제시하겠지만, 뒷부분에서 거론될 동작의 전체적인 패턴 테이핑법에서는 발끝부터 하지 전체, 그리고 머리의 움직임까지 고려한 테이핑법을 응용할 필요가 있다.

　계단 내려갈 때의 테이핑의 목적은 오금 부위와 넙다리뒷근(hamstring muscle)을 압박하여 무릎관절에서 받는 압력을 낮추기 위해 실시한다.

　계단을 오를 때의 무릎 테이핑은 종아리근육(calf muscle)과 넙다리네갈래근(quadriceps muscle)을 압박하여 폄을 활성화시키기 위해 처치한다.

## 질환별 테이핑 방법 PART 2

### 🟠 스파이럴 테이핑

- ❖ 테이프 폭; 5 mm
- ❖ 자세; 통증이 없는 자세 또는 중립자세
- ❖ 시작점; 말초에서 중추로

### A. 계단을 내려갈 때의 통증

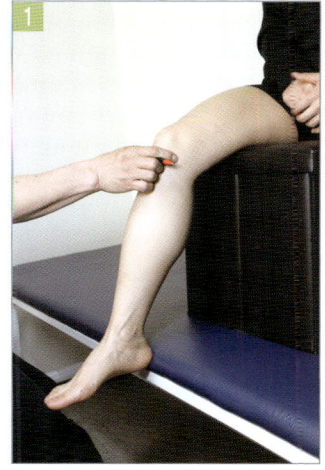
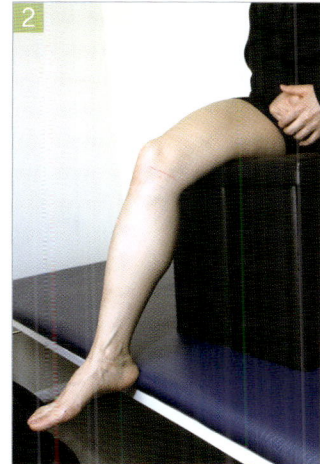
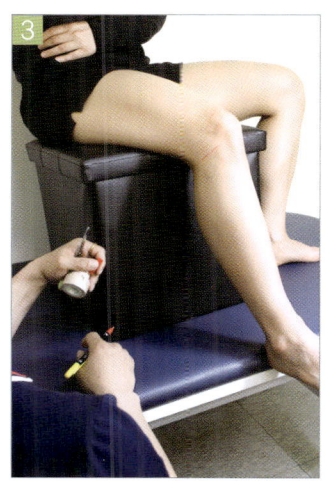

①~③과 같이 무릎관절선[넙다리뼈(femur)와 정강이뼈(tibia)가 만나는 선]을 확인한다.

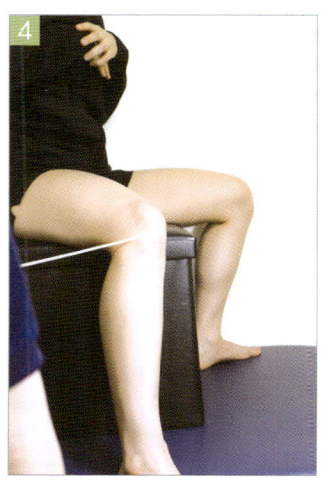

④ 바깥 관절선에서 시작하여 오금 부위를 지나 정강뼈 내측과(medial condyle) 밑을 약간 넘어서 테이핑을 한다.

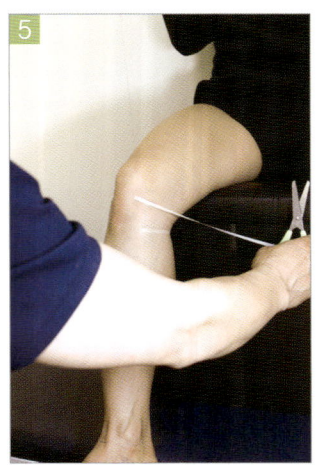

⑤ 안쪽 관절선을 따라 오금 부위를 지나 종아리뼈머리(fibula head) 약간 아래를 넘어 테이핑을 마무리한다.

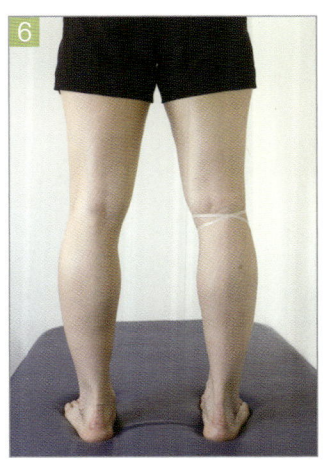
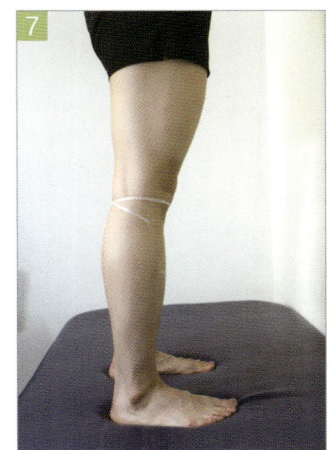
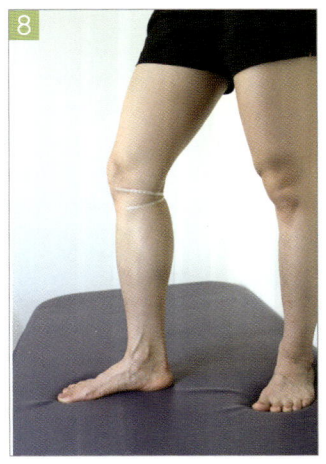
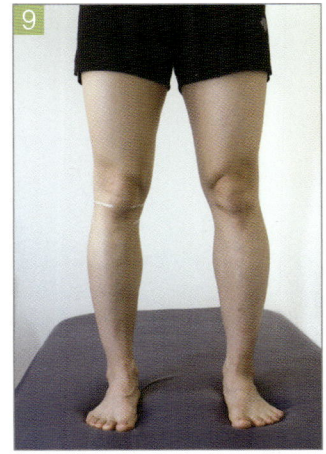

⑥~⑨ 완성된 모습.

## 질환별 테이핑 방법 PART 2

### 🔸 키네지오 테이핑

- ❖ 테이프 폭; 3~5 cm
- ❖ 자세; 편안한 자세에서 각 관절의 통증이 유발되지 않는 정도의 신장으로
- ❖ 시작점; 말초에서 중추로

### A. 계단을 내려갈 때의 통증

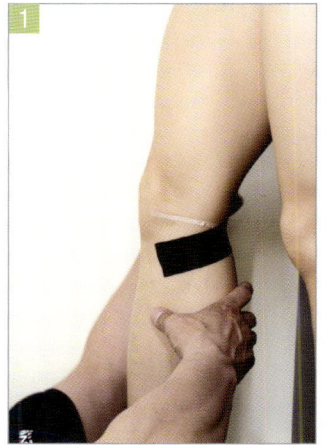
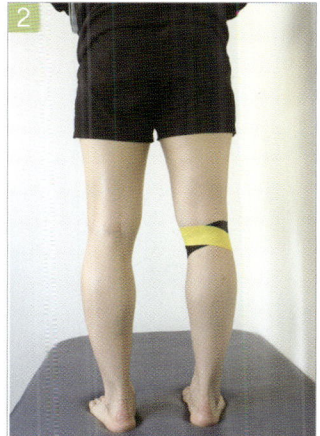
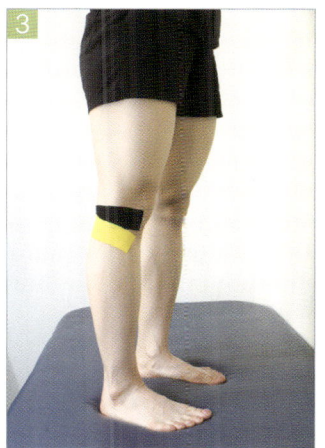

①~③ 무릎관절선에서 내·외측으로 스파이랄 테이핑과 같은 방법으로 처치한다.

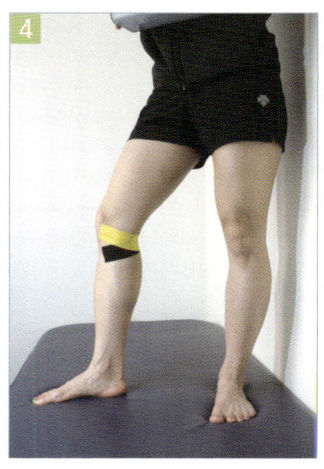
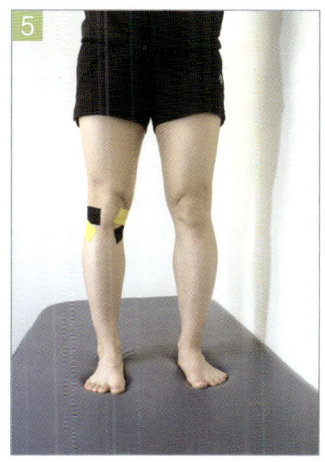

④~⑤ 완성된 모습.

chapter 7. 하지에 대한 테이핑

## 스파이랄 테이핑

- 테이프 폭; 5 mm
- 자세; 통증이 없는 자세 또는 중립자세
- 시작점; 말초에서 중추로

### B. 계단을 올라갈 때의 통증

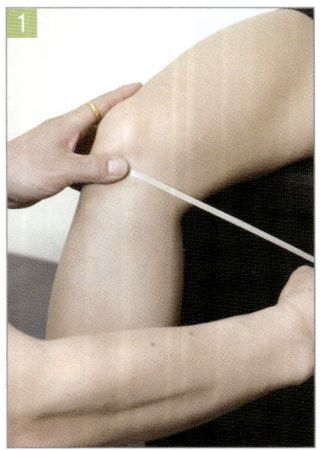
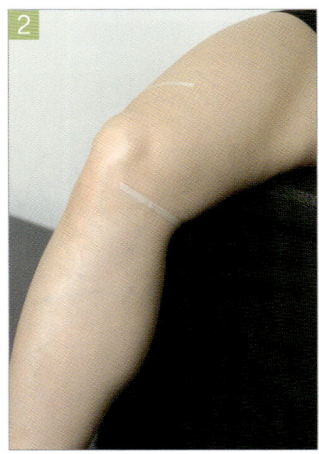
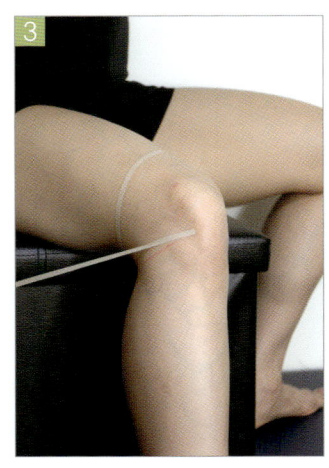
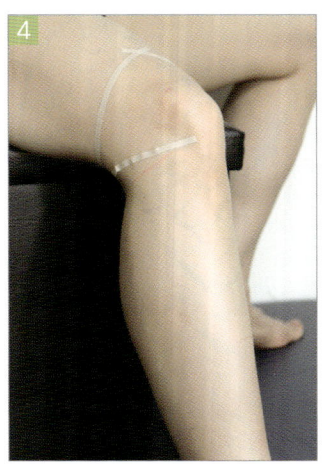

①~④ 바깥쪽 무릎관절선을 따라 오금 부위를 거쳐 무릎뼈 약 5 cm되는 부위까지 첨부하고, 또 다른 안쪽 무릎관절선에서 시작한 테이핑은 오금 부위를 지나 바깥쪽에서 시작한 테이핑의 끝과 교차하도록 한다.

## 키네지오 테이핑

- 테이프 폭; 3~5 cm
- 자세; 편안한 자세에서 각 관절의 통증이 유발되지 않는 정도의 신장으로
- 시작점; 중추에서 말초로

### B. 계단을 올라갈 때의 통증

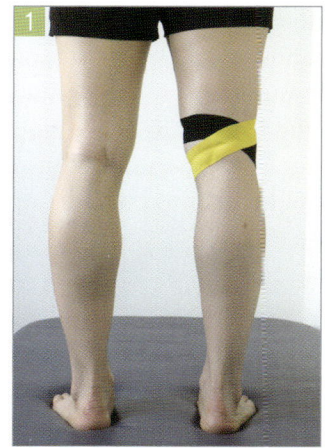
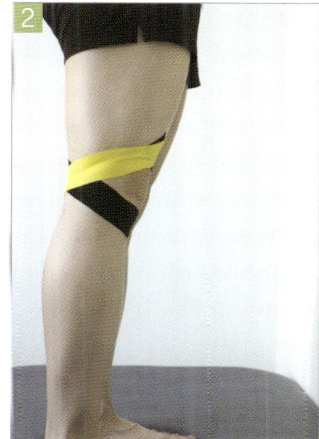

①~② 무릎관절선에서 내·외측으로 스파이랄 테이핑과 같은 방법으로 처치한다.

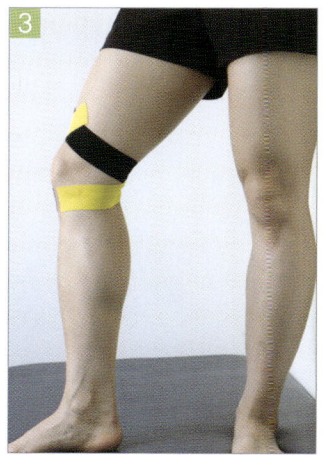
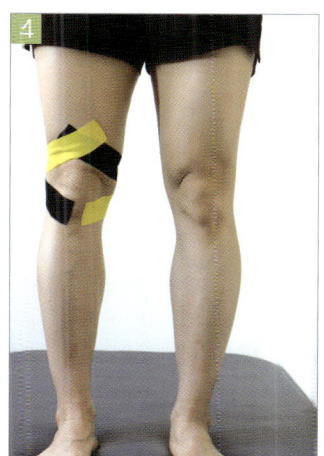

③~④ 완성된 모습.

## 5. 무릎반달연골(meniscus) 손상에 따른 계단을 오르고 내려가는 동작에서의 무릎통증

무릎의 반달연골은 무릎관절연골에 영양을 공급하고 보호하며, 관절의 안정성 및 무릎관절에 가해지는 체중을 분산시켜서 충격을 흡수하는 역할을 한다. 또한 무릎 주변을 감싸고 있는 인대들에 의한 보강으로 견고한 무릎관절을 유지하는 데 도움을 준다. 그러나 무릎관절에 과도한 돌림(hyper-rotation)이 가해질 경우, 특히 관절의 벌어짐과 불안정성을 노출시킬 수 있는 굽힘 상태에서의 돌림은 반달연골의 안정성을 가장 취약하게 만든다.

예를 들어, 지면에 고정된 정강뼈에 대해 넙다리뼈의 과도한 안쪽돌림(internal rotation)으로 내측 반달연골이 손상을 입을 수 있고, 이와 반대인 경우에는 과도한 바깥돌림으로 바깥 반달연골이 다칠 수 있다. 이때의 증상으로는 무릎관절의 부기(swelling)나 통증이며, 특히 동작에 있어서는 계단을 내려가는 동작에서 가장 큰 어려움을 보인다.

테이핑은 앞서 언급한 '계단을 오르고 내려가는 동작 시 무릎의 통증'에 대한 처치와 더불어 무릎관절이 부었을 때의 테이핑을 함께 적용한다. 추가할 것은 반달연골 부위를 전체적으로 안정화시킬 수 있도록 무릎관절선을 중심으로 크로스 테이핑을 첨부한다. 이후 증상에 따라 무릎관절을 위주로 한 테이핑은 줄여나가며, 무릎관절에 남아 있을 잔존 증상은 하지 패턴에 따라 전체적으로 진행한다.

## 스파이럴 테이핑

- 테이프 폭; 3∼5 mm
- 자세; 통증이 없는 자세 드는 중립자세
- 시작점; 말초에서 중추로

### A. 내측 반달연골이나 인대의 손상인 경우

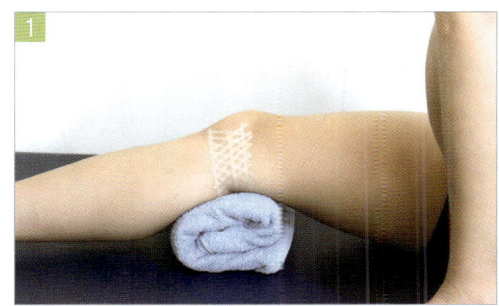

①과 같이 내측 무릎관절선[넙다리뼈(femur)와 정강뼈(tibia)가 만나는 선]을 따라 중심선을 잡고 이어 중심선으로부터 위아래 약 2.5 cm되는 부위까지 크로스 테이핑을 하고 크로스 테이핑을 한 아래 위를 횡으로 마무리한다.

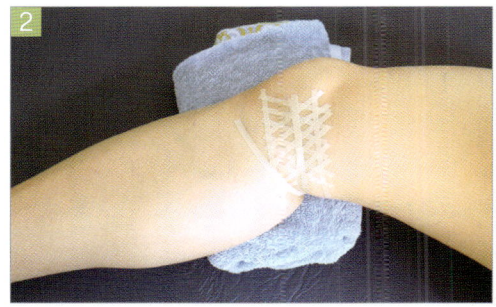
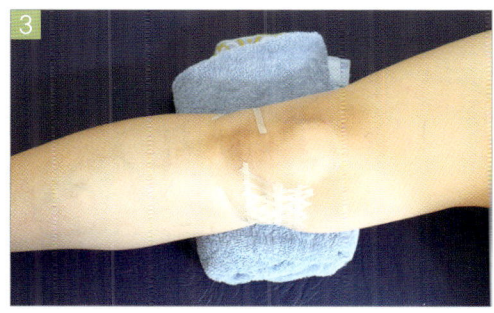

②∼③ 앞에서 본 계단을 내려갈 때의 테이핑으로 마무리 한다.

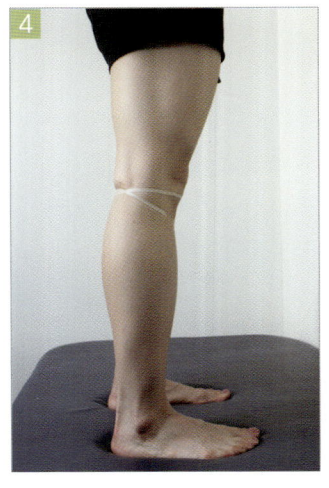 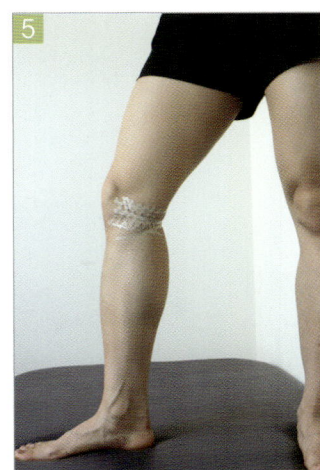 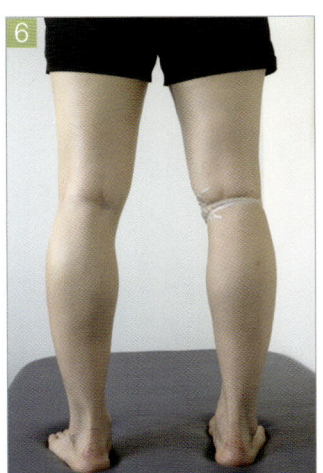

④~⑥ 완성된 모습.

## 키네지오 테이핑

- **테이프 폭**; 3~5 cm
- **자세**; 편안한 자세에서 각 관절의 통증이 유발되지 않는 정도의 신장으로
- **시작점**; 말초에서 중추로

### A. 내측 반달연골이나 인대의 손상인 경우

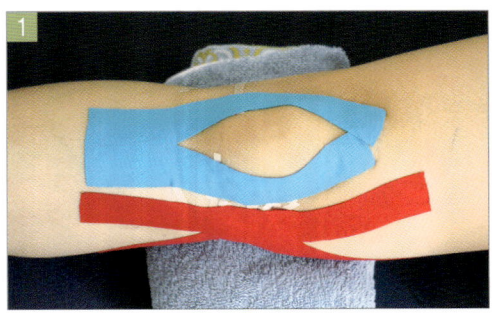 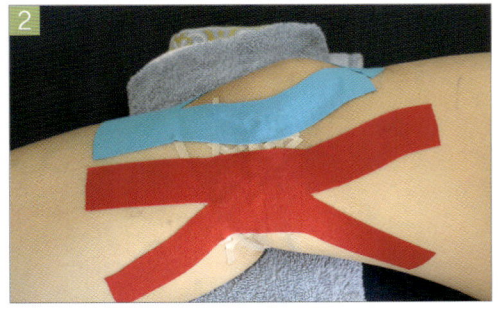

①~② 무릎 내측 반월판 부위, 즉 내측 무릎관절선을 중심으로 위아래로 'H'모양의 테이핑을 하고, 이어서 무릎경골조면에서 'Y'자 형의 테이핑으로 무릎뼈를 감싼다.

질환별 테이핑 방법   PART 2

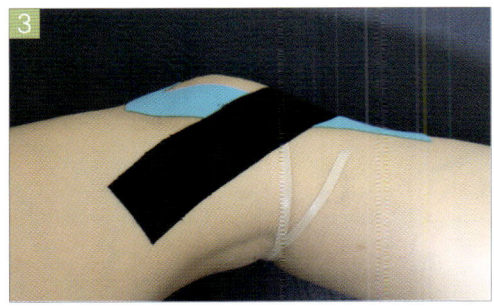 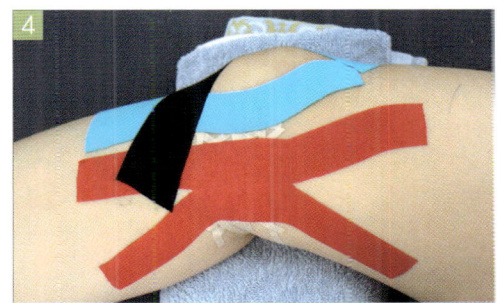

③~④ 무릎외측 면에서 경골조면을 걸쳐 정강뼈 내측과(medial condyle) 밑을 약간 넘어서 회선 테이핑으로 마무리한다.

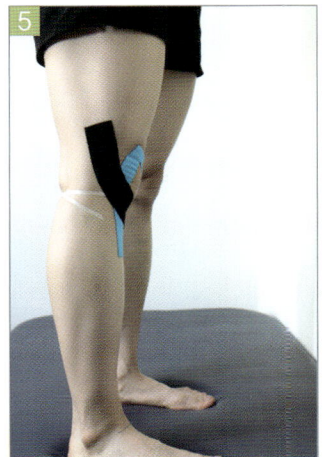 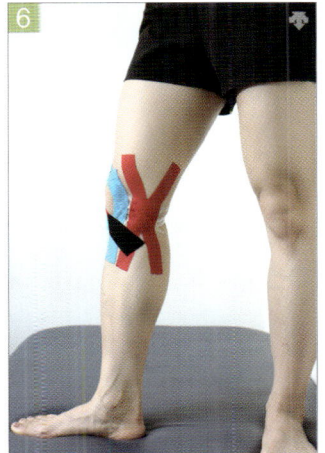 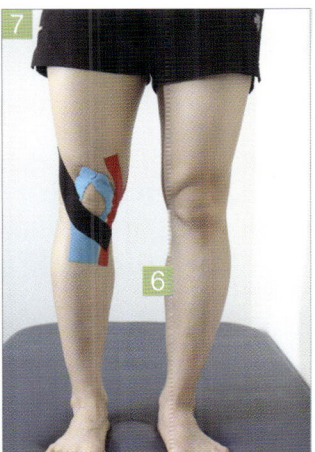

⑤~⑦ 완성된 모습.

## 6. 무릎관절의 안쪽 곁인대(medial collateral ligament)의 손상일 경우

무릎의 양옆에 위치한 인대 중 안쪽 곁인대는 직접적인 외상(valgus stress)이나 과도한 신장으로 흔하게 손상을 입을 수 있다. 손상 후 부기와 더불어 통증과 관절 내 출혈 등이 나타날 수 있다.

테이핑은 곁인대 손상에 따른 증상에 대한 처치와 무릎관절 안쪽의 과도한 신장을 억제하는 방법으로 테이핑을 한다.

### 스파이랄 테이핑

- 테이프 폭; 3~5 mm
- 자세; 통증이 없는 자세 또는 중립자세
- 시작점; 말초에서 중추로

#### A. 안쪽 곁인대 중심의 손상일 경우

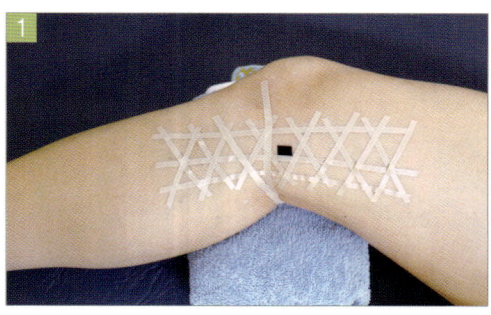

① 안쪽 곁인대를 중심으로 무릎관절선을 지나는 3본의 테이핑 후 크로스 테이핑을 한다.

질환별 테이핑 방법  PART 2

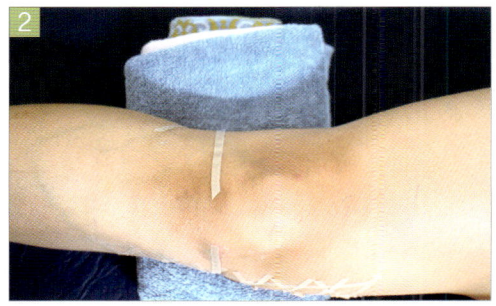

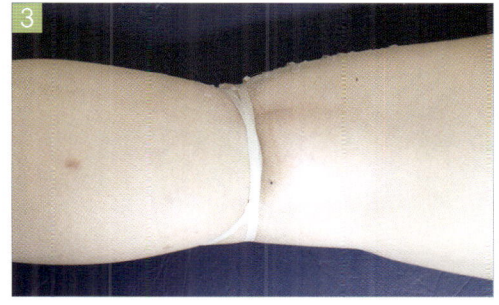

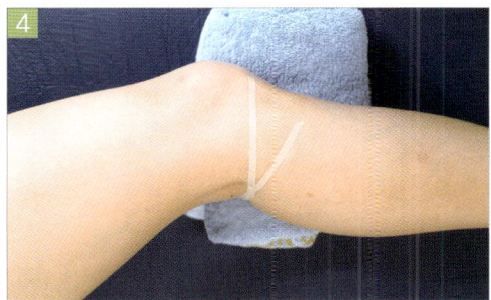

②~④ 이어 계단을 내려갈 때의 통증 방법을 추가한다.

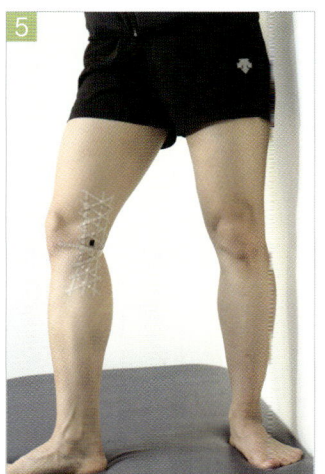

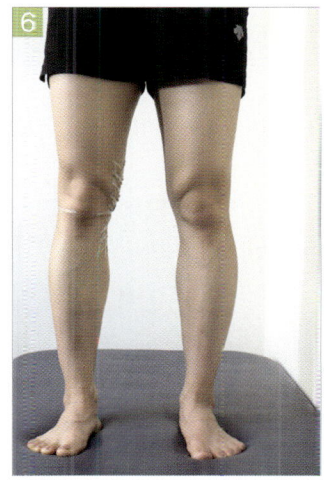

⑤~⑥ 완성된 모습.

## 키네지오 테이핑

- 테이프 폭; 3~5 cm
- 자세; 편안한 자세에서 각 관절의 통증이 유발되지 않는 정도의 신장으로
- 시작점; 말초에서 중추로

### A. 안쪽 곁인대 중심의 손상일 경우

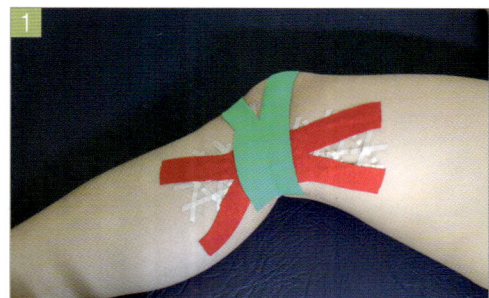
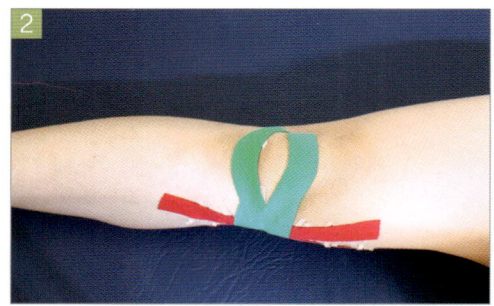

①~② 무릎 내측 반월판 부위, 즉 내측 무릎관절선을 중심으로 위아래 'H' 모양의 테이핑을 한다. 이어서 내측 관절선을 중심으로 무릎뼈를 감싸는 'Y'자 형 테이핑으로 무릎뼈를 감싼다.

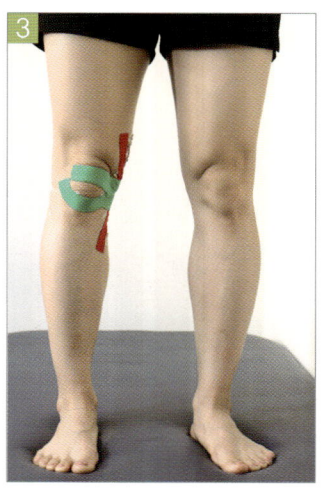
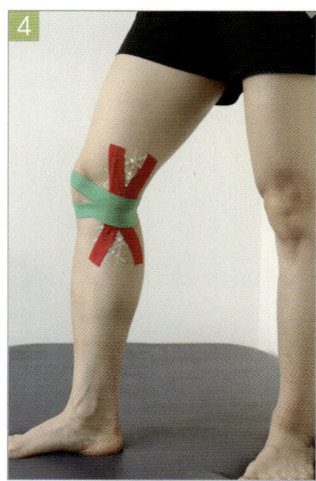

③~④ 완성된 모습.

## 7. 무릎뼈(patella)의 불안정성을 동반한 굽힘과 폄의 통증

　무릎뼈는 무릎관절의 굽힘과 폄을 하는 동안 위아래, 좌우의 미세한 움직임을 허용한다. 그러나 근력의 약화나 근육의 불균형 그리고 무릎뼈힘줄(patellar tendon) 또는 인대의 비후나 긴장 등으로 무릎뼈 움직임에 문제가 발생한다면 무릎관절의 굽힘이나 폄에 있어서 통증을 일으키게 된다.

　특히 무릎뼈의 불안정성은 정상적인 굽힘이나 폄 시에 무릎뼈의 오름과 내림에 있어서 안정된 근육 작동을 어렵게 한다. 이에 테이핑은 무릎뼈의 안정성 및 고정의 의미로서 처치하는 것을 목적으로 한다.

　일반적인 테이핑 방법으로는 무릎뼈 자체를 고정하는 의미로서 처치한다. 그러나 굽힘과 폄 움직임에서 어느 한쪽에 불편함이 더 크다면, 그 움직임에서 무릎뼈의 하방과 상방만을 직접적으로 테이핑할 수도 있다. 예를 들어, 굽힘 시 무릎뼈의 불안정성으로 하방으로 내려가지 않을 경우에는 무릎뼈를 아래방향으로 고정해준다. 폄은 이와 반대로 위 방향으로 안정되게 잡아준다. 덧붙여서 오금 부위의 긴장에 대해 확인한 후 처치를 함께 적용한다.

### 스파이랄 테이핑

- ❖ 테이프 폭; 3~5 ㎜
- ❖ 자세; 통증이 없는 자세 또는 중립자세
- ❖ 시작점; 말초에서 중추로

### A. 굽힘 시 무릎뼈의 불안정성이 있을 경우

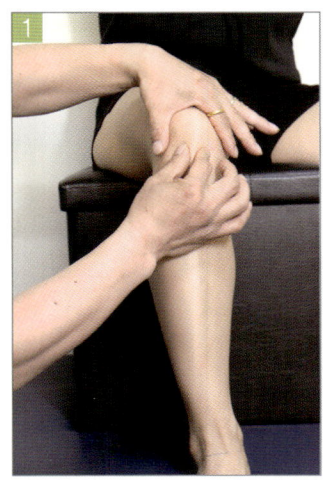 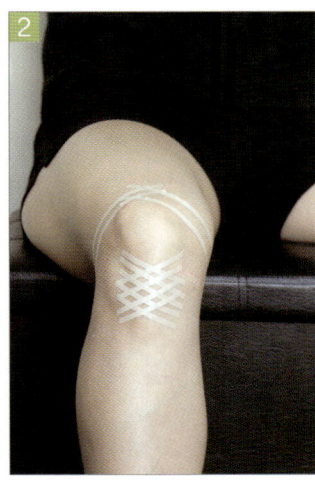 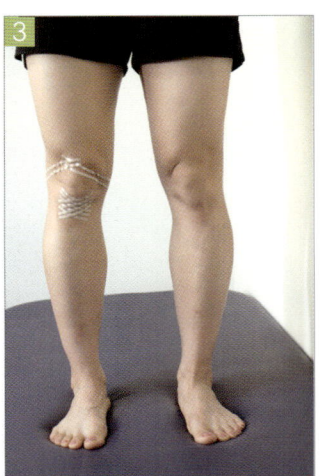

①과 같이 무릎뼈를 안정되게 했을 경우에는 경골 조면 위의 넙다리네갈레근 힘줄에 크로스 테이핑을 하고, 이어서 ②~③ 무릎뼈 위를 음성 방향과 양성 방향으로 크로스 테이핑한다.

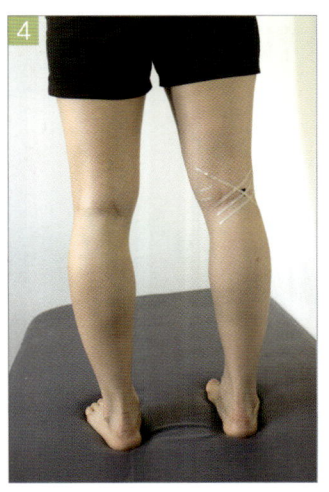 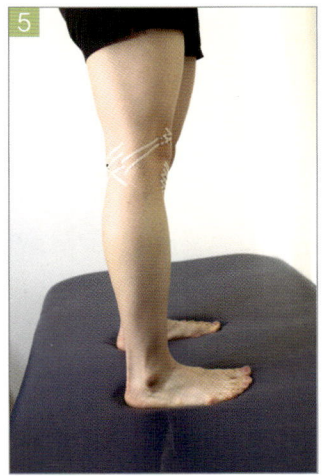

④ 무릎 뒤쪽 오금 부위에 대한 처치도 함께 적용한다.
⑤ 완성된 모습.

## B. 무릎뼈를 하방으로 내려 고정할 경우

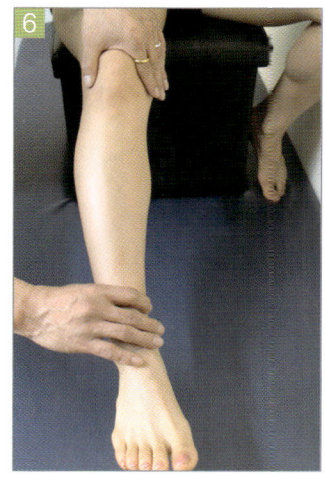 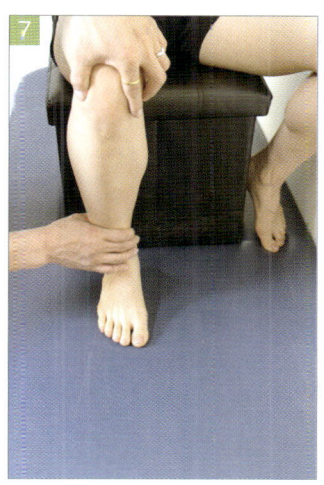

⑥~⑦과 같이 검사하여 굽힘이 편하다면,

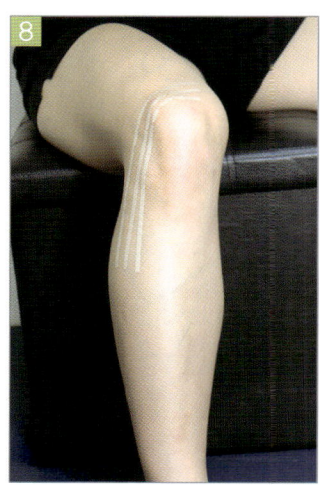 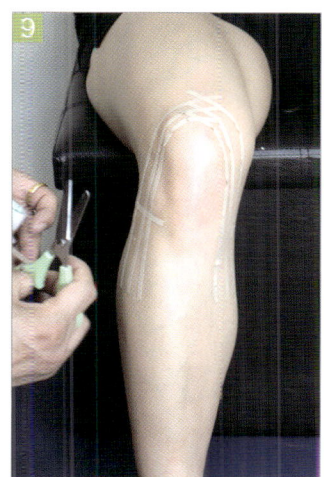 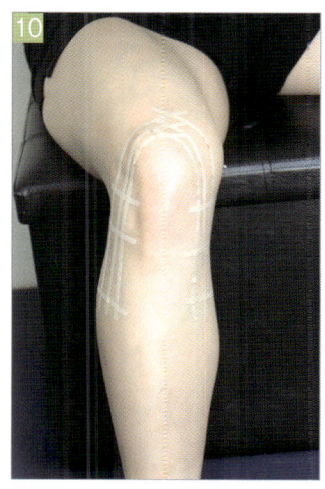

⑧~⑩ 종아리뼈 밑 2~3 cm되는 부위에서 무릎뼈를 위쪽에서 감싸듯 테이핑을 한다. 반대측 정강이뼈 쪽에서도 같은 위치에서 무릎뼈 쪽으로 테이핑을 하고 횡선으로 마무리한다.

## 스파이랄 및 키네지오 테이핑

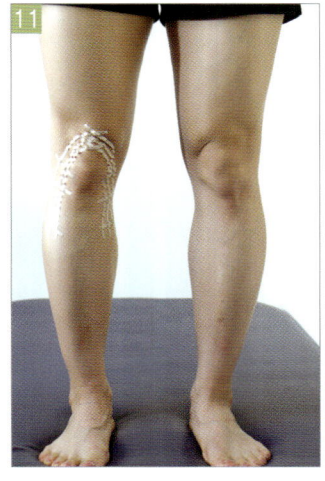

⑪ 완성된 모습.

### 🔴 키네지오 테이핑

- ❖ 테이프 폭; 3~5 cm
- ❖ 자세; 편안한 자세에서 각 관절의 통증이 유발되지 않는 정도의 신장으로
- ❖ 시작점; 말초에서 중추로

### A. 굽힘 시 무릎뼈의 불안정성이 있을 경우

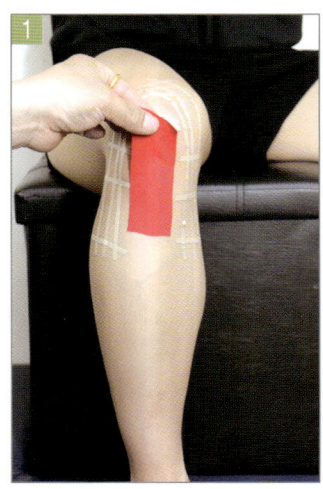
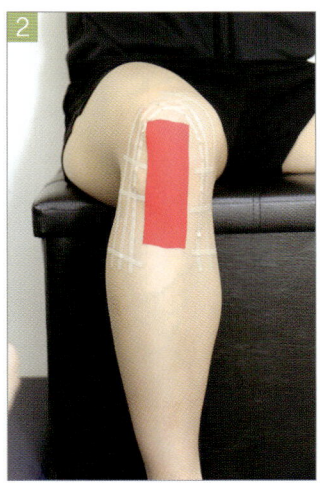
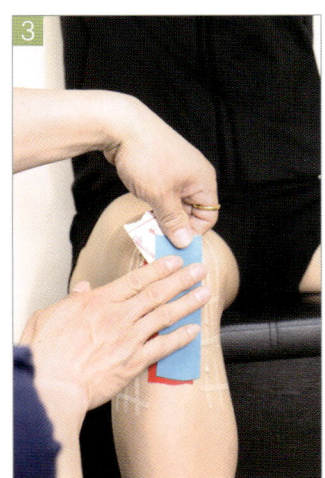

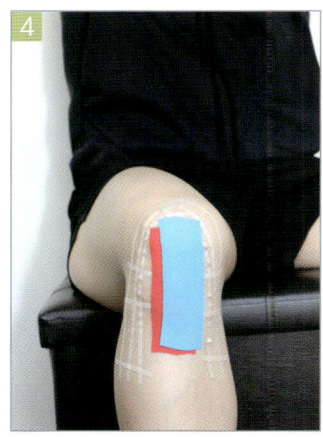

①~④ 경골조면에서 무릎뼈 위까지 무릎을 굽힌 상태에서 2본의 탄력테이핑을 한다.

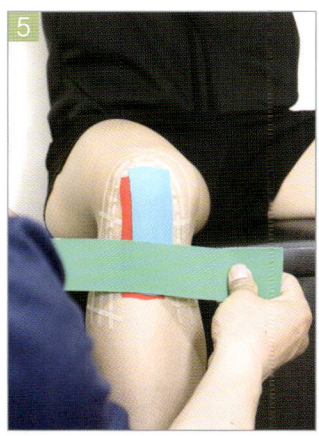
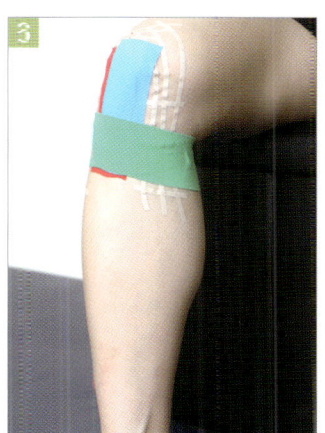

⑤~⑥ 경골조면을 모아주는 횡 테이핑으로 마무리한다.

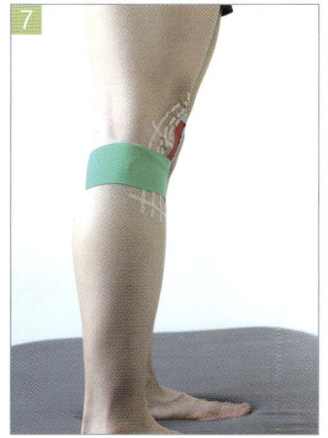
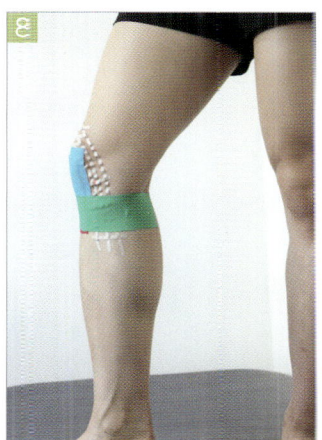
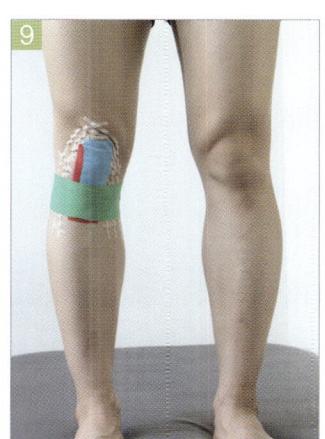

⑦~⑨ 완성된 모습.

### 스파이럴 테이핑

- 테이프 폭; 3~5 mm
- 자세; 통증이 없는 자세 또는 중립자세
- 시작점; 말초에서 중추로

#### A. 폄 시 무릎뼈의 불안정성이 있을 경우

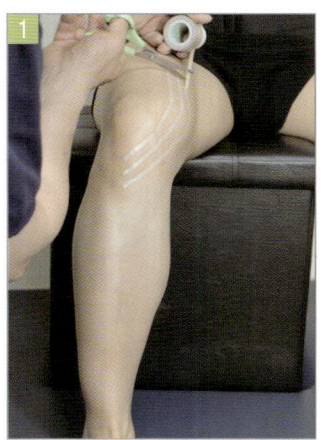
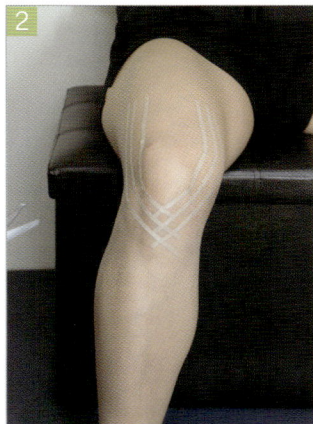

①~②와 같이 무릎뼈 아래에서 위쪽으로 감싸듯이 테이핑을 한다. 무릎뼈 위를 중심으로 약 10 cm되는 길이까지 첨부한다.

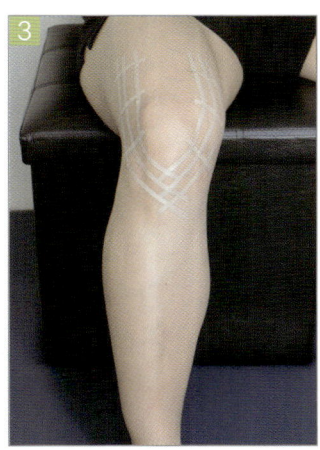

③ 완성된 모습.

## 키네지오 테이핑

- ❖ 테이프 폭; 3~5 cm
- ❖ 자세; 편안한 자세에서 각 관절의 통증이 유발되지 않는 정도의 신장으로
- ❖ 시작점; 말초에서 중추로

### A. 폄 시 무릎뼈의 불안정성이 있을 경우

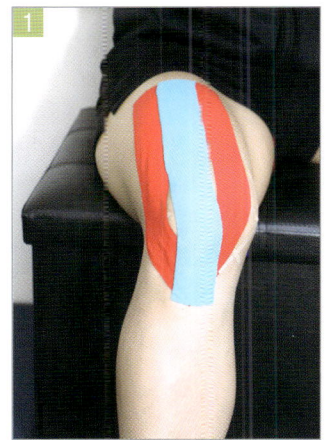 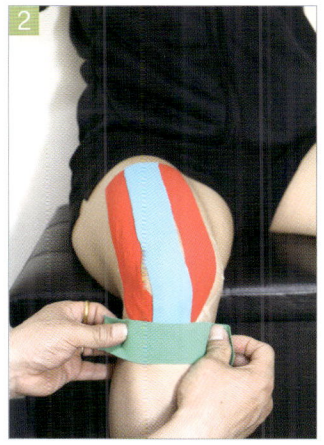

①~② 대퇴 부위에서 경골조견까지 3본의 테이핑을 무릎을 굽힘시킨 상태에서 탄력 테이핑을 한다. 이어 경골조견에 횡 테이핑으로 마무리 한다.

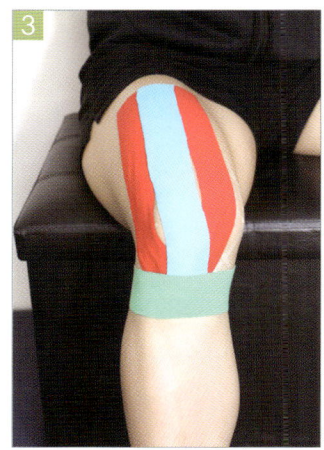

③ 완성된 모습.

## 8. Osgood-schlatter disease에 대한 무릎통증

뼈가 빨리 자라는 성장기에는 무릎힘줄과 정강이뼈의 부착 부위가 특히 약해질 수 있다. 무릎뼈의 힘줄은 정강이뼈에 붙어 있는데 반복적으로 무릎뼈의 힘줄이 당기(신장, stretching)는 힘을 받게 되면 힘줄이나 힘줄의 뼈 부착 부위에 손상을 주게 된다. 그 결과 정강이뼈 결절 부위(tibial tuberosity)에 통증 및 부종이 생겨서 정강이뼈 위쪽의 앞부분이 툭 튀어나오고, 누르면 아프고 열감을 동반한 염증으로 진행한다.

10~15세의 활동성이 많은 남자 아이들에서 주로 발생하며, 통증은 계단 오르기, 무릎 꿇기, 쪼그리고 앉기, 발차기, 높은 곳에서 뛰어내리기 등의 움직임으로 정강뼈조면 부위에 심하게 나타난다.

테이핑은 정강뼈조면의 염증을 완화할 목적으로 크로스 테이핑을 촘촘하게 진행하고, 정강뼈조면의 정반대측을 압박하여 움직임이 원활할 수 있도록 처치한다.

### 스파이럴 테이핑

❖ 테이프 폭; 5 mm
❖ 자세; 통증이 없는 자세 또는 중립자세
❖ 시작점; 말초에서 중추로

질환·별 테이핑 방법   PART 2

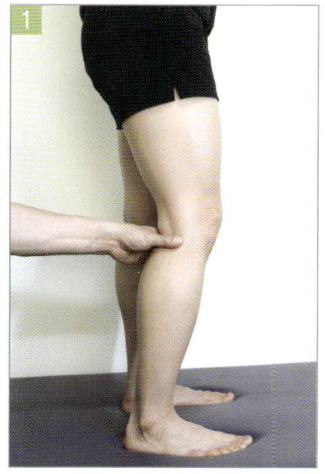 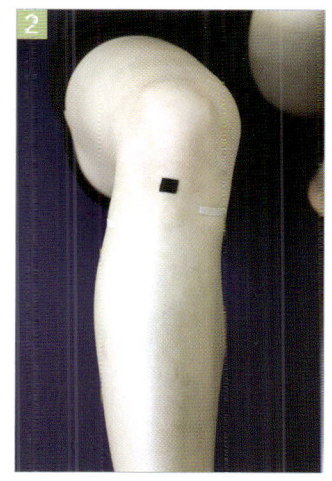 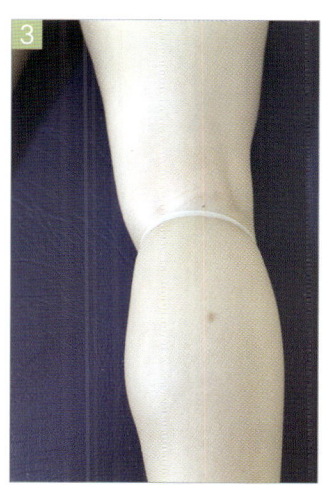

①과 같이 정강뼈조면의 정반대 측을 압박하여 움직임이 원활하다면,
②~③ 종아리뼈 밑에서 경골의 내측으로 횡 테이핑을 한다.

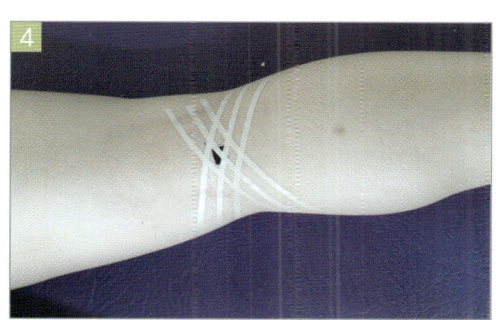 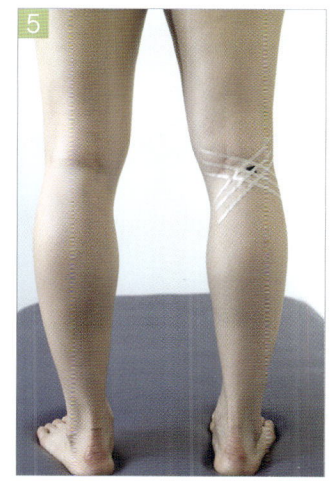

④~⑤ 압박력을 높이기 위해 크로스 테이핑을 한다.
위의 ②~③ 방법을 함께 적용할 수 있다.

chapter 7. 하지에 대한 테이핑  205

## 9. 하지 패턴 테이핑 I

　상지 패턴 테이핑에서 거론한 것처럼 "인체 움직임에서 패턴은 움직임의 시작과 그 끝에 다다르는 전신에 대한 분석이라 할 수 있다. 예를 들어, 계단을 내려간다는 것은 내려가려는 계단이 눈에 먼저 들어서야 한다. 목표에 대한 설정이 내려지면 그 목표를 향해 눈은 옮기게 된다. 내려가려는 계단은 아래에 있고, 눈은 그것을 보기 위해 목을 구부리고, 이어서 목의 구부림에 따라 체간도 아래 방향으로 힘을 실어준다. 발은 이러한 신호를 받아 한 발을 내딛게 된다. 계단을 내려간다는 것은 패턴으로 머리부터 발끝까지 집합적 움직임이 작용한다."

　이러한 전체적 패턴을 뒤로 하더라도 국소적으로 하지의 경우에는 발가락, 발, 발목, 무릎, 엉덩이 관절이 하나의 패턴화된 굽힘과 폄의 형태를 갖는다. 하지의 굽힘 패턴은 발끝이 위로 들려져야 하고, 이 움직임에 따라 발목의 발등굽힘(dorsiflexion)이 일어나고, 이어서 무릎의 굽힘, 엉덩이의 굽힘과 바깥돌림으로 완성된다.

　하지굽힘 패턴의 시작은 발끝에 있다. 발목이나 무릎은 발가락의 입장에서 보면 중추가 된다. 이는 발끝의 작용이 원활하지 않게 될 경우, 중추가 되는 발목과 무릎에 적지 않은 영향을 줄 것이고, 이 같은 움직임의 반복이 도드라지면 발목과 무릎의 손상은 예견하기 충분하다. 이에 따라 발목과 무릎의 손상은 발가락으로부터 시작하여 안정화를 목적으로 하는 처치가 필수적이다. 테이핑뿐만 아니라 테이핑 후 재활운동에 있어서도 운동성(mobility)보다는 안정성(stability)을 강조해야 한다.

　더불어 이와 같은 안정성을 목적으로 하는 운동은 패턴의 시작인 발가락의 의미 외에 중요한 것이 하나 더 있다. 발에서의 고유수용기이다. 척추(spine)를 제외한 고유수용기성 감각수용기가 가장 많이 포함되어 있는 해부학적 부위가 발(foot)이다. 발에서의 의식적, 무의식적 지각이 하지 전체에 고스란히 쌓인 만큼 질환의 크기와 치유의 과정도 달리 결정하게 된다.

　하지의 문제 해결은 발에서부터 이뤄지는 굳어버린 무의식적 행위를 바꾸는데 있다. 그것은 오로지 의식적 관여만이 변화를 줄 수 있으며, 하지에서 그 변화의 시작은 발바닥이 될 것이다.

하지굽힘 패턴과 폄 패턴은 다음과 같다.

## 1) 하지의 공동운동요소

### (1) 굽힘 공동운동요소

① 발가락의 발등굽힘 – 긴발가락폄근(장지신근, extensor digitorum longus m.), 긴엄지폄근(장고지신근, extensor hallucis longus m.)

② 발목관절의 발등굽힘 – 앞정강근(전경골근, tibialis anterior m.)

③ 무릎관절의 굽힘 – 넙다리뒤근(슬괵근, hamstring m.)

④ 엉덩이관절의 굽힘 – 허리네모근(장요근, iliopsoas m.), 넙다리곧은근(대퇴직근, rectus femoris m.)

⑤ 엉덩이관절의 벌림과 바깥돌림 – 중간볼기근, 작은볼기근(gluteus medius and minimus m.), 궁둥구멍근(이상근, piriformis m.), 안쪽과 가쪽 폐쇄근(obturator internus and externus m.), 위와 아래 쌍둥이근(gemellus superior and inferior m.), 넙다리네모근(quadratus femoris m.)

하지의 굽힘 공동운동요소는 일반적으로 약하다. 그 중 가장 강력한 것은 엉덩이관절의 굽힘이고, 가장 약한 것은 벌림과 바깥돌림이다.

### (2) 폄 공동운동요스

① 발가락의 발바닥굽힘 – 긴엄지굽힘근(장무지굴근, flexor hallucis longus m.), 긴발가락굽힘근(장지굴근, flexor digitorum longus m.)

② 발목관절의 발바닥굽힘 – 장딴지근육과 가자미근(gastrocnemius and soleus m.)

③ 무릎관절의 폄 – 넙다리네갈래근(대퇴사두근, quadriceps m.)

④ 엉덩이관절의 폄 – 큰볼기근(대둔근, gluteus maximus m.)

⑤ 엉덩이관절의 모음과 안쪽돌림 – 큰모음근(대내전근, adductor magnus m.), 긴 그리고 짧은 모음근(adductor longus and brevis m.), 두덩근과 두덩정강근(pectinus and gracilis m.)

하지의 폄 공동운동요소는 굽힘보다 강력하며, 전반적으로 폄이 우세하게 나타난다. 특히 폄에 있어서 무릎관절을 펴는 넙다리네갈래근이 강력하게 보이나 모음근이 가장 강력하게 작동하여 폄을 유지한다.

 패턴에 따른 공동운동요소를 바탕으로 발가락부터 무릎관절로 이어지는 움직임에서 가장 효과 있는 부위만을 선택하여 테이핑을 한다. 흔히 접촉에 의한 검사로 압박하거나 능동적 움직임을 도와주어서는 안 되며, 테이프를 붙였다는 느낌 정도의 접촉으로 테이핑 부위를 찾아 들어간다.

 참고로, 굽힘과 폄에 관여하는 강하고 약한 공동운동요소를 고려하여 테이핑을 실시하는 것도 좋은 방법이 된다. 특히 하지의 경우는 상지와 달리 패턴 전체가 강하거나 약함이 드러난다. 즉, 하지는 굽힘 패턴보다는 폄 패턴이 우세하다는 것이 질환에 대한 이해와 테이핑 응용에 보탬이 될 것이다.

## 10. 하지 패턴 테이핑 II

　한 발이 앞에 있으면 한 발은 뒤에 머물게 된다. 상지의 경우는 두 손과 팔이 함께 작용할 때가 종종 있지만, 하지는 움직임을 효율적으로 진행하기 위해서는 나란히 대칭적 움직임을 가져서는 안 된다.

　물건을 들어올리는 동작을 상상해 보면 쉽게 알 수 있다. 두 손으로 물건을 나란히 잡지만, 두 발이 나란히 있을 경우에는 체간의 움직임이 커진다. 체간의 움직임이 커진 만큼 하지의 기능은 감소한 것이고, 이 같은 하지 역할의 감소에 따른 충격은 중추가 되는 목과 허리에 부하량을 높인다. 다리를 구부려 물건을 들어올리는 올바른 자세를 강조하고 있다. 하지만 다리를 편 상태에서 드는 것보다는 다리를 엇갈리지 않고 하지를 굽히는 것은 중추에 부하량을 덜 줄뿐이며, 이 또한 올바른 자세라고 할 수 없다.

　올바른 물건을 들어올리는 자세는 몸이 물건 가까이에 위치한 상태에서 두 다리를 나란히 놓는 것이 아닌 엇갈린 상태의 비대칭적일 때 하지의 사용도를 높이며, 이에 따른 중추 구조의 충격이나 움직임을 완화하는 효과를 얻을 수 있다.

　두 발이 대칭적으로 움직임을 시작할 때 또는 대칭적으로 끝날 때 그 이후에 목과 허리에 적지 않은 충격을 주는 것은 임상적으로 흔하게 접할 수 있다. 한동안 한 자세로 앉아 있다든지, 누워 있다 일어난다던지, 또는 걷다 멈추고 앉는다든지 등의 지속적 자세에서 대칭적으로 움직임이 시작되고 바뀔 때 중추 구조는 가장 큰 스트레스를 받게 된다. 이유는 간단하다. 자세가 시작할 때 또는 바뀔 때 대칭적 자세에서 시작하고 끝나기 때문에 그렇다. 이후 움직임은 목과 허리의 중추 구조의 사용도가 갑자기 커지기 때문이다.

　특히 하지는 체간을 받치고 있는 기초와 같기 때문에 하지 역할의 감소는 고스란히 중추 구조의 몫으로 남게 한다. 이를 감소시키기 위한 노력이 하지의 비대칭적인 원활한 움직임이다. 한 발이 앞에 있으면 한 발은 뒤에 머물러 힘을 실어주어야 한다. 이 같은 역학적 움직임을 간과한다면 하지의 손상은 중추 구조의 손상보다 뒤늦게 나타나는 경우도 흔히 볼 수 있다. 상지는 사용도에 따라 아픈 부위가 명확할 수 있지만, 하지의 경우는 덜 사용하거나 잘못된 사용으로 아픈 부위가 잘못을 저지른 곳(하지)이 아닌 목과 허리의 문제로 나타나게 한다. 체간 구조의 상당 부분이 하지의 역할임을 잊지 말아야 할 대목이다.

이러한 이유들로 인해 하지의 좌우 패턴에 테이핑은 고려할 만하다. 한 발이 굽힘 패턴을 시작한다면, 다른 발은 폄 패턴을 하는 것이다. 이들의 원활한 비대칭적 균형은 두 다리 중 손상측의 문제 해결에 도움을 줄 것이다. 이는 전체적으로 하지의 안정된 움직임을 만들게 되고, 목과 허리의 문제 역시 이 같은 하지의 역할을 강조함으로써 상당 부분 해결할 수 있다.

### 하지의 굽힘, 폄 패턴에 대한 검사법

▶ 굽힘 패턴에 대한 접촉검사

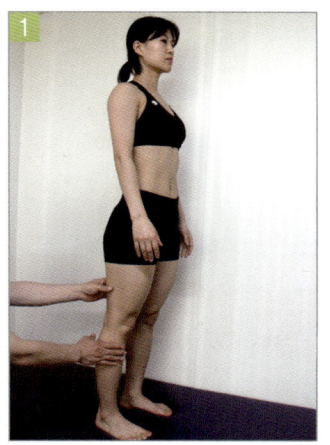
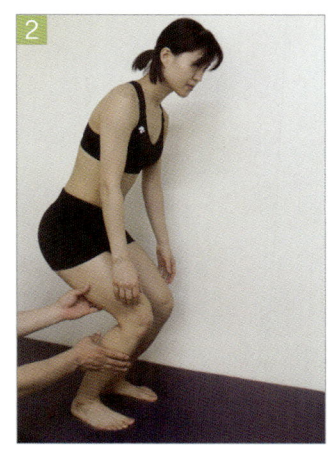

▶ 폄 패턴에 대한 접촉검사

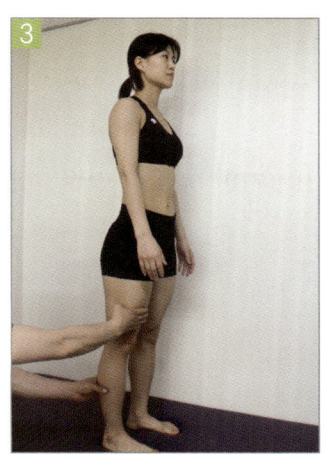
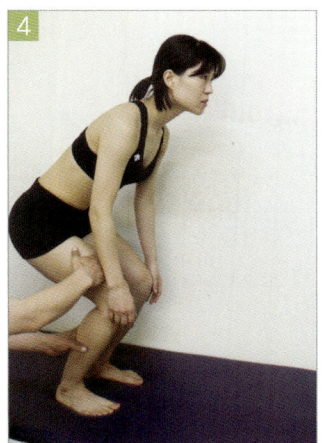

## 스파이럴 테이핑

### A. 하지의 굽힘 패턴에 대한 테이핑

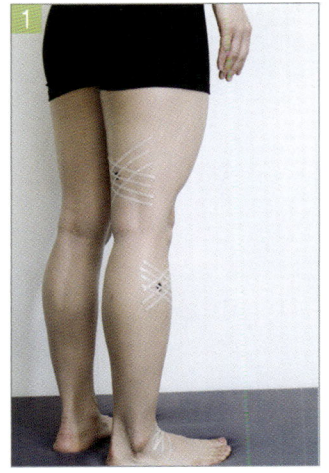
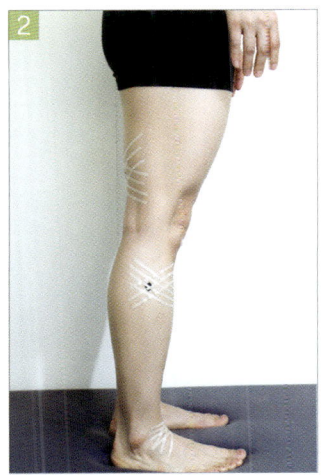

### B. 하지의 폄 패턴에 대한 테이핑

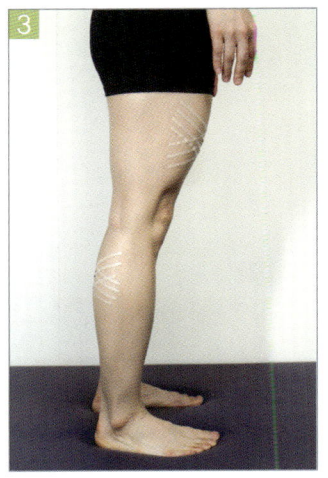
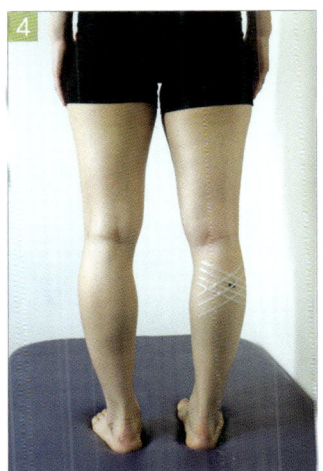
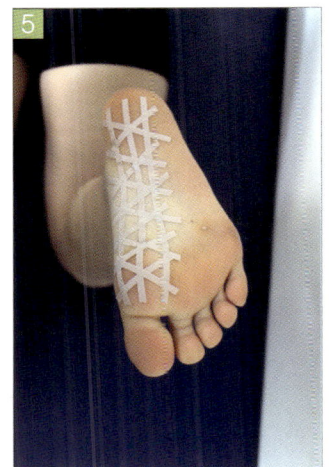

## 키네지오 테이핑

A. 하지 패턴에 대한 좌우 균형적 테이핑(왼쪽 굽힘에 대한 탄력테이핑)

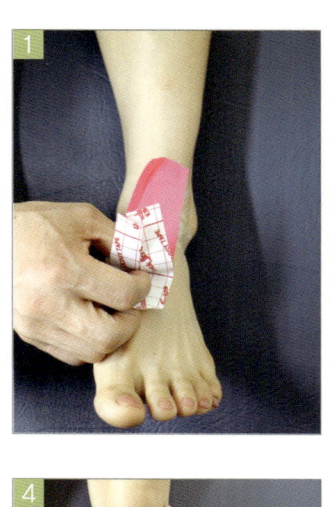
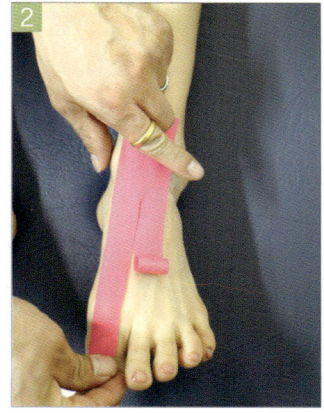
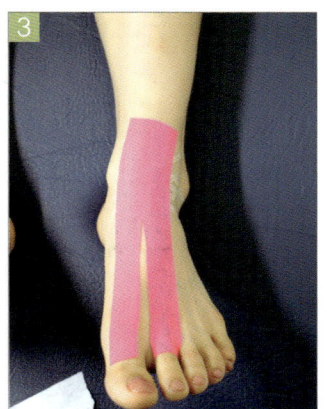
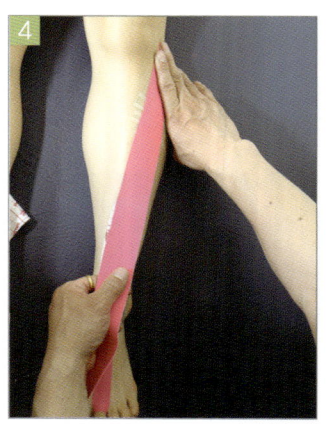
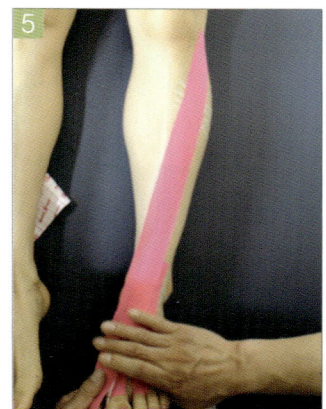
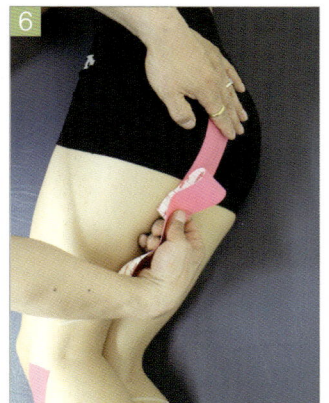
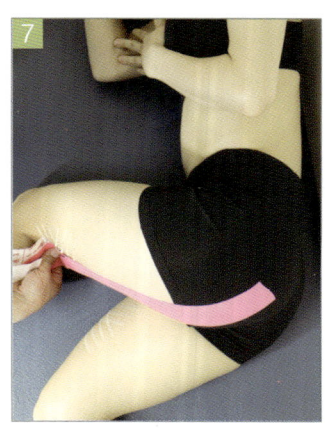
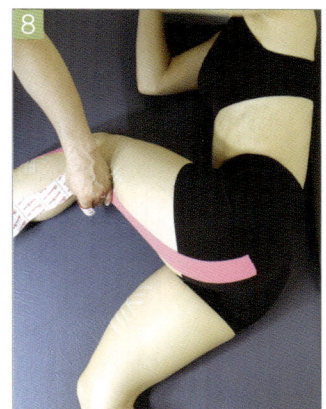
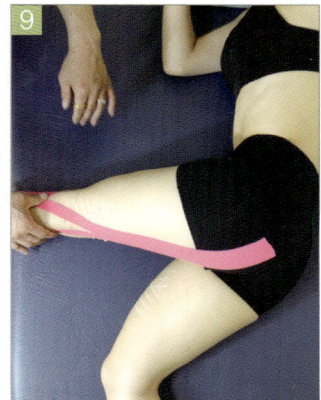

B. 하지 패턴에 대한 좌·우 균형적 테이핑(오른쪽 폄에 대한 탄력테이핑)

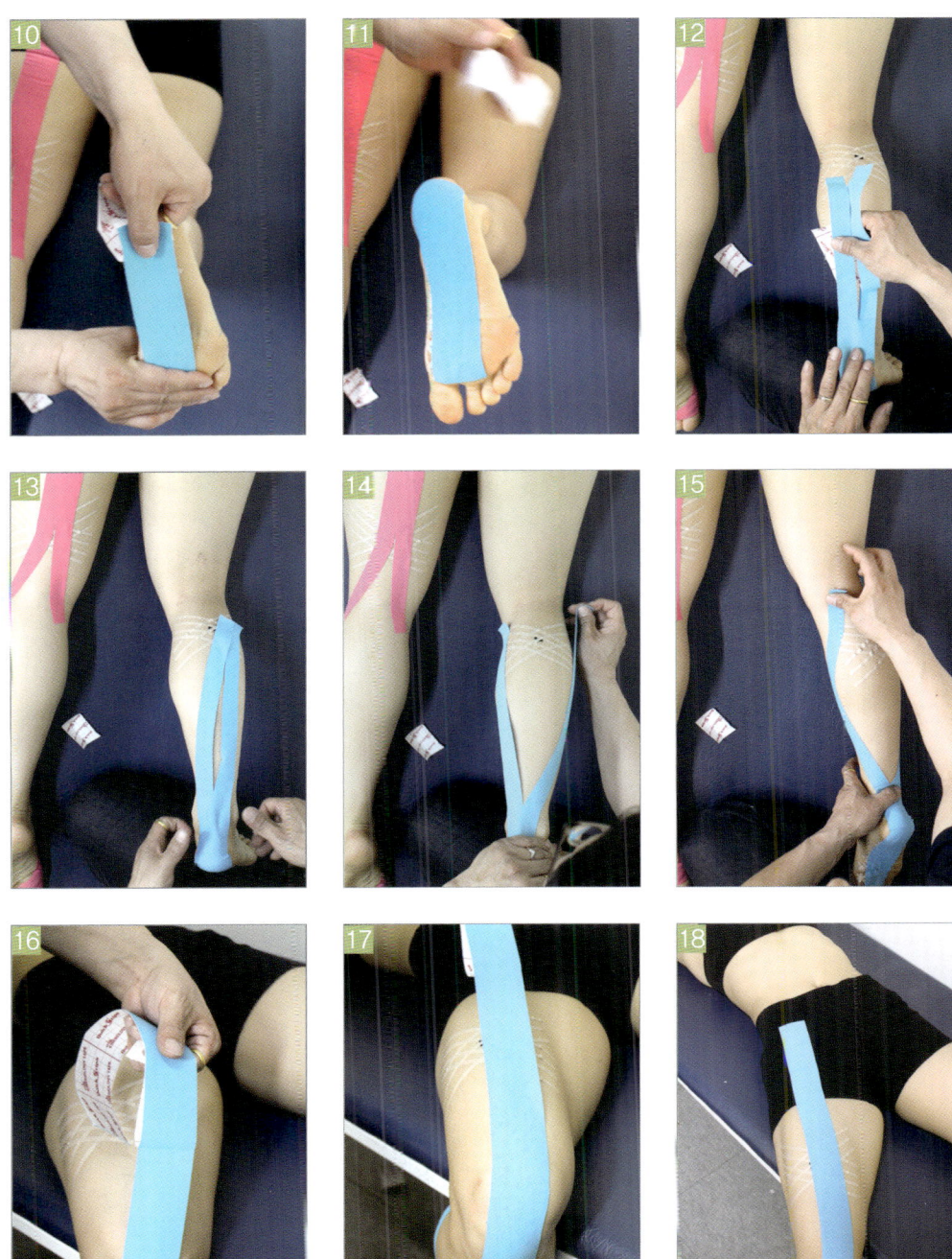

chapter 7. 하지에 대한 테이핑

C. 전체적으로 상지와 하지 패턴을 적용한 완성된 모습

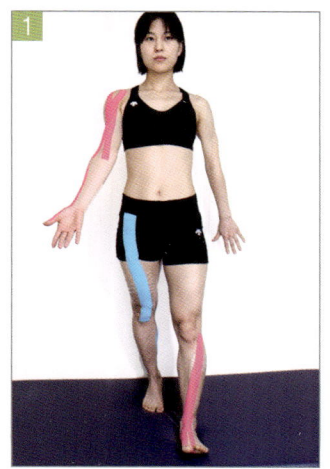
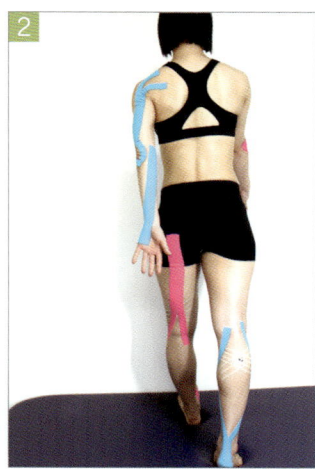
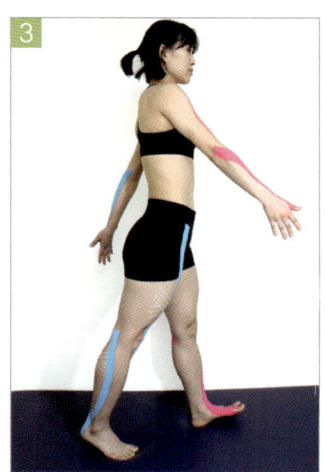

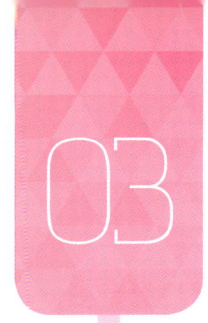

# 03 재활운동(Rehabilitation exercises)

Spiral and Kinesio Taping

■ 발목운동

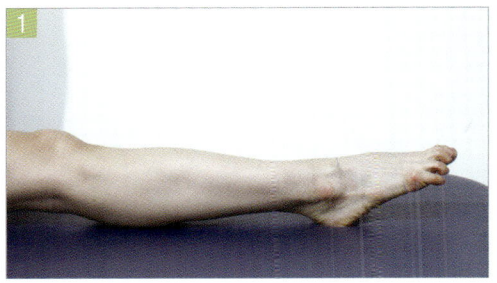
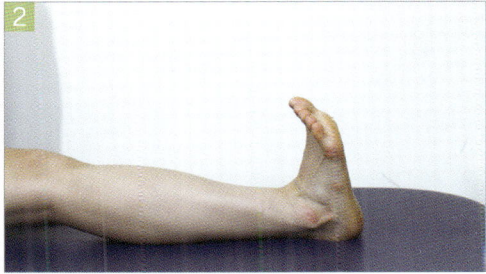

■ 무릎운동

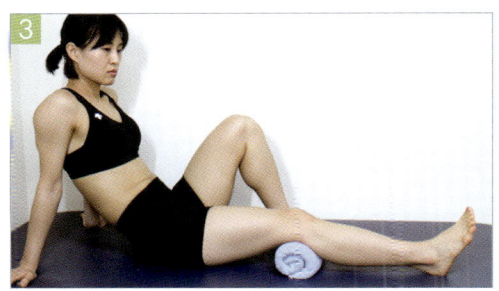
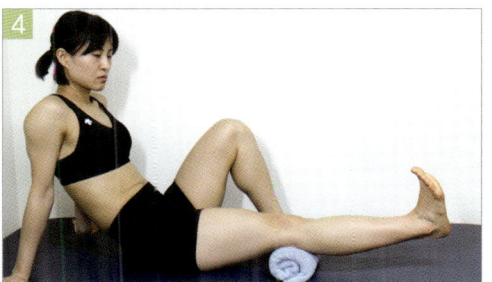
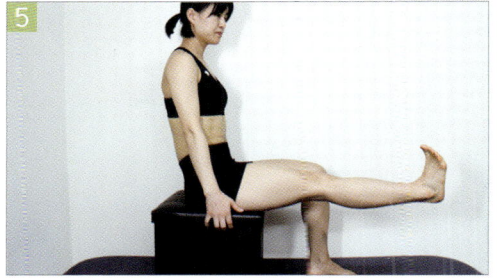

발목운동 ①~② 그리고 무릎운동 ③~⑤와 같은 운동은 안정화 운동에 맞지 않다. 오히려 발목운동 ①, ②는 관절의 과대 움직임을 초래하는 결과를 낳을 수 있어서 주의해야 한다. 또한 흔히 하는 무릎운동 ③~⑤는 체중 지지를 할 수 있을 정도의 손상에서는 의미 없는 운동이 될 수도 있다.

다음과 같은 안정화 운동으로부터 하지 운동을 시작하길 바란다.

### ▣ 발가락으로 수건 짚기 운동

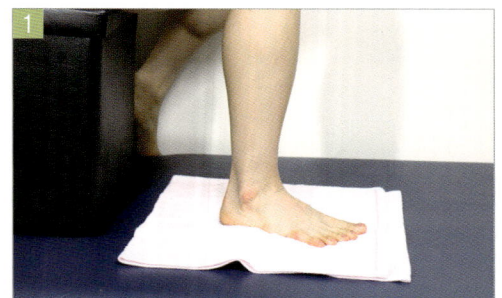
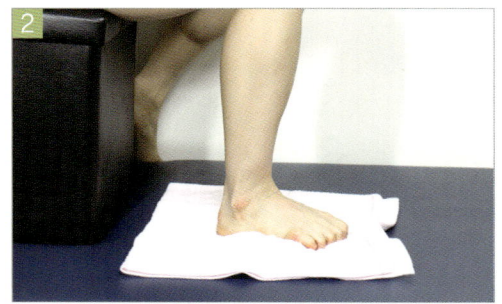

### ▣ 발가락으로 볼펜 잡기 운동

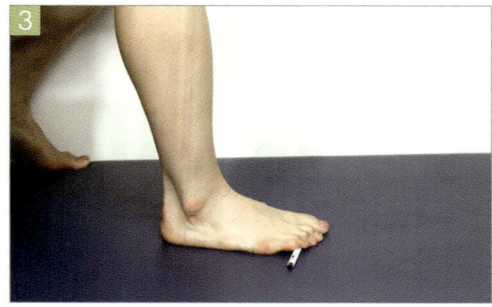
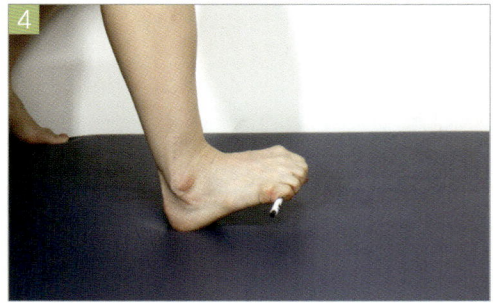

■ 발가락으로 걷기 운동

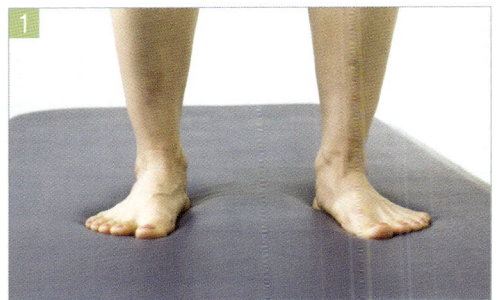
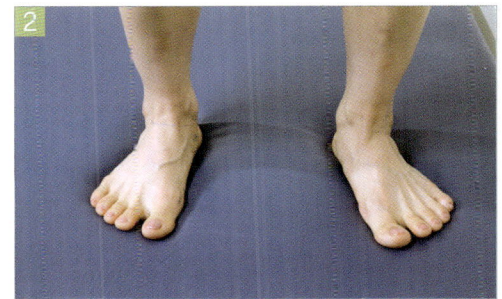
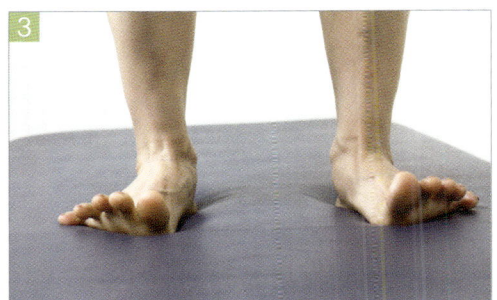
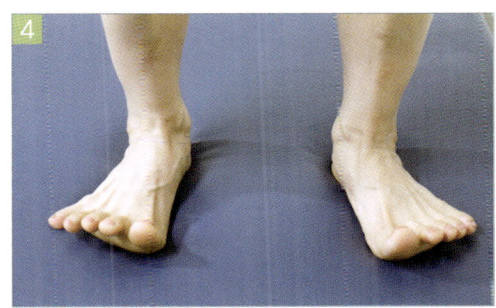
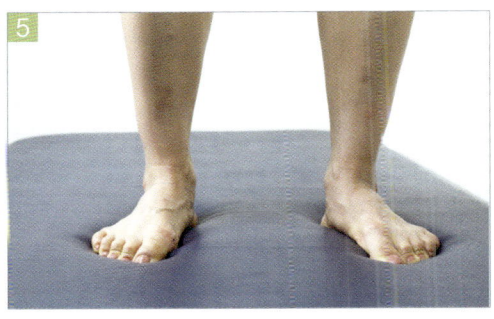
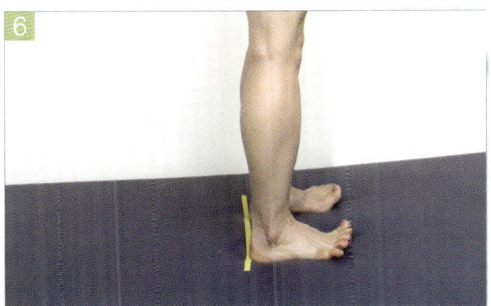
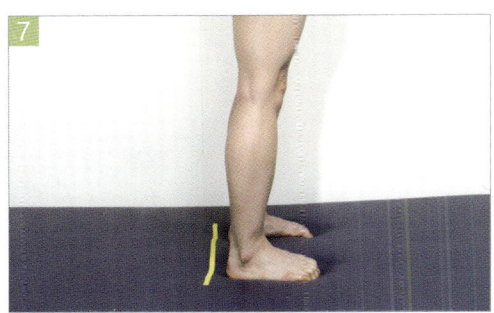

# chapter 8
# 척추에 대한 테이핑

# 01 척추에 대한 테이핑

Spiral and Kinesio Taping

척추와 관련된 테이핑을 거론하기에 앞서 척추와 상하지의 운동 발달과정을 이해하는 것은 근골격계 질환에 이환되는 과정과 그것으로부터 벗어날 수 있는 방법을 찾는 중요한 일이다. 왜냐하면, 처음 접하는 모든 신체적 움직임은 신경계의 경험에 따라 어색하고 서툰 움직임에서 반복하여 자동화된 결과이기 때문이다. 일반적인 근골격계 질환은 습관처럼 편해버린 움직임의 한계에서 발생하고, 또 다시 굳어진 경험들은 질환을 반복적으로 만성화시킨다. 그로부터 또한 운동 발달과정이 중추신경계의 성숙과정과 신체 발달과정과 일치한다는 것은 중추신경계뿐만 아니라 척추의 근골격계 질환의 원인과 결과를 예견할 수 있고, 그에 따른 치료 방법을 가늠할 수 있게 해준다. 다시 말해 중추신경계의 손상은 정상 운동발달을 기초로 하여 치료의 기준을 삼듯이 척추의 근골격계 질환 역시 이러한 운동 발달과정은 질환의 원인과 그에 따른 치료법을 제시할 수 있는 기준이 되기도 한다.

걷고, 뛰고, 놀이를 위한 일상생활의 모든 행위에서 움직임을 한다는 것은 절대적이다. 움직임은 규칙적이고 반복적이며, 직접적인 기전으로 중추신경계의 운동조절(motor control)이 있어야 한다. 이러한 움직임이 어떻게 시작되었고, 어떻게 발달했으며, 그리고 그 끝으로 질환을 낳게 했는지 되짚어보는 일은 질환을 올바르게 이해하고 질환을 변화시킬 수 있는 대안도 함께 제시할 수 있다.

벌거벗은 몸으로 태어나 한 번도 경험해 보지 못한 세상은 호기심과 신기함보다는 두려움과 공포가 먼저이다. 그러하기에 아기는 세상에 태어나서 처음 하는 움직임이

### 스파이랄 및 키네지오 테이핑

란 울고 발버둥치는 것밖에 없다. 밀려드는 산소와 엄청난 중력에 답답하고 힘겨워 하며 이 낯선 세상이 자신을 죽이기라도 하는 것처럼 갓난아이는 처절한 몸짓만을 하게 된다. 엄마의 뱃속에서 10개월간 머물렀던 보호막으로부터 벗어나 온전히 재 살갗으로 맞는 낯선 세상에서 감각적 움직임이란 그저 살려달라는 몸부림밖에 없어 보인다.

적응이란 쉬운 것인가? 단 몇 시간만 지나도 그 흥분은 젖을 빠는 본능으로 진정을 찾는다. 공포에 발버둥쳤던 몸부림이 잦아들면서 고정된 움직임의 패턴(stereotyped movement pattern)인 몇몇 반사들이 적응의 일환으로 차츰 나타나기 시작한다. 꼭 싸우자고 시비를 거는 것처럼, 또 싸움을 피해 도망가는 것처럼(fight or flight response), 외부 자극에 대해 밀쳐내고 피하는 원시적인 척수반사를 통해 외부 자극을 경험하고, 여전히 타협이 없는 극단의 반사적 움직임만을 반복한다.

4주, 6주! 얼마나 시간이 흘렀을까. 시선을 고정하고 한 곳을 응시하기 시작한다. 6주가 넘어서면서부터 시선을 돌리며, 혼란스럽고 무질서하게 나타났던 움직임들이 차츰 의미있는 움직임으로 변하기 시작한다. 목이 돌아간 쪽의 팔과 다리가 펴지고 후두(뒤통수)에 있는 팔과 다리는 구부리는 집단움직임(asymmetric tonic neck reflex)이 나타난다. 또한 똑바로 눕히면 팔다리는 폄이, 엎드리게 하면 굽힘(tonic labyrinthine reflex)이, 그리고 머리를 들면 팔은 펴지고 다리는 구부리고, 고개를 숙이면 팔은 구부리고, 다리는 펴지는 움직임(symmetric tonic neck reflex)도 보인다. 눈의 움직임으로 머리가 향하고, 목근육들이 머리를 떠받치며 움직이게 한다. 좌우, 위아래로 목의 움직임에 따라 팔다리는 '구부렸다, 폈다'를 반복한다.

마치 춤을 추듯! 눈길과 머리가 가는 데로 팔다리는 움직인다. 눈, 머리, 목이 몸의 중심이라면, 팔다리는 곁가지와 같다. 몸뚱이에서 갈라져 뻗은 팔과 다리는 머지않아 춤을 추며 행위(attitudinal)를 만들어낼 것이다. 기는 것도 걷고 뛰는 것도 팔다리가 하는 행위의 실체가 된다.

상황이 변하면 역할도 따라 변하기 마련이다! 4~6개월에 이르는 과정에서 체중을 한쪽 팔에 줄 수 있고 뒤집기, 구르기도 완성되어 간다. 구르기는 몸통돌림이 안정되어야 하고, 이전에 있었던 긴장성 목반사(tonic neck reflex)의 억제적 조절이 있어야만 가능한 일이다. 원시적 반사들은 이제 제 역할을 충분히 했고, 생활에 쓸모 있는 움직임으로 변해가야만 한다. 원시적 반사가 존재했던 이유와 역할도 일상생활에 필요한 움직임을 위해 다듬어져야 한다. 질서있고 규칙적이고 연속적인 원시적인 반사들은 서툴고 투박하기만 했다.

이제 새로운 세상의 탐구를 위해 눈, 머리, 목으로부터 시작된 원시적 반사는 위급한 상황을 대비하기 위해 잠시 심연에 자리한다. 이제 좀더 개별적이고 분절적이며, 세련된 움직임을 찾기 위해 반사의 통합(integration)이라는 과정을 거쳐야 한다. 고개가 돌아가도 팔과 다리가 쫓아가지 않고 따로 놀 수 있어야 한다. 이 때 비로소 몸이 하는 균형을 머리부터 엉덩이까지의 전달이 가능해졌다. 그래서 앉을 수 있고, 설 수도 있다. 몸의 균형을 위협하는 불안한 자극에도 머리와 골반의 균형(righting reaction)을 잃지 않고 어느 정도는 버틸 수 있다. 그것(정위 반응)으로 균형잡기가 가능하지 않다면 어깨(shoulder girdle)와 골반(pelvic girdle)이 균형을 유지하기 위해 대신 긴장(equilibrium reaction)할 수 있다. 이것마저 어렵다면 팔을 던져서, 발을 떼어 새로운 균형(protective reaction)을 찾을 수 있기까지 세련된 움직임은 계속해서 반복될 것이고, 그렇게 성숙해 가는 몸의 균형은 걷기를 완성한다.

제 한 몸 가눌 수 없는 존재에서 얼마나 많은 일들이 벌어져야만 두 발로 서고, 걷고 뛰기가 가능한지를 보았다. 몸의 움직임은 머리에서부터 엉덩이 부위로 또한 반사의 출현에서 반사의 통합으로 이루어졌다. 그렇게 중추라는 몸뚱이에서 말초라는 팔다리의 행위가 완성되었다. 이제 몸뚱이는 다리에 실려 원하는 곳으로 데려다 준다. 그 곳이 어디든지 또한 어떤 환경이든지 개의치 않고 한 발을 떼면 한 발은 지탱하고, 또 뗀 발이 딛을 때 지탱한 발을 떼게 하는 자동적 움직임으로 몸뚱이를 옮겨 놓는다. 그 보다 앞서 손은 몸을 일으켜 세우기도 하고, 두 다리가 안정 상태에 있을 때는 흔들거린다. 손은 떨어지는 낙엽을 잡을 수 있을 만큼 섬세하게 공간을 휘젓는다. 어디라도 무엇을 해도 이젠 거리낌 없이 움직일 수 있다.

이렇게 자유로운 몸놀림은 몸에 배여 나름대로의 습관이 된다. 습관처럼 자동적이

## 스파이럴 및 키네지오 테이핑

고 무의적인 행위는 따로 새로운 것을 탐하지 않는 이상 바뀌지 않고 굳이 바뀌려 하지도 않는다. 강력한 통증정도의 이벤트(event)가 있지 않은 이상 그렇게 습관처럼 과사용과 잘못된 사용을 반복해도 몸은 그것이 어떠한 위험을 줄지 알아채지 못할 만큼 한동안 한가롭다.

"손목을 돌릴 수가 없다. 계단 내려갈 때 무릎의 통증이 심하다. 목이 아파 옆을 볼 수 없어서 몸통을 돌려야 한다. 허리가 아파서 구부리고 펼 수도 없다."처럼 통증과 더불어 움직임의 제한을 느낄 때 걷고 뛰는 일상적이고 습관화된 행위는 잠시 멈추게 된다.

밑그림처럼 다져지고 자유로웠던 움직임들이 통증으로 흔들린다. 특히 팔다리의 통증은 중추구조를 혼란스럽게 만든다. 아픈 팔다리는 뻣뻣해진다. 팔은 몸쪽으로 바짝 붙이고, 다리는 쭉 편 채 몸뚱이를 불안하게 받친다. 자유로웠던 팔다리는 어색하고 서툰 몸짓의 과거로 되돌아간다. 이럴 때면 머리부터 엉덩이까지의 몸통은 팔다리를 대신해서 더 많은 일을 하게 만든다. 쭉 펴진 다리는 목과 허리를 구부리게 만들고, 이 같은 반복은 목과 허리마저 다치게 한다.

최초 팔다리의 발달은 눈과 머리 움직임의 완성과 함께 시작되었다. 팔다리가 망가지고 팔다리의 잘못된 사용으로 중추 구조인 몸뚱이가 다치는 것은 단순히 손목, 어깨, 발목, 무릎에 국한된 문제만으로 생각할 게 아니다. 뿐만 아니라 중추 구조인 목과 허리의 이상은 더군다나 목, 허리라는 국소적 부위의 손상으로 볼 수 없다. 국소적 손상이라면 쉽게 낫는다. 하지만 목과 허리는 쉽게 낫지 않는다. 이유는 중추 구조로부터 발달한 팔다리의 성숙이 끝나고 난 뒤, 팔다리의 움직임은 중추 구조를 새롭게가 아니라 적응되게 만들어간다. 즉, 팔다리의 움직임이 몸의 형태를 바꾸는 것이다.

잘못된 팔다리의 사용은 고스란히 몸통(중추 구조)에 쌓이게 한다. 처음 중추 구조로부터 시작하여 말초라는 팔다리를 발달시켰지만, 이제는 팔다리의 역할이 중추 구조를 새롭게 한다. 달리 말하면 팔다리의 원활한 움직임이 머리부터 엉덩이까지의 몸을 견고하게 하고, 그 움직임의 충격을 몸에 쌓지 않는다. 하지만 팔다리는 제 기능을 게을리 한다.

  그렇다면 목과 허리의 통증이나 기능은 어떻게 회복할 수 있을까? 아픈 결과에서 덧칠하는 식의 치료로는 증상 완화라는 아슬아슬한 곡예일 뿐이다. 쉽지는 않겠지만 처음으로 돌아가 그 밑그림을 다시 그리는 수밖에 없다. 머리를 움직였을 때 팔다리는 어떻게 학습되었고, 또한 그 팔다리의 역할과 기능은 무엇인지 곰곰이 확인해야 한다. 이 같은 확인의 기준은 자율적 움직임을 만들기 이전 또는 손상 이전의 반사로부터 시작되어야 한다.

  그리고 손상 후에 갖게 될 보호 반응, 그 역시 반사적으로 통증을 피하는 행위를 만들게 된다. 그래서 척추에 대한 테이핑의 많은 부분은 행위를 하기까지 거쳐 지나온 반사들을 확인하는 작업으로 이뤄져야 한다. 목이 돌아가지 않는 이유를 비대칭성 목반사를 통해, 허리의 굽힘과 폄은 대칭성 목반사를 통해, 또한 이를 엮어 한 발이 앞에 있을 때 또 한 발은 뒤에 머물러 비대칭적인 움직임에 서로 어떻게 영향을 주는지를 눈여겨봐야 한다.

  인체를 하나의 기능적 단위로 몸을 이해한다면, 지금의 중추나 말초라고 하는 것은 단지 공간적, 물리적 구분에 불과하다는 것을 깨닫게 되는 순간, 반사는 질환을 이겨내는 실마리가 될 것이다.

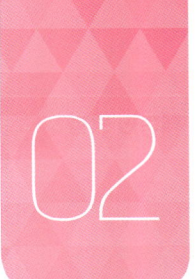

# 목에 대한 테이핑

Spiral and Kinesio Taping

## 1. 목 돌림(rotation) 시 통증 I

목에서 키(key)가 되는 움직임은 돌림이다. 고리뼈(환추, atlas)와 중쇠뼈(축추, axis)에서 이뤄지는 돌림의 통증은 단순히 목뼈 1번, 2번의 관절상의 문제라기 보다는 목 주변 미세근육의 불균형으로 볼 수 있다. 특히, 목 주변 근육 중 사각근(scalenus m.)은 굽힘과 측방 굽힘, 그리고 돌림 움직임 모두에 작용하며, 이 중 돌림은 목에서 일어날 수 있는 굽힘, 폄, 측방 굽힘을 종합적으로 완성하는 움직임이다. 돌림에서의 통증은 목빗근(흉쇄유돌근, sternocleidomastoid m.)이라는 큰 근육보다 이들 사각근의 역할이 적지 않은 목 돌림에 문제를 유발한다.

### A. 사각근 이완 검사방법 I

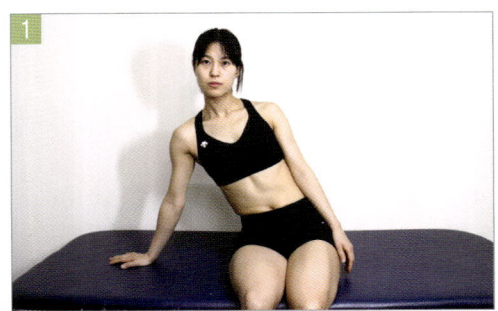
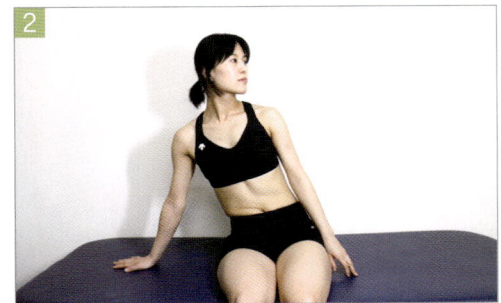

질환별 테이핑 방법 PART 2

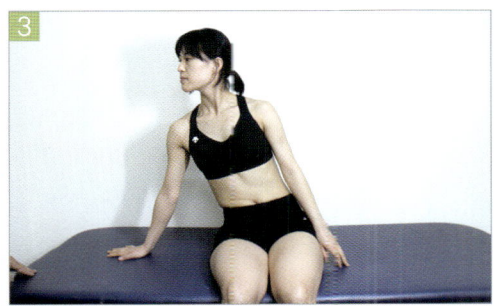
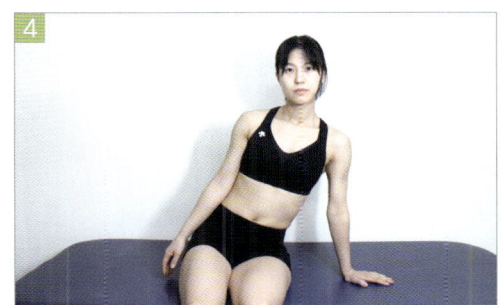
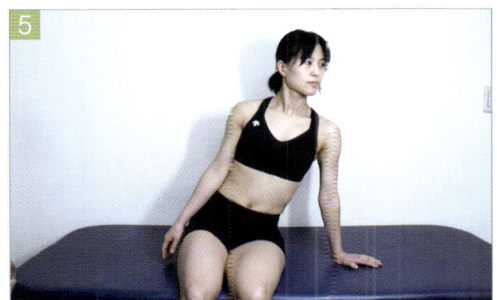
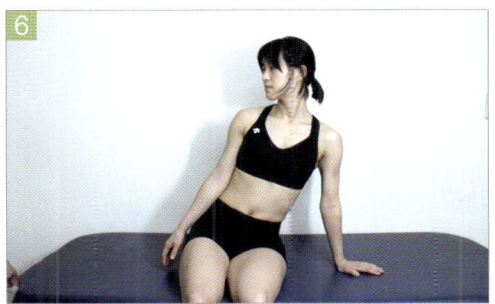

①~⑥ 테이핑은 사각근의 긴장이 어느쪽에 있는지를 먼저 확인한다. 즉, 좌우측으로 팔을 펴서 45도 각도가 되도록 체중을 지탱하도록 한다. 이 때 머리는 수직 상태로 위치한다. 머리의 수직 상태는 좌우 사각근의 긴장을 완화하거나 사각근이 목의 움직임에 영향을 미치는지를 확인하는 작업으로 목 움직임 시 문제라면 꼭 검사해야 할 자세이다.

## B. 사각근 이완 검사방법 Ⅱ

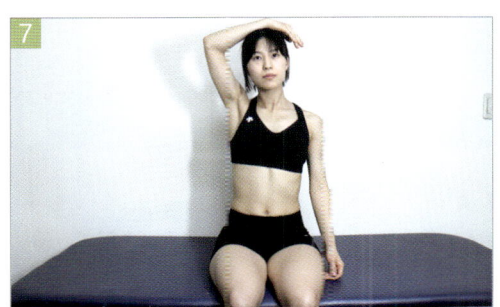
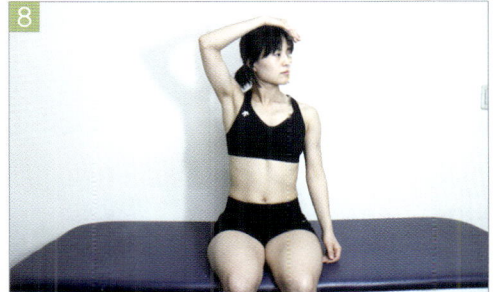

chapter 8. 척추에 대한 테이핑  225

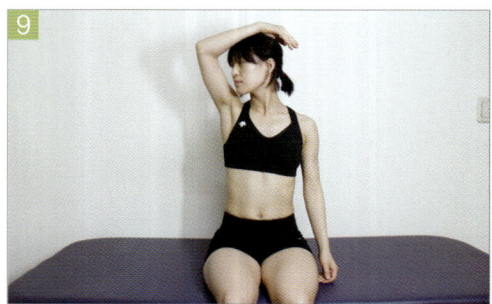 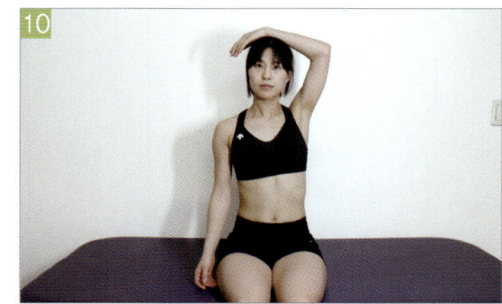

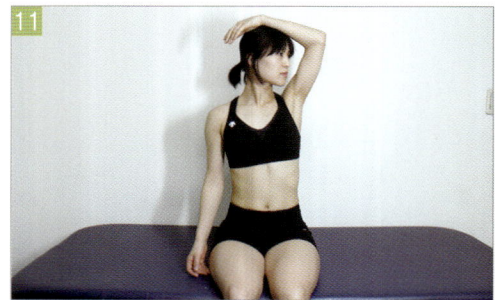 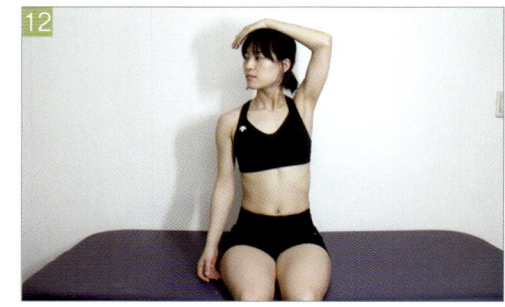

⑦~⑫_ ①~⑥을 참고로, 앞선 검사 자세를 취하기 어려울 경우에는 팔을 머리 위에 얹고, 목 움직임의 변화로 사각근의 영향을 검사할 수도 있다.

## C. 사각근 이완

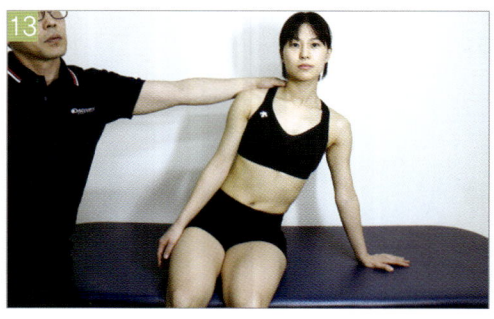 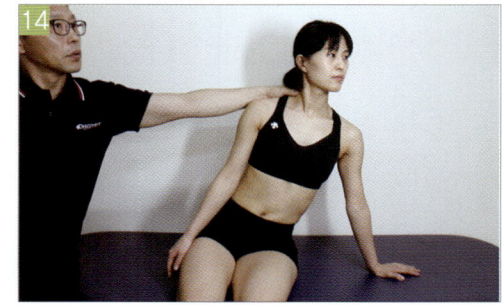

질환별 테이핑 방법 PART 2

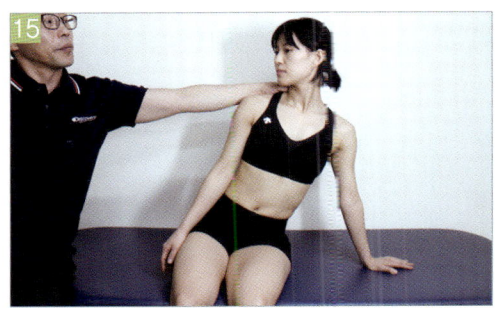
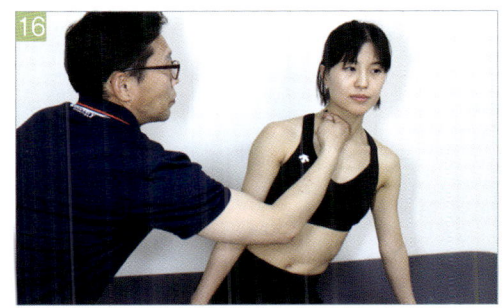

⑬~⑯ 앞선 검사 방법으로 어떠한 자세에서 목의 편안한 움직임을 만드는지 또는 사각근의 긴장이 심한 쪽이 어디인지를 찾았다면,

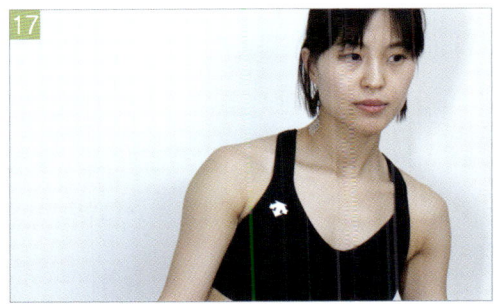
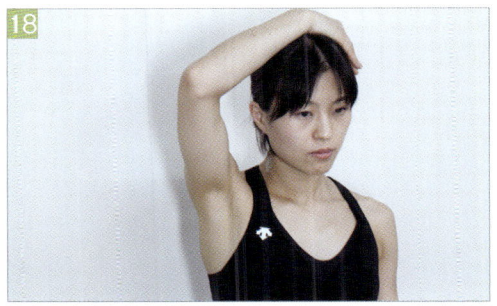

⑰~⑱ 편안한 자세에서 사각근의 긴장이 심한 압통점에 3×4 테이핑을 한다. 덧붙여 전사각근이나 중사각근이든지 이들 근육 중에서도 더욱 긴장하고 있는 부위가 있기 때문에 이를 찾아 테이핑 하는 것이 필요하다.

chapter 8. 척추에 대한 테이핑  227

## 2. 목 돌림(rotation) 시 통증Ⅱ: 채찍질 손상(whiplash injury)

　　목의 이상 중 특별한 상황에서 기인한 경우가 있다. 대표적으로 교통사고 등으로 흔히 나타날 수 있는 채찍질 손상(whiplash injury)이 그것이다. 흔히 충격에 의해 목의 과도한 굽힘이나 폄으로 나타나는 손상이지만, 일상에서도 적지 않게 경미한 채찍질 손상을 경험하게 된다. 예를 들어, 계단을 내려가면서 옆으로 지나치는 계단을 오르는 사람을 쳐다봤을 때, 계단을 내려가는 체중의 이동과 계단을 오르는 사람을 쳐다보는 목의 움직임은 미세한 채찍질 손상을 일으킨다. 이러한 이유로 잠자고 일어났는데 목을 돌릴 수 없는 경험도 하게 된다. 대부분 아침에 목이 아파서 돌릴 수 없는 경우에 원인은 결과에 앞서 나타나므로 오늘 아침이라는 시간과 연관지어 가장 근접한 잠자리의 문제로 잘못 유추하는 오류를 범하기도 한다. 잠자리는 사실 바뀐 게 없는 데도 원인을 유독 잠자리에 두는 경우이다. 엄밀히 말해, 오늘 아침의 목통증은 어제의 일상에서 원인을 찾아야 한다. 평상시와 다른 일상이 잠자는 동안 풀리지 않았고, 그것이 이어져 오늘 아침에 목을 돌릴 수 없게 만든 것이다. 이러한 경우 목의 문제는 앞서 본 전사각근에 대한 처치와 더불어 뒤쪽 머리널판근(두판상근, splenius capitis m.)과 목널판근(경판상근, splenius cervicis m.)의 정지부인 후두골과 유양돌기(mastoid process), 그리고 목뼈 1번의 가로돌기(횡돌기, transverse process) 부위를 중심으로 한 테이핑이 효과적이다.

### 🟠 스파이랄 테이핑

❖ 테이프 폭; 2.5 cm의 격자 테이프
❖ 자세; 통증이 없는 자세 또는 중립자세
❖ 시작점; 말초에서 중추로

## 질환별 테이핑 방법   PART 2

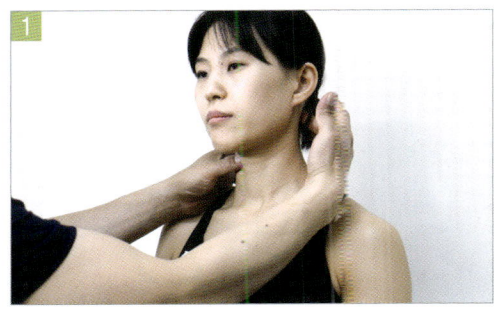
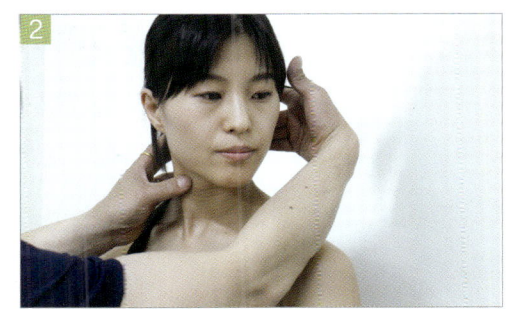
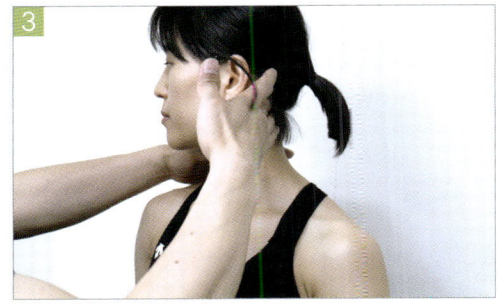
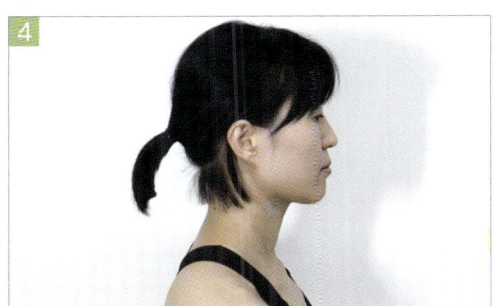
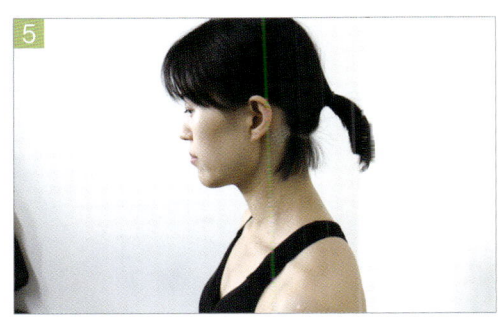

①~⑤ 테이핑은 우측, 후두융기(adam's apple) 선상 목빗근 사이의 전사각근과 좌측, 유양돌기 선상의 바로 뒤 움푹 들어간 목뼈 1번의 가로돌기 부위를 가볍게 접촉한 상태에서 목돌림을 시켰을 때, 마치 머리가 떠 있는 듯한 가볍게 돌아가는 경험을 하게 될 것이다.

하지만, 우측과 좌측을 바꿔서 사용할 경우에는 회선 움직임이 반대로 작동하여 효과를 보기 어렵다. 좌측이든 우측이든 상관 없이 돌림의 문제가 있을 경우에 테이핑 방법은 변하지 않는다.

chapter 8. 척추에 대한 테이핑

### 🔘 키네지오 테이핑

- ❖ 테이프 폭; 3~5 cm
- ❖ 자세; 편안한 자세에서 각 관절의 통증이 유발되지 않는 정도의 신장으로
- ❖ 시작점; 중추에서 말초로

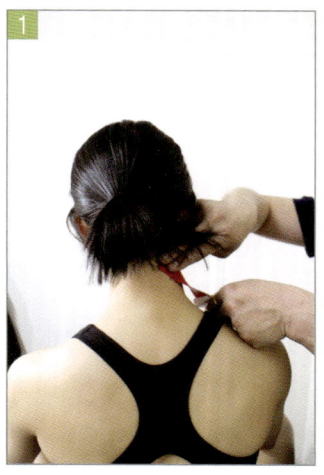
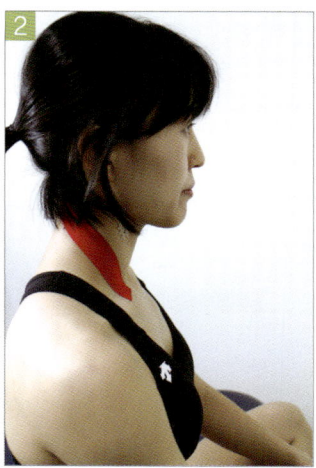

①~② 목뼈 3번 횡돌기로 시작하여 첫번째 갈비뼈까지 첨부한다.

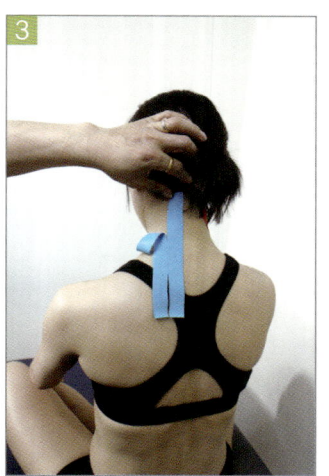
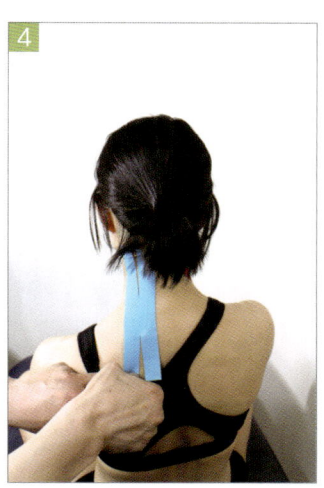
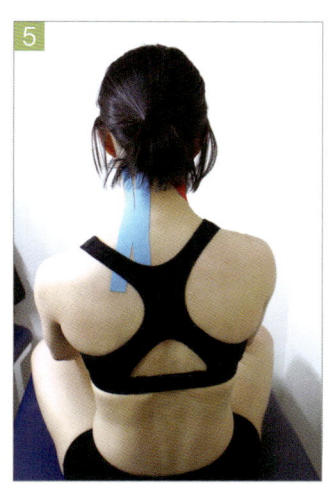

③~⑤ 머리널판근과 목널판근 모두를 처치한 그림으로 기시점과 정지점 중간으로 모아주는 'H'자 모양의 테이핑으로, 붙이는 반대측으로 목을 측면으로 굽힘시키고 신장하여 테이핑한다.

## 3. 목 돌림(rotation) 시 통증 III

목돌림에 대한 기능 증진을 위해서는 억제적 방법을 선택할 수도 있다. 통증이 심한 경우에 앞에서 언급한 것으로는 미흡할 수 있기 때문에 아픈 방향으로의 움직임을 제한하는 테이핑을 하는 것도 좋은 방법이 된다. 특히 어깨뼈올림근(견갑거근, levator scapula m.)에서는 어깨뼈의 올림(elevation)과 폄이나 굽힘, 그리고 돌림에도 영향을 미치는 중요한 근육이다.

테이핑은 돌림 통증 방향의 반대측을 고정 또는 제한하는 방법으로 통증을 일으키는 방향을 억제할 목적으로 한다.

### 스파이럴 테이핑

- 테이프 폭; 3~5 mm
- 자세; 통증이 없는 자세 또는 중립자세
- 시작점; 말초에서 중추로

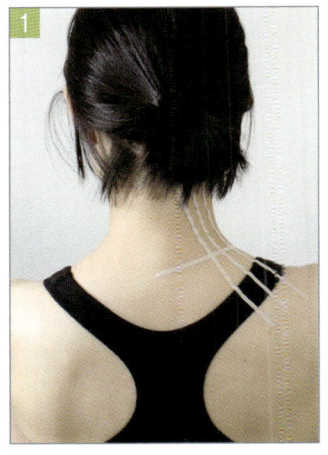
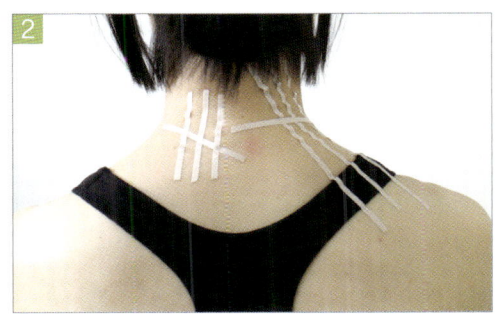

①~② 좌측 돌림 시 통증이 있다면 테이핑은 견갑거근에 대한 처치와 목뼈 중심의 테이핑을 함께 적용하여 사용한다. 우측은 어깨뼈올림근 그리고 좌측은 척추 주변의 긴장을 확인하여 테이핑한다.

## 스파이랄 및 키네지오 테이핑

### 🔴 키네지오 테이핑

- ❖ 테이프 폭; 3~5 cm
- ❖ 자세; 편안한 자세에서 각 관절의 통증이 유발되지 않는 정도의 신장으로
- ❖ 시작점; 중추에서 말초로

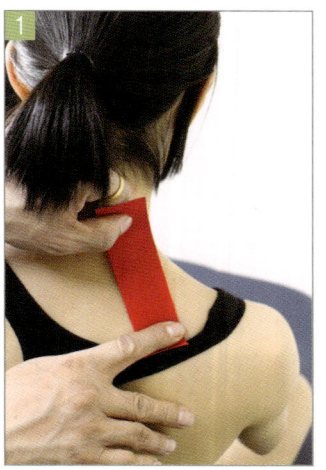
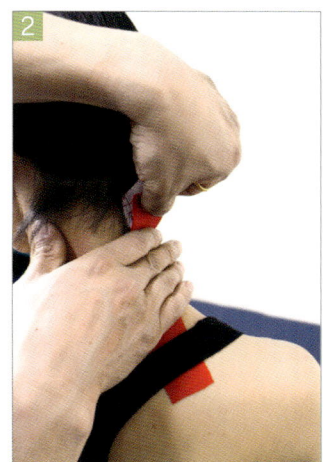

①~② 어깨뼈올림근에 테이핑한다.

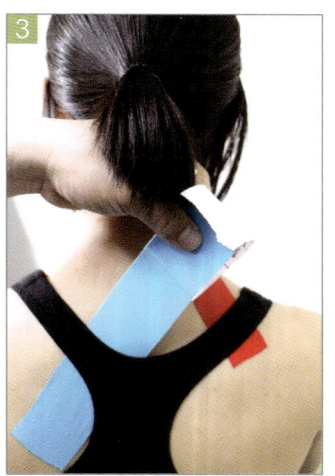
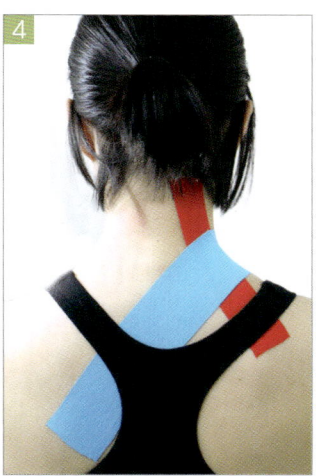

③~④ 좌측 돌림 시 움직임을 제한하고자 반대측 어깨뼈의 내측 아래쪽에서 시작하여 위세모근(상승모근, upper trapezius m.) 앞을 잡아당기듯이 마무리한다.

## 4. 목뼈 과대 움직임이나 디스크가 명확한 목의 통증일 경우

목뼈 손상으로 인한 통증에서는 척추를 중심으로 움직임을 제한하고, 안정을 찾을 수 있도록 손상 목뼈 주변을 감싸는 테이핑을 할 수도 있다.

테이핑은 손상 목뼈를 중심으로 수직 근육을 먼저 처치하고, 통증 억제 방향에 대한 회선을 마지막으로 첨부한다.

### 스파이랄 테이핑

- ❖ 테이프 폭; 3~5 mm
- ❖ 자세; 통증이 없는 자세 또는 중립자세
- ❖ 시작점; 말초에서 중추로

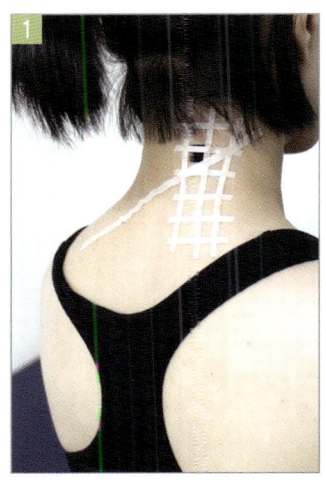 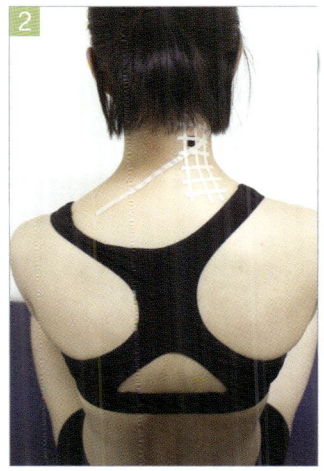

①~② 좌측 돌림 시 통증의 경우라면, 목뼈의 과대 움직임을 제한하기 위해 우측 목뼈 주변 근육을 고정하고 반대측 어깨뼈 상각(superior angle)에서부터 목뼈 주변 근육을 넘어서는 회선테이핑으로 마무리한다.

키네지오 테이핑은 스파이랄 테이핑과 같은 방법으로 시행할 수 있다.

## 5. 목의 통증이 뒤쪽으로 집중해서 나타날 경우

목의 움직임 시 목뼈 중심으로 좌우 어느쪽으로도 통증 없이 중앙 부위에 통증을 호소할 경우가 있다. 이때는 흔하지는 않지만 목뼈 중앙에서 받는 부하량이 커서 발생하는 통증으로 굽힘, 폄, 돌림 시 모두 통증이 목뼈 중심으로 나타날 수 있다. 이러한 경우에는 엄지와 시지를 벌려 받치듯이 통증 부위를 감싸주며 압박하면 통증이 완화될 수 있다.

### 스파이랄 테이핑

- 테이프 폭; 3~5 mm
- 자세; 통증이 없는 자세 또는 중립자세
- 시작점; 말초에서 중추로

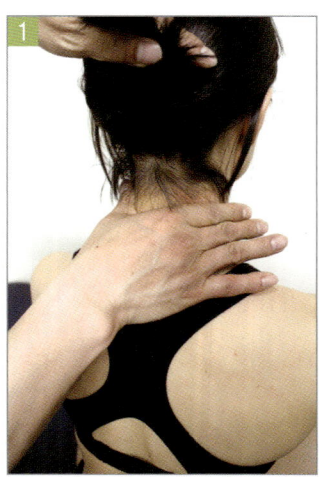 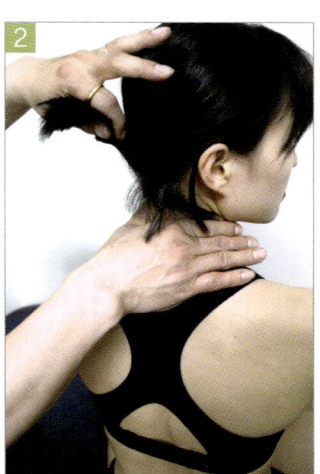 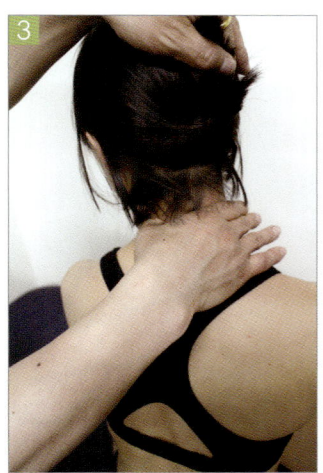

①~③ 엄지와 시지의 모습처럼 압박한 부위에 크로스 테이핑을 하는데, 머리쪽은 횡돌기를 넘어 길게, 목쪽은 척추뼈를 덮을 만큼 짧게 하여 머리를 받쳐주는 형식의 크로스 테이핑을 한다. 음성 방향 먼저 시행하고, 이어서 양성 방향으로 마무리한다.

질환별 테이핑 방법    PART 2

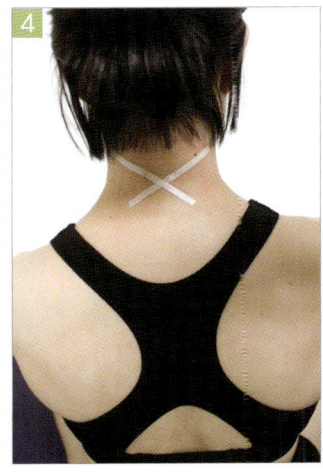

④ 완성된 모습.

## 키네지오 테이핑

❖ 테이프 폭; 3~5 cm
❖ 자세; 편안한 자세에서 각 관절의 통증이 유발되지 않는 정도의 신장으로
❖ 시작점; 중추에서 말초로

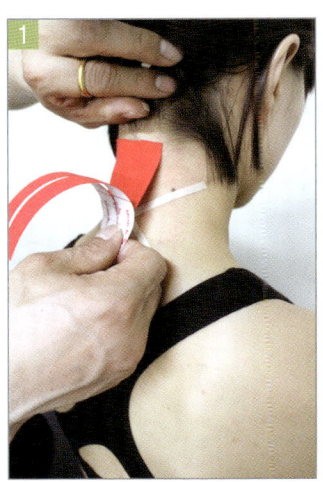 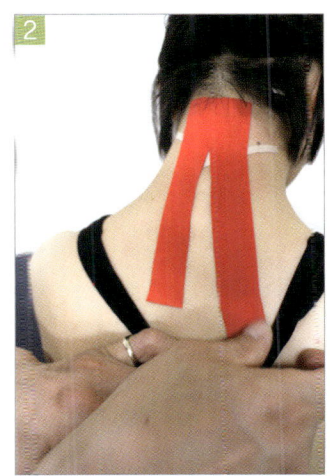 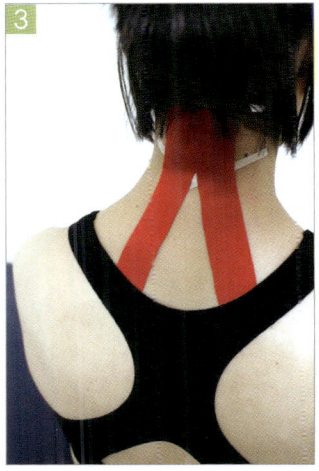

①~③ 테이프는 역 'Y'자 형으로 후두하부터 시작하여 양쪽 어깨뼈의 내측으로 당겨서 처치한다.

chapter 8. 척추에 대한 테이핑    235

## 6. 목과 연결된 상부 등쪽의 무거운 느낌이 있을 경우

전방 머리 자세나 굽은 등(척추후만증, kyphosis)과 둥근 어깨(round shoulder) 형태의 자세적 결함은 목으로부터 시작하여 상부 등쪽에 무거운 짐을 올려 놓은 듯한 불편함을 호소할 때가 많다. 이를 치료하기 위해서는 머리부터의 자세정렬 교정을 필요로 하며, 이 과정 중 상부 등 쪽의 긴장이 커질 수 있다. 이에 테이핑은 상부 등쪽의 긴장도를 낮추기 위해 벽돌 형태의 테이핑을 첨부한다.

### 스파이랄 테이핑

- 테이프 폭; 3~5 mm
- 자세; 통증이 없는 자세 또는 중립자세
- 시작점; 말초에서 중추로

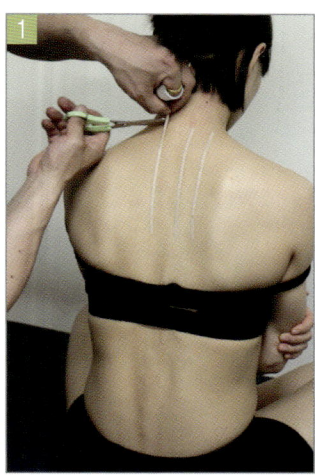
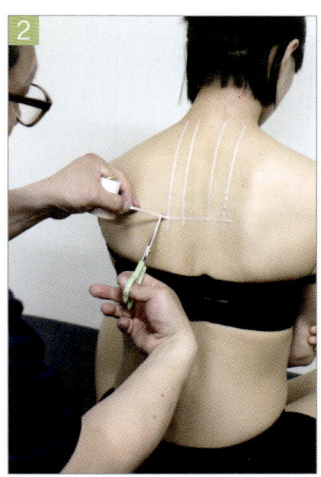

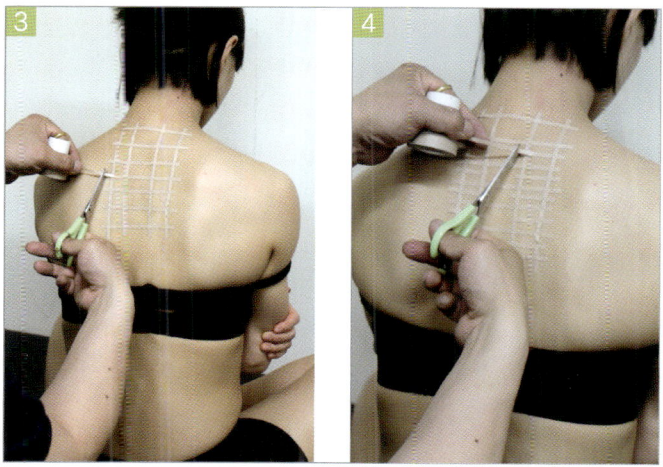

①~④ 먼저 등뼈(등뼈, thoracic vertebra) 1번부터 7, 8번까지의 척추세움근(척추기립근, erector spinae m.)에 대한 근육 방향으로 처치한다. 이어 각 척추관절 사이를 가로지르는 횡 방향의 테이핑을 첨부한다. 마지막으로 각 척추세움근에 대한 횡 테이핑으로 마무리한다.

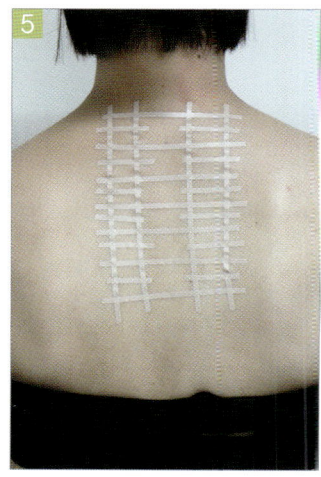

⑤ 완성된 모습.

## 키네지오 테이핑

- ❖ 테이프 폭; 3~5 cm
- ❖ 자세; 편안한 자세에서 각 관절의 통증이 유발되지 않는 정도의 신장으로
- ❖ 시작점; 중추에서 말초로

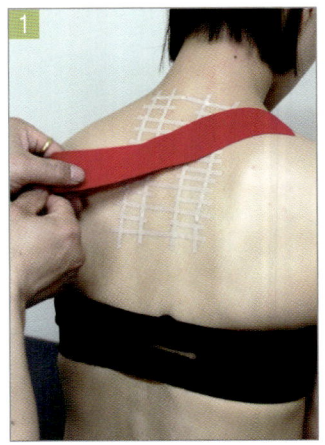
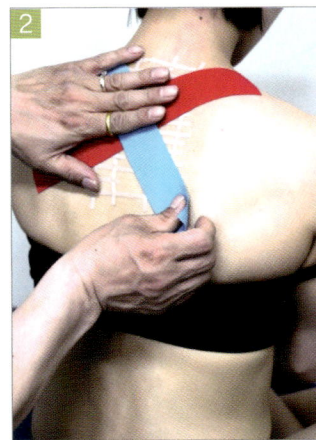

①~② 어깨 중간부로부터 어깨뼈의 내측 아래쪽을 향하는 음성 방향과 양성 방향의 탄력테이핑을 한다.

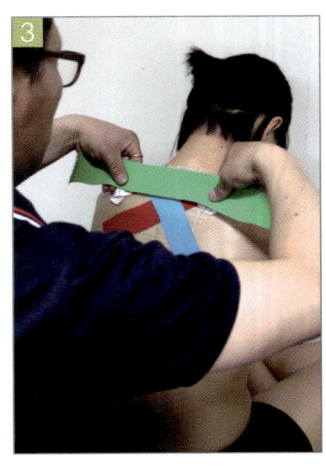
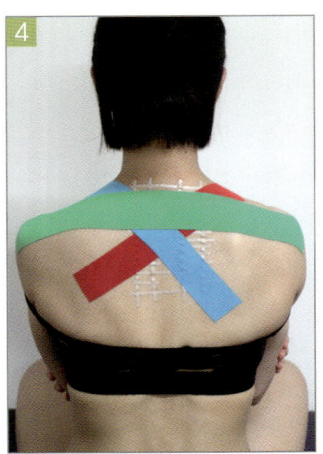

③ 목뼈 7번과 등뼈 1번을 중심으로 한 횡 방향의 탄력테이핑으로 마무리한다. 이때 팔은 서로 껴안듯이 수평 내전하여 등을 최대한 신장한 상태로 한다. 척추뼈를 중심으로 시작하여 좌우측 어깨뼈봉우리(견봉돌기, acromion process)끝까지 첨부한다.

④ 완성된 모습.

질환별 테이핑 방법 PART 2

## 7. 급성기 목의 통증으로 모든 움직임이 어려울 경우

갑작스런 목의 통증으로 목에서 나타날 수 있는 모든 운직임에 제한이 있을 때에는 두경근, 머리널림근, 위세모근 등의 지지 및 안정과 전체적 움직임을 제한하여 급성기 통증을 완화시켜 줄 수 있다.

테이핑은 앞서 본 '목 돌림(rotation) 시 통증Ⅲ'과 목의 통증이 뒤쪽으로 집중하여 나타날 경우를 응용한 것으로 교차점은 목 움직임이 전체적으로 가장 영향을 받을 수 있는 목뼈 4, 5번을 중심으로 테이핑한다.

### 🍊 스파이랄 테이핑

- ❖ 테이프 폭; 3~5 mm
- ❖ 자세; 통증이 없는 자세 또는 중립자세
- ❖ 시작점; 말초에서 중추로

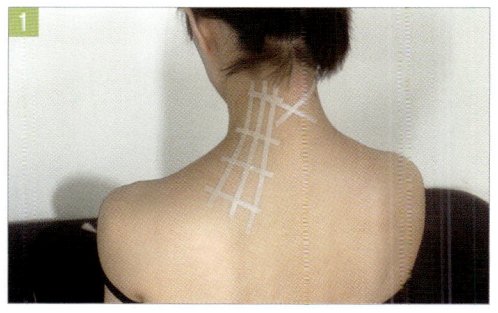 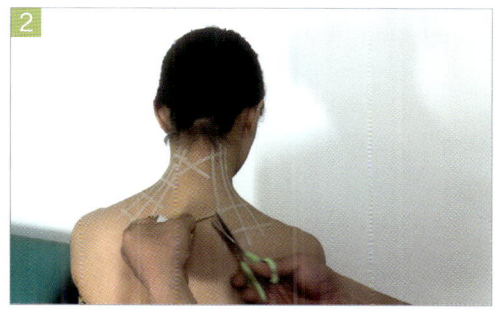

①~② 목 부위의 크로스 테이핑 후 양측 목폄근과 어깨올린근을 중심으로 테이핑한다.

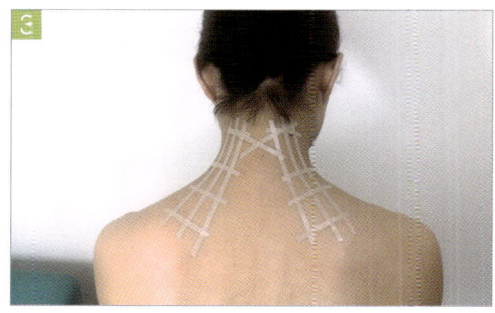

③ 완성된 모습.

chapter 8. 척추에 대한 테이핑

### 키네지오 테이핑

- 테이프 폭; 3~5 cm
- 자세; 편안한 자세에서 각 관절의 통증이 유발되지 않는 정도의 신장으로
- 시작점; 중추에서 말초로

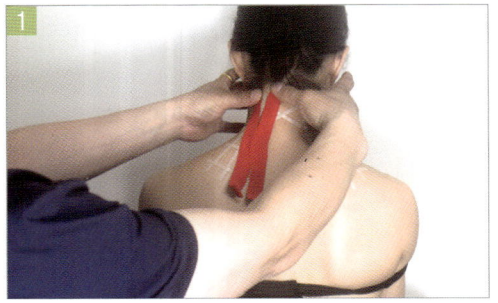
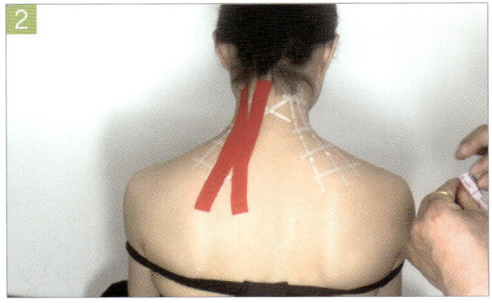

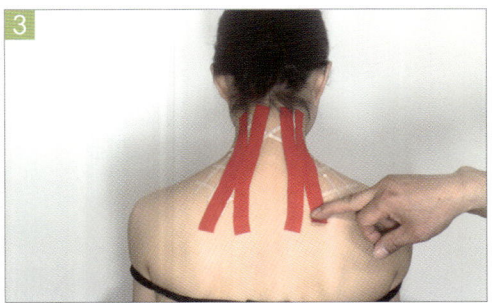

①~③ 양측 두경근과 머리널판근에 'H'자 형으로 처치한다.

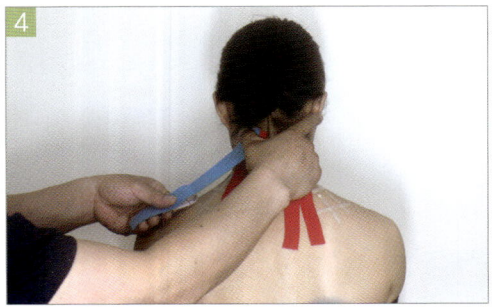
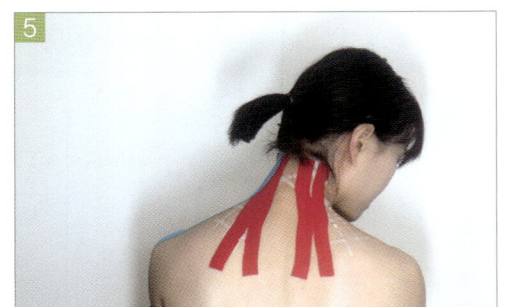

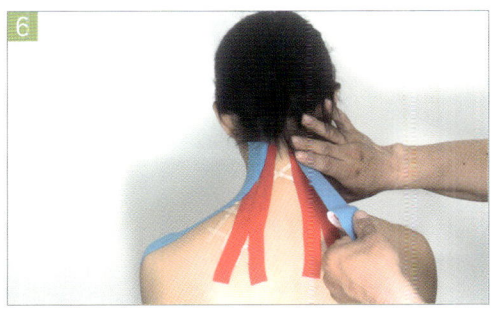
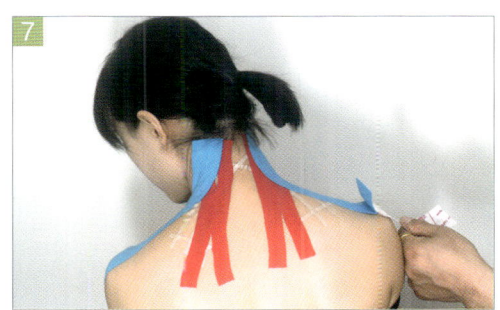
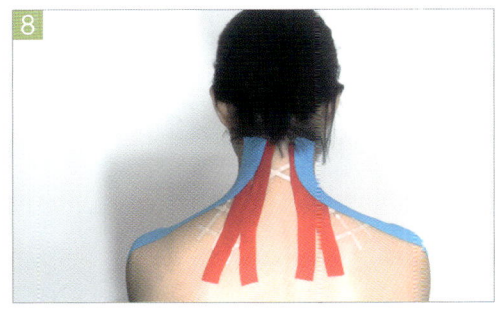

④~⑧_ ①~③에 이어 위세모근의 기시부인 후두부에서 시작하여 빗장뼈 외측과 어깨봉우리 부위까지 머리를 반대측으로 회선하여 신장한 상태에서 테이핑한다.

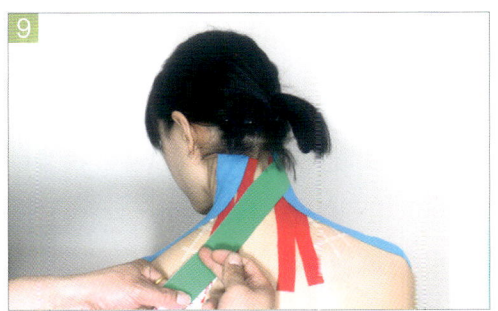
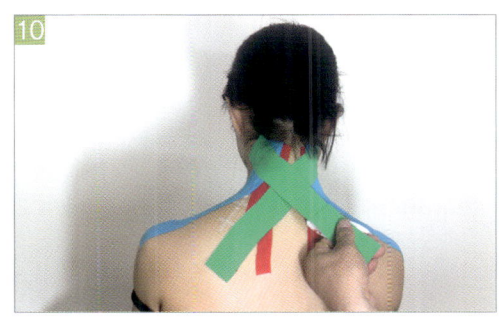

⑨~⑩ 목뼈 4, 5번을 교차하는 대각선 테이핑으로 마무리한다.

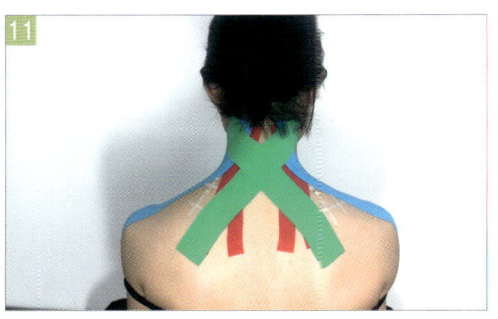

⑪ 완성된 모습.

chapter 8. 척추에 대한 테이핑

### 8. 상하지 및 체간 균형조절을 통한 목의 통증과 기능적 증진을 위한 테이핑법

잔존한 목의 불편함을 없애고, 기능적 증진을 위해 상하지 및 체간 동작에 대한 분석은 원인을 단순히 목에 국한해서 본 것이 아니라 머리부터 발끝까지 전체적인 영향으로 멈추지 않는 목의 통증과 기능적 제한이 있다고 보는 것이다. 특히 목이나 체간의 문제들은 팔다리의 기능적 영향으로 축적된 문제일 수 있기 때문에 급하게 호소하는 국소적 문제를 넘어 만성화되거나 그로 인한 잔존한 증상은 전신적 관찰에 주목해야 할 것이다.

예를 들어, 우측으로 돌림 시 목의 통증이 있다면, 우측에 사각근 그리고 좌측에는 목빗근이 그 움직임에 함께 작용하여 영향을 미칠 수 있다. 이러한 원리로 좀 더 넓게 보자면, 머리와 꼬리뼈를 일직선상의 중심에 놓고, 팔을 움직이며 걷는 것을 상상해 볼 수 있다. 즉, 우측 사각근의 작용으로 굽힘과 돌림이 미세하게나마 작용했다면, 걷기 위한 팔의 동작으로 우측 팔은 굽힘을 하고, 좌측 팔은 폄을 한 것이다. 마찬가지로 우측 다리는 폄을 하고, 좌측 다리는 굽힘을 해야 걷기 과정이 완성된다.

이를 바탕으로 우측으로 목을 돌렸을 때 잔존한 불편함이나 기능적 제한은 우측 팔에는 굽힘을, 좌측 팔에는 폄을, 그리고 우측 다리는 폄을, 좌측 다리는 굽힘의 활성화에 문제가 있는 것으로 볼 수 있다.

이에 따라 테이핑은 앞서 본 상하지 패턴에 테이핑법을 함께 적용하여 처치한다. 체간은 우측에서는 작은가슴근(소흉근, pectoralis minor m.), 빗장밑근(쇄골하근, subclavian m.), 배바깥빗근(외복사근, external oblique abdominis m.)에 처치하며, 좌측에서는 넓은등근(광배근, latissimus dorsi m.), 작은원근, 배속빗근(내복사근, internal oblique abdominal m.)의 압통점 부위를 찾아 테이핑한다.

## 질환별 테이핑 방법   PART 2

### 🍊 스파이랄 테이핑

- ❖ 테이프 폭; 2.5 cm의 격자 테이프
- ❖ 자세; 통증이 없는 자세 또는 중립자세
- ❖ 시작점; 말초에서 중추로

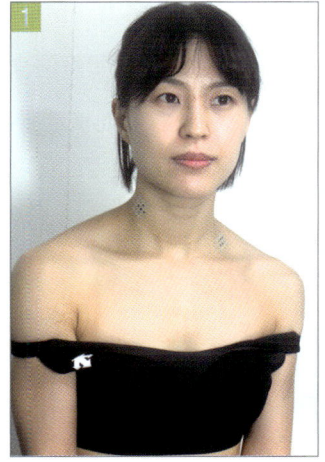 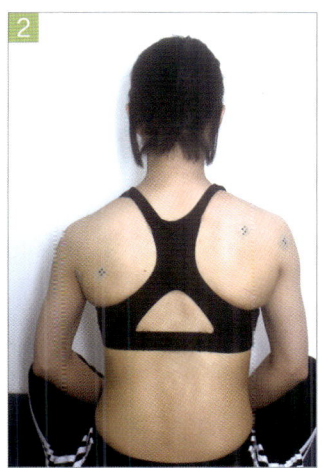 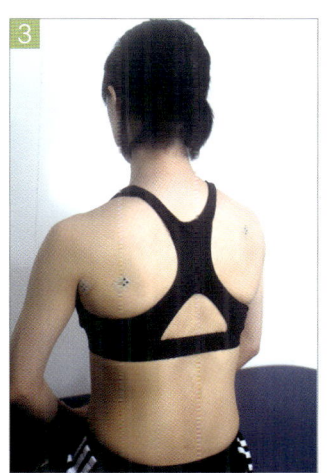

①~③ 체간, 우측에서는 작은가슴근과 빗장밑근에 처치하며, 좌측은 넓은등근과 작은원근의 압통점 부위를 찾아 테이핑한다.

## 9. 반사적 조절을 통한 목의 통증과 기능적 증진을 위한 테이핑법

만일 상하지 및 체간 균형조절을 통한 목의 통증과 기능적 증진을 위한 테이핑법으로 별다른 효과를 거두지 못할 때에는 비대칭성긴장성목반사(ATNR)의 원리로 진행할 수 있다. 사실, 반사의 통합을 거친 익숙한 일상생활 동작에 변화를 줄 수 있는 자극은 원시적 반사를 통한 자극밖에는 없다. 이미 굳어버린 습관들을 조정하기 위해서는 가장 원초적인 반사로부터 다시 반사의 통합인 일상생활 동작을 재학습시킨다는 것이 반사적 조절 테이핑이다.

테이핑은 우측으로 돌림 시 목의 통증이 있다면, 우측 팔은 폄, 좌측은 굽힘을 활성화시키는 테이핑을 한다. 하지의 경우에는 우측 다리 폄, 그리고 좌측은 굽힘을 활성화시키는 테이핑을 한다. 체간은 우측 넓은등근, 작은원근, 배속빗근에 처치하며, 좌측에서는 작은가슴근, 빗장밑근, 배바깥빗근의 압통점 부위를 찾아 테이핑한다.

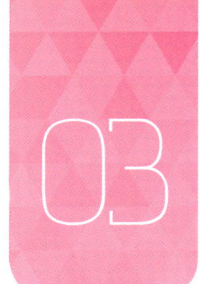

# 등과 가슴 부위에 대한 테이핑

Spiral and Kinesio Taping

## 1. 어깨뼈와 척추 사이의 통증

어깨뼈(견갑골, scapular) 주변의 통증은 자세적 부분으로 기인하는 경우가 많다. 한 자세로 오랫동안 있거나 경직된 자세로 있을 때 찌릿한 통증과 더불어 묵직한 불편함을 주기도 한다. 흔히 움직이면 쉽게 풀리기도 하지만, 이미 통증이 심한 상태에서는 체간의 움직임이 통증을 더욱 자극할 수도 있다.

테이핑은 통증 부위 전체를 압박하는 테이핑을 하며, 좌우로 체간의 움직임에서 통증이 커진다면 억제 방향을 찾아 통증의 반대측 대각이 되는 부위에 테이핑을 한다. 참고로, 좌우 똑 같은 부위에 반응점이나 치료점은 나타날 수 없다. 왜냐하면, 좌우가 대칭적으로 움직임을 할 때는 거의 없으며, 만일 동시에 좌우가 함께 작용한다면 기능적으로 맞지 않아 많은 에너지와 충격이 고스란히 체간에 전달되기 때문이다. 인체의 움직임은 좌우의 엇갈림으로 만들어지고, 이 엇갈린 움직임에 문제가 발생한다면 이는 반대측의 길항적 또는 반대적 움직임을 원활히 못했기 때문에 발생하는 것으로 봐야 한다. 이러한 이유로 혹시 반대측의 반응점이나 치료점을 찾으려 할 때 같은 점이 아니라 동측의 위나 아래, 반대측 대각의 위나 아래에서 찾을 수 있다.

### 스파이랄 테이핑

- ❖ 테이프 폭; 3~5 mm
- ❖ 자세; 통증이 없는 자세 또는 중립자세
- ❖ 시작점; 말초에서 중추로

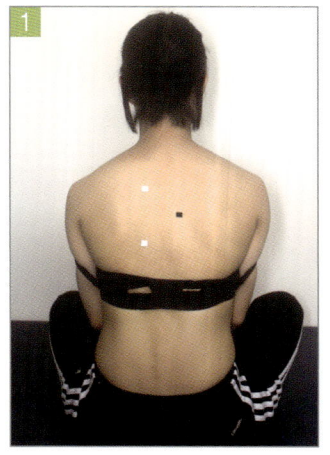 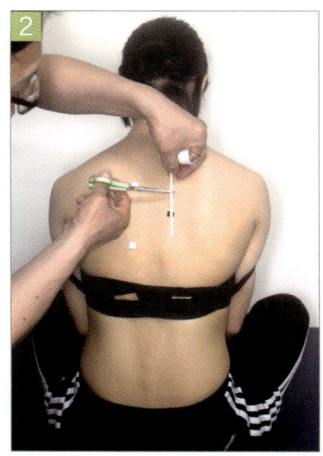 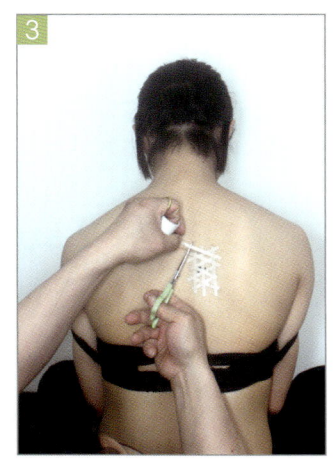

①과 같은 검은색 점에 통증이 있다면, ②~③ 그 부위 전체를 압박하는 테이핑을 한다.

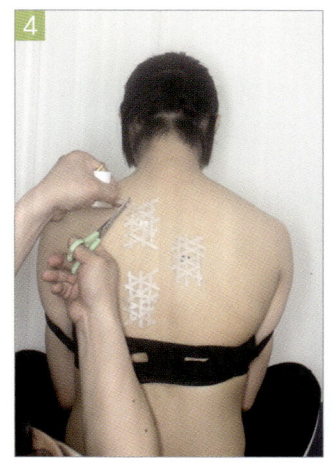 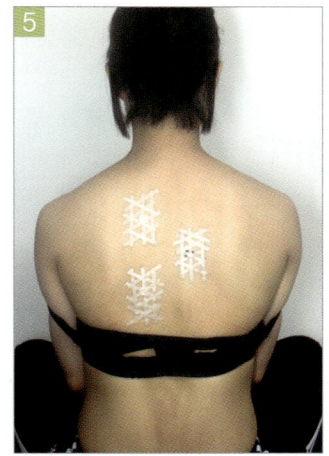

④~⑤ 흰색 점은 촉진을 통하여 검은색 점의 반응점이나 근긴장이 확연할 때이며, 그 부위 전체를 테이핑한 것이다.

질환별 테이핑 방법

## 키네지오 테이핑

- 테이프 폭; 3~5 cm
- 자세; 편안한 자세에서 각 관절의 통증이 유발되지 않는 정도의 신장으로
- 시작점; 중추에서 말초로

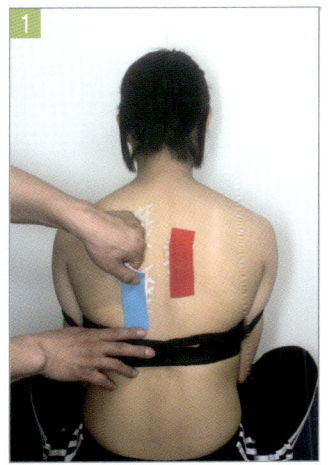 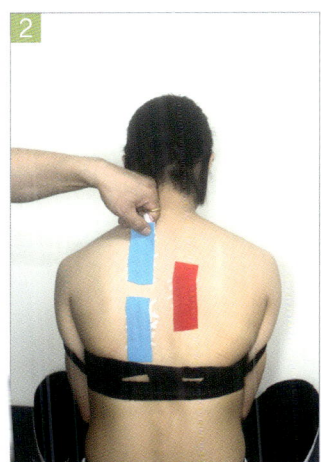 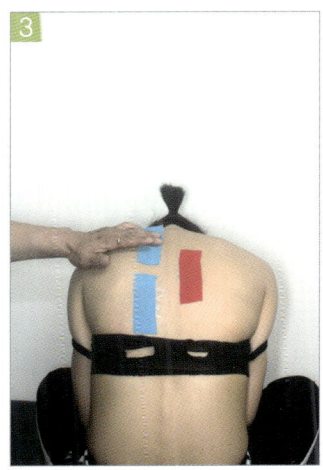

①~③ 스파이랄 테이핑과 같은 방법으로 탄력테이핑을 한다.

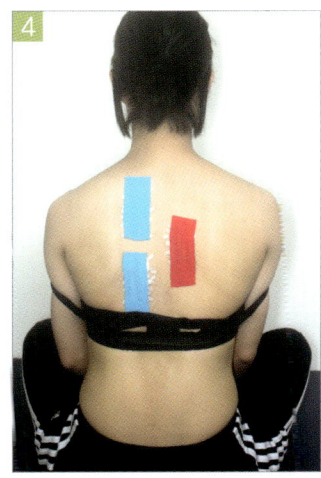

④ 완성된 모습.

chapter 8. 척추에 대한 테이핑

## 2. 타박이나 전위가 없는 갈비뼈 골절에 의한 통증의 경우

갈비뼈(늑골, rib) 부위 손상의 주원인은 외부적 충격에 의한 타박이나 그로 인한 갈비뼈의 골절을 들 수 있다.

특히 갈비뼈 주변의 미세한 근육들의 손상이 문제가 된다. 갈비뼈를 위로 당겨서 흉강을 넓히는 바깥갈비사이근(외늑간근, external intercostals m.), 갈비뼈를 밑으로 당겨서 흉강을 좁히는 안갈비사이근(내늑간근, internal intercostals m.), 그리고 인접 갈비뼈를 서로 당겨서 갈비뼈사이를 좁히는 갈비밑근(늑하근, subcostales m.) 등의 갈비뼈와 갈비뼈 사이에 존재하는 근육의 손상으로 호흡만으로도 고통을 준다.

갈비뼈 부위 손상의 더 큰 문제는 호흡에 있다. 대부분의 다른 부위의 손상은 고정을 한다든지 또는 손상을 자극할 움직임 없이 안정 상태를 취할 수 있다. 하지만 갈비뼈의 손상은 아무리 편안하고 안정적인 자세를 취했다 할지라도 호흡만큼은 쉴 수 없어 자극받게 된다. 쉴 수 없는 호흡 때문에 갈비뼈의 손상 부위는 쉴새없이 자극되어 덧나기 일쑤이다. 이러한 이유로 갈비뼈 손상은 쉽게 낫지 않으며, 꽤나 오랜 시간 불편함이 유지된다. 또한 움직임으로 발생한 통증은 순간 놀랄 만큼 뜨끔하고, 그 여운이 오래 남는다. 이러한 갈비뼈 손상에 대한 치료는 갈비뼈 손상 부위의 통증 유발을 최소화시키는 것으로 어느 정도의 시간을 필요로 하는 질환이다.

테이핑은 손상정도에 따라 테이프의 수로 결정하며, 전체적으로는 고정의 의미로서 처치한다. 만일 특별히 어떠한 움직임이 통증을 유발한다면, 그 움직임을 억제하는 방향으로 테이핑을 한다.

## 스파이랄 테이핑

- 테이프 폭; 3~5 mm
- 자세; 통증이 없는 자세 또는 중립자세
- 시작점; 말초에서 중추로

### A. 갈비뼈 부위 손상이 심한 경우

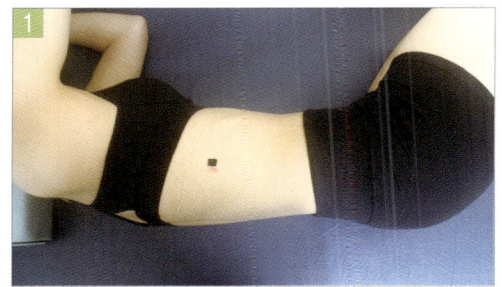
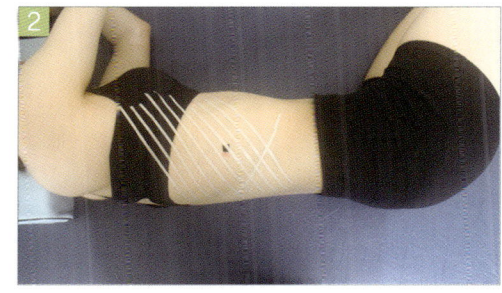
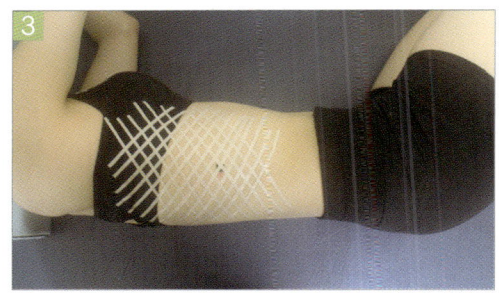

① 검은색 점 주변의 심한 갈비뼈 손상일 경우에는 손상 범위보다 훨씬 더 넓게 크로스 테이핑을 한다. ②~③ 이때 주의할 것은 최대한 편안한 자세를 유지하는 것이며, 주로 위쪽으로 압박해 주었을 때 통증으로 인한 호흡이 편하다.

### B. 경미하고 명확하게 손상부위가 드러날 경우

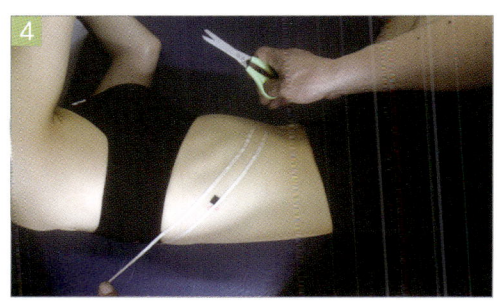
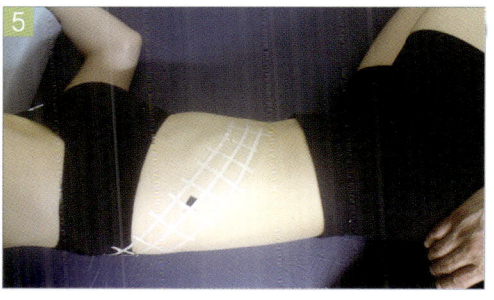

④~⑤ 경미한 상태의 갈비뼈나 갈비뼈사이 신경통(intercostal neuralgia)이 있을 경우에 사용할 수 있다.

## 키네지오 테이핑

- 테이프 폭; 3~5 cm
- 자세; 편안한 자세에서 각 관절의 통증이 유발되지 않는 정도의 신장으로
- 시작점; 중추에서 말초로

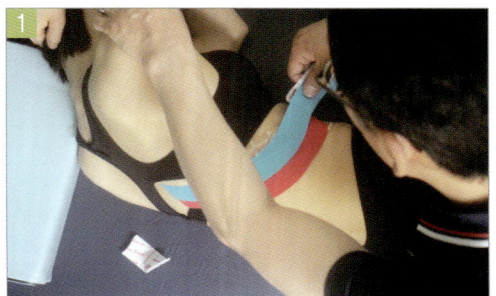 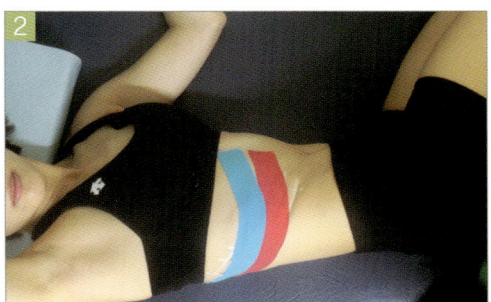

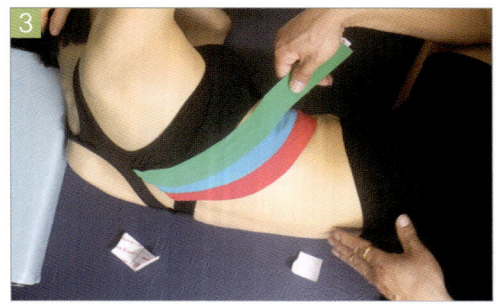 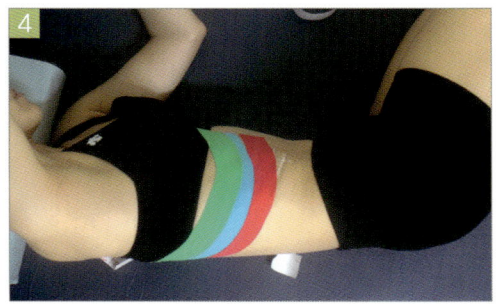

①~④ 척추 가로돌기와 척추세움근에서 시작하여 갈비뼈를 따라 흉골병(복장뼈자루, manubrium of sternum) 쪽으로 감싸 올려주듯 탄력테이핑을 한다.

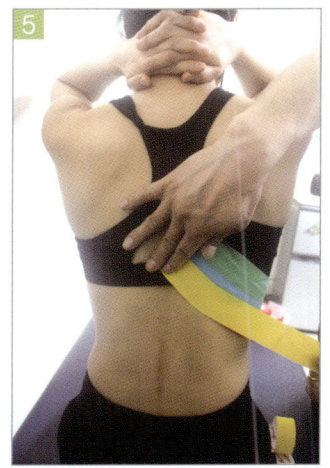 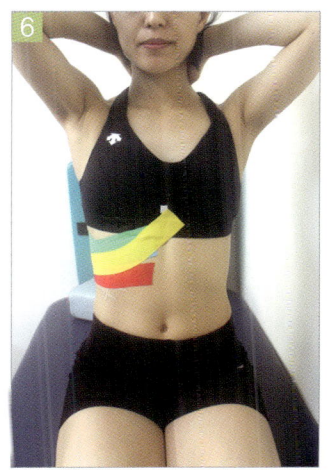 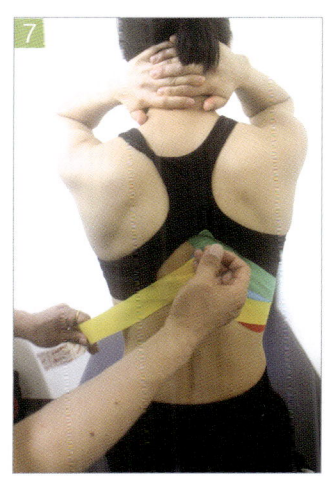

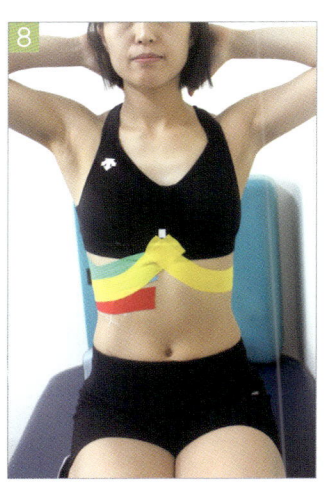

⑤~⑧ 특히 갈비뼈의 통증은 호흡가로막(횡격막)의 자극으로도 그 영향이 크기 때문에 숨을 편안하게 쉴 수 없다. 그러므로 아래쪽 흉곽 전체를 감싸는 탄력테이핑이 도움이 된다. 뒤쪽 반대측 척추세움근에서 시작하여 아래갈비뼈를 따라 위로 올려주듯이 칼돌기(검상돌기, xiphoid process)에 탄력테이핑을 한다. 상황에 따라 2~3 본의 테이핑을 첨가할 수 있다.

## 3. 등뼈 관절에 압통점이 있을 경우

등뼈는 목이나 허리에 비해 움직임이 제한된 구조이다. 갈비뼈와 복장뼈자루로 이어진 가장 큰 원통형의 구조로서 외부로부터의 충격에서 내부를 보호하는 안정된 곳이라 할 수 있다. 하지만 이처럼 지나친 견고함과 고정으로 디스크라는 질환은 발생하진 않지만, 굽은 등으로 갖는 늘어난 상태의 등근육은 등뼈의 각 관절에 신장 통증으로 스트레스를 주게 된다. 특히 등뼈 7, 8번과 같은 부위에서의 신장 통증으로 인한 압통점은 소화라는 연관통뿐만 아니라 어깨뼈의 아래 각(inferior angle)이 연결되는 부위로써 그 밖의 등뼈관절 사이의 압통과 별개의 극심한 통증을 호소하기도 한다.

이러한 늘어난 상태의 근긴장과 지나치게 경직된 상태에서 발생할 수 있는 압통점을 완화하기 위해 테이핑을 적용할 수 있다. 테이핑은 압통점이 있는 관절선을 확인하고, 가상의 수평, 수직선을 5 cm 정도 그어 십자형을 만들고, 그 끝을 잇는 두 가닥의 테이프를 연결하여 다이아몬드 모양의 테이핑을 한다.

### 🍩 스파이랄 테이핑

- ❖ 테이프 폭; 3~5 mm
- ❖ 자세; 통증이 없는 자세 또는 중립자세
- ❖ 시작점; 말초에서 중추로

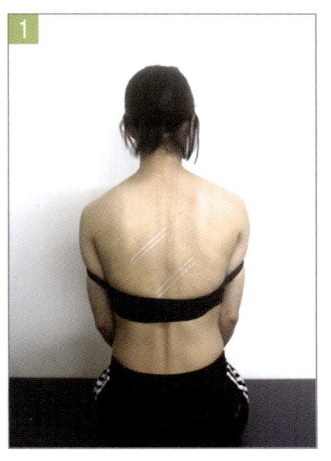
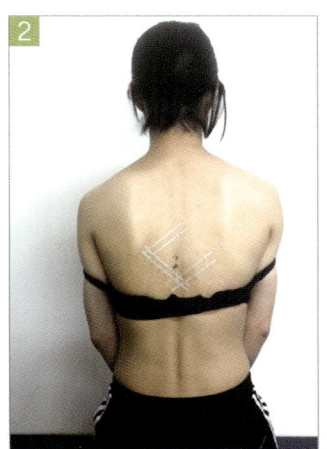
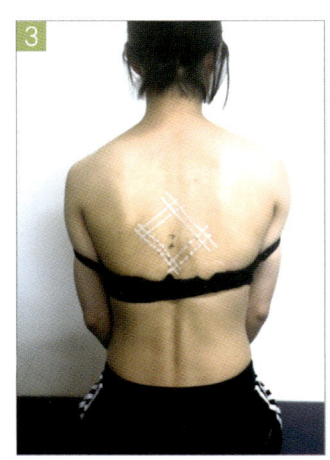

①~③ 음성 방향 테이핑을 먼저하고, 이어서 양성 방향과 근육을 주변을 모아주는 횡 테이핑으로 마무리한다.

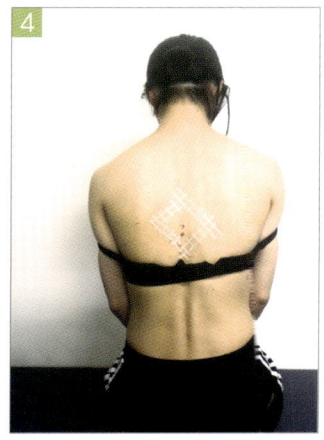

④ 완성된 모습.

## 키네지오 테이핑

- 테이프 폭; 3~5 cm
- 자세; 편안한 자세에서 각 관절의 통증이 유발되지 않는 정도의 신장으로
- 시작점; 중추에서 말초로

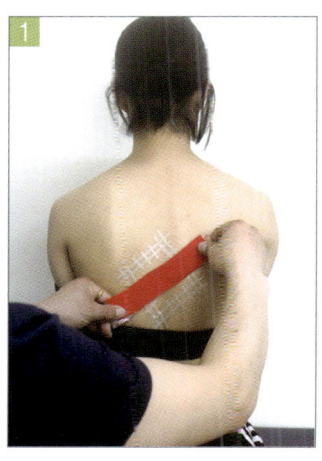 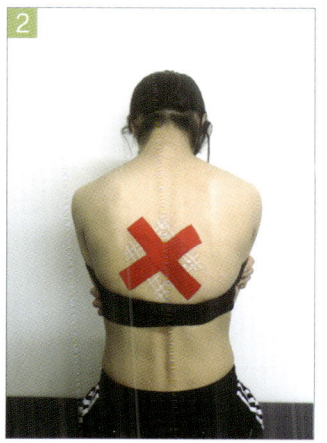

①~② 통증 부위를 중심으로 굽은 등을 최대한 신장하도록 팔을 감싸 쥐고 웅크린 상태에서 처치한다. 음성 방향 후에 양성 방향의 'X'자 형태로 테이핑을 한다.

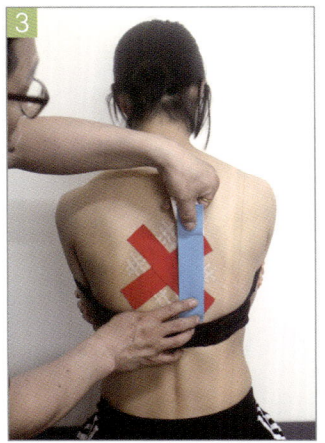 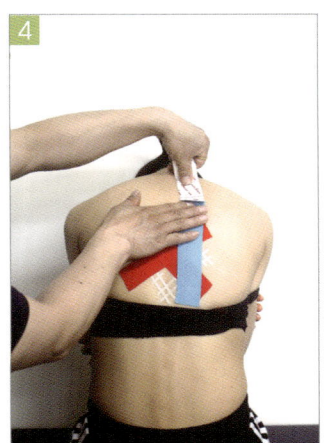 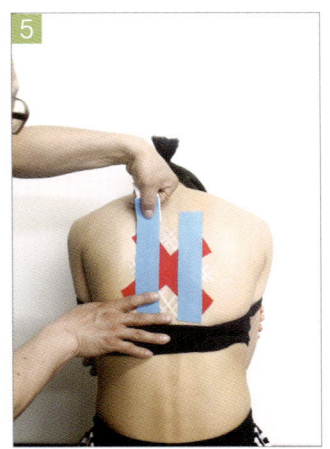

③~⑤ 등을 신장한 상태에서 양측 세움근을 따라 말초에서 중추로 탄력테이핑으로 마무리한다.

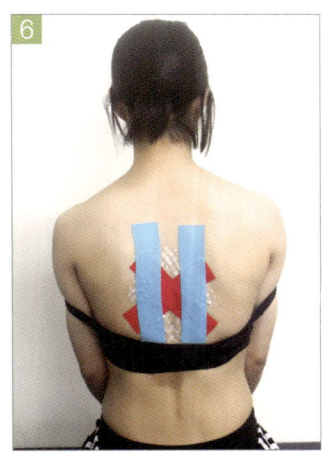

⑥ 완성된 모습.

# 04 허리에 대한 테이핑

Spiral and Kinesio Taping

## 1. 허리를 구부릴 때의 통증 I

물건을 들기 위해 허리를 구부린다던지, 의자에 앉으려 할 때 허리 통증을 느낄 때가 있다. 원인이 무엇이든 간에 구부린다는 것은 허리근육들이 신장되어 나타나는 것과 허리뼈관절의 과대 움직임으로 볼 수 있다. 물론 허리근육의 긴장 때문에 나타난다고 하더라도 그 원인은 느슨한 관절을 잡기 위한 근육의 긴장으로 보아야 하며, 허리 주변 근육이 늘어나는 동작이므로 이를 고정하는 것이 허리의 구브림 동작시 통증을 완화시킬 수 있다.

접촉검사를 통해 테이핑 부위를 결정하는데, 접촉검사는 엉덩뼈능선(장골능, iliac crest)을 중심으로 위 아래 2~3 cm되는 부위의 세움근을 가볍게 압박한다. 엉덩뼈능선보다 아래 부위의 접촉검사를 할 경우에는 엉치엉덩관절(천장관절, sacroiliac joint) 즈위의 근육들(중간볼기근과 큰볼기근)을 전체적으로 감싸듯이 압박한다. 테이핑은 이 세 점 중 구부림이 가장 편안한 위치에 점을 찍고 그 범위 내에서 크로스 테이핑을 촘촘하게 한다.

참고로, 허리 굽힘에 문제가 있을 때에는 아랫 부분인 엉치엉덩관절 부위에서 치료점이 대부분 확인된다. 혹시 환자 스스로 능동적인 굽힘조차 어려울 경우(척추관절의 문제)에는 수동적으로 하지를 체간쪽으로 굽혀서 증상이 나타난다면 이 또한 굽힘의 문제로 엉치엉덩관절 주변을 중심으로 테이핑을 한다.

### A. 허리를 구부릴 때의 검사방법

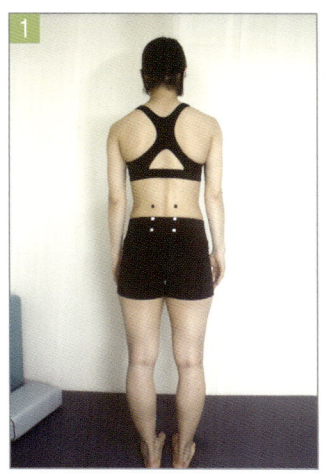
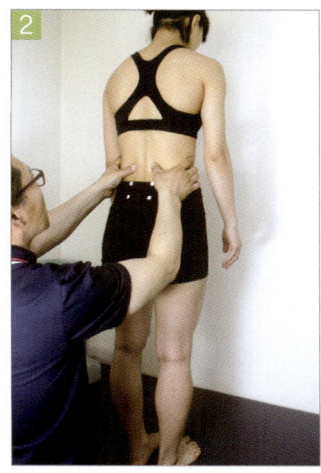
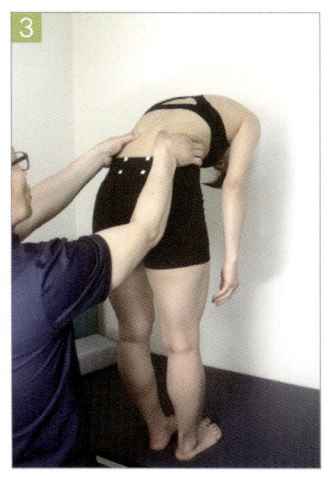
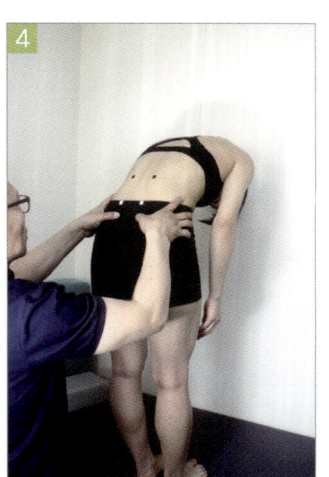

①~④ 양측 엉덩뼈능선을 잇는 세움근 부위와 위 아래 2~3 cm 되는 부위를 접촉하여 굽힘을 시행했을 때보다 편안한 점(부위)을 찾는다.

## 스파이랄 테이핑

- 테이프 폭; 3~5 mm
- 자세; 통증이 없는 자세 또는 중립자세
- 시작점; 말초에서 중추로

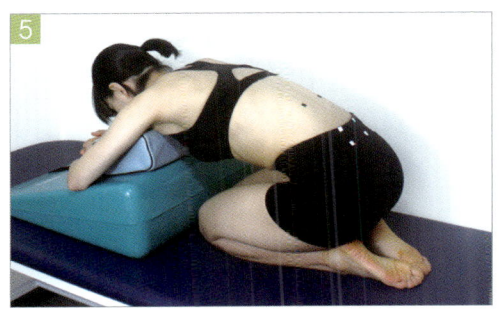
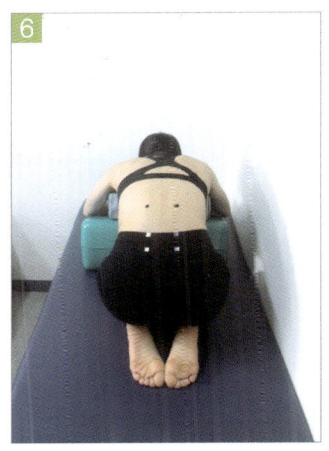

⑤~⑥ 편안한 점을 찾았다면, 절하는 자세를 취하게 한다. 이 자세는 허리굽힘에 있어 편안한 자세가 되며, 앞에 베개나 이불의 높이를 조정하여 더욱 진정되고 편안한 자세를 취할 수 있게 한다.

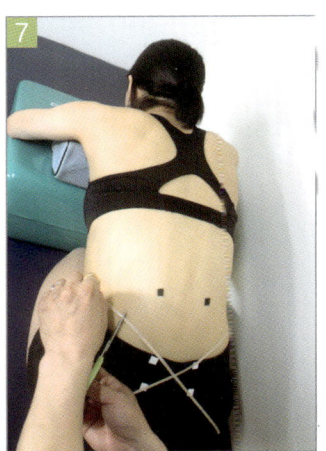
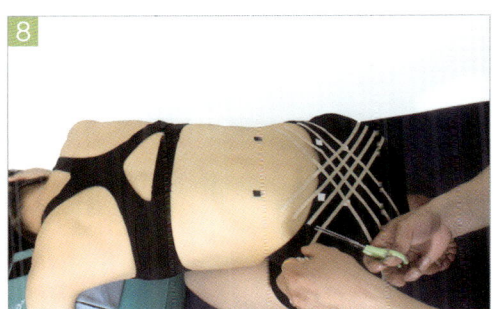

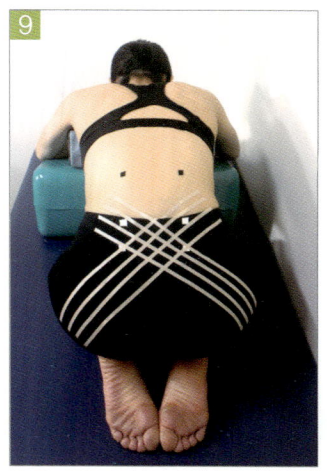 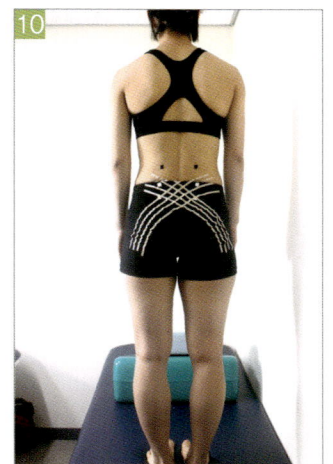

⑦~⑨ 먼저 엉치엉덩관절 부위 두 점을 지나는 기준선을 음성 방향과 양성 방향으로 처치한다. 엉치엉덩관절 부위 두 점을 지나는 기준선은 넓은 부위이기 때문에 음성 방향이나 양성 방향으로 테이핑이 치우치지 않고 균등하게 압박할 수 있도록 하기 위함이다. 이후 나머지 음성 방향과 양성 방향으로 크로스 테이핑을 한다.

⑩ 완성된 모습.

### 키네지오 테이핑

❖ **테이프 폭**; 5 cm
❖ **자세**; 편안한 자세에서 각 관절의 통증이 유발되지 않는 정도의 신장으로
❖ **시작점**; 말초에서 중추로, 중추에서 말초로

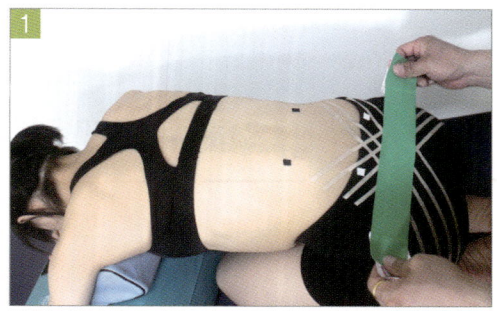

① 엉치엉덩관절을 모아주는 탄력테이핑을 한다.

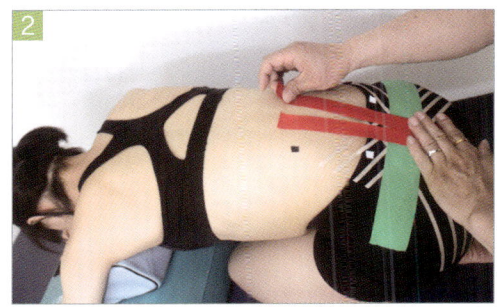
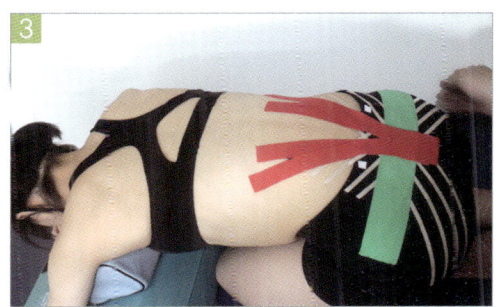

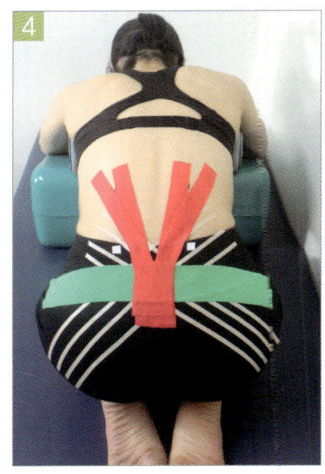

②~④ 엉치뼈(천골, sacrum)에서 시작하여 갈비뼈 전까지 양쪽 세움근에 2본의 'Y'자 형태의 테이핑을 한다.

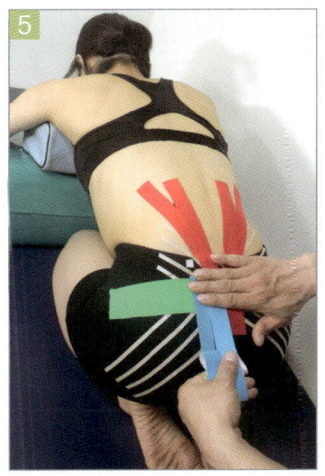
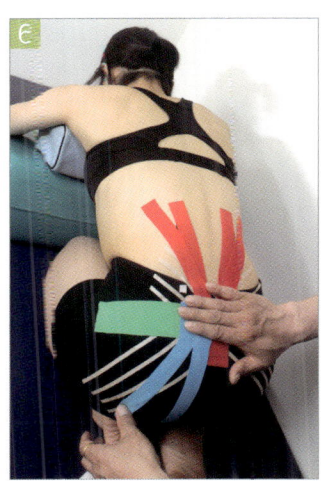
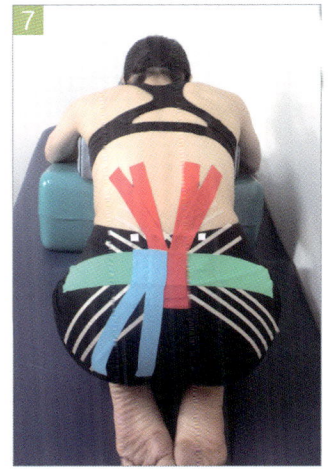

⑤~⑦ 한쪽 엉치엉덩관절의 이상이 분명할 때에는 엉치엉덩관절에서 엉덩이근육을 감싸는 탄력테이핑을 추가한다.

## 2. 허리를 구부릴 때의 통증 II

앞선 방법으로 어느 정도 구부리는 동작에서의 통증이 완화됐다면, 이어서 허리를 구부리는 데 작용하는 앞쪽 근육의 기능적 부위의 검사를 추가할 수 있다. 허리를 구부리는 동작은 머리를 앞으로 숙이는 동작으로부터 시작되고, 복부의 굽힘이 작용해야 한다. 따라서 머리를 구부리게 하는 목의 앞쪽 부위와 체간의 굽힘에 작용하는 복부쪽의 검사를 통해 함께 테이핑을 할 수 있다.

참고로, 엉치엉덩관절과 같은 선상의 아랫배 쪽이 효과를 보이는 경우가 많다. 특히 아랫배가 찬 경우에 효과가 크다.

테이핑은 목에서는 3×4 테이프, 복부에서는 촘촘한 크로스 테이핑을 한다.

### 스파이랄 테이핑

- ❖ 테이프 폭; 2.5 cm의 격자 테이프, 3~5 mm
- ❖ 자세; 통증이 없는 자세 또는 중립자세
- ❖ 시작점; 말초에서 중추로

### A. 허리를 구부릴 때의 검사방법

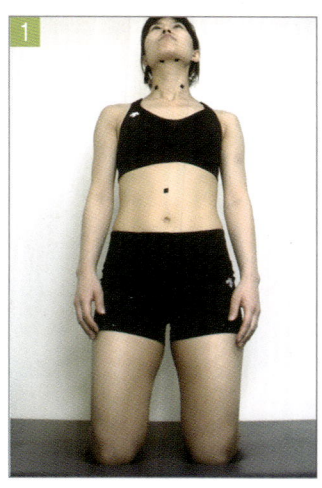
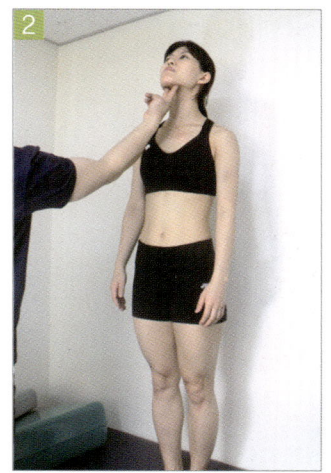
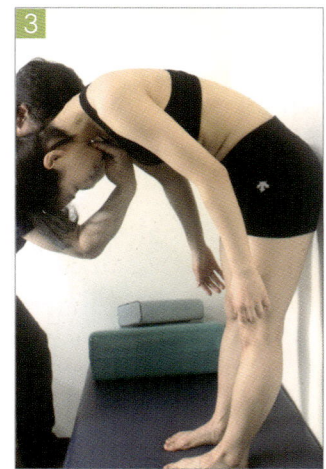

질환별 테이핑 방법 PART 2

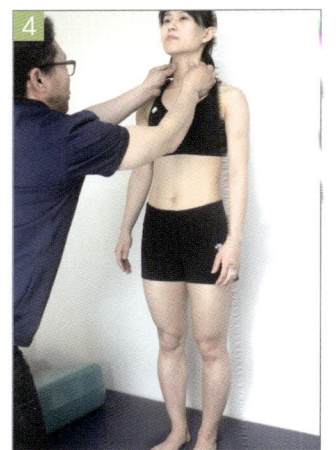
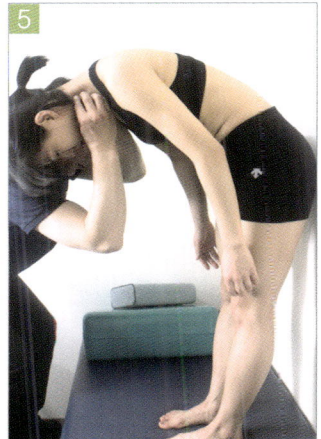

①~⑤ 목에 대한 검사 방법은 목뿔뼈(설골, hyoid bone)를 중심으로 붙어 있는 설골 위 부위 근육들이나 목빗근을 접촉한다.

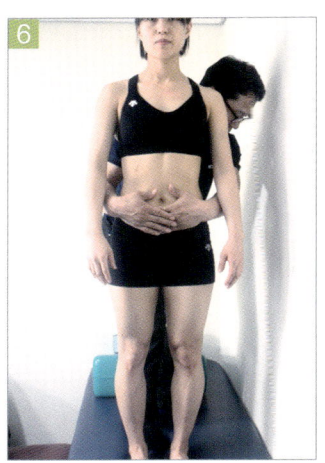
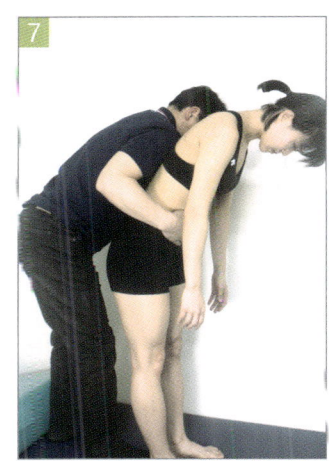

⑥~⑦ 복부의 경우에는 배꼽을 중심으로 각각 배꼽, 배꼽 아래, 배꼽 위에 접촉하여 허리를 구부릴 때 편안한 부위를 찾아서 처치한다.

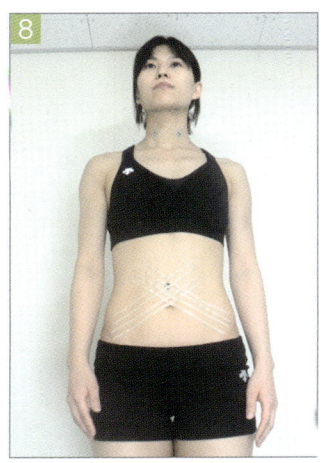

⑧ 완성된 모습(검사를 통하여 편안한 점을 처치한 모습).

chapter 8. 척추에 대한 테이핑   261

### 키네지오 테이핑

- 테이프 폭; 5 cm
- 자세; 편안한 자세에서 각 관절의 통증이 유발되지 않는 정도의 신장으로
- 시작점; 말초에서 중추로, 중추에서 말초로

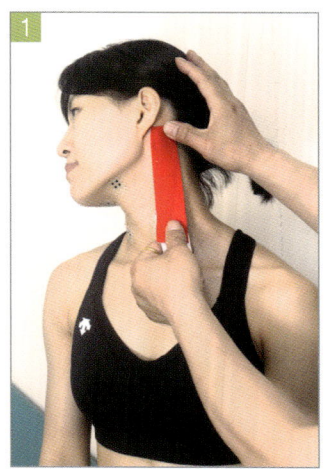
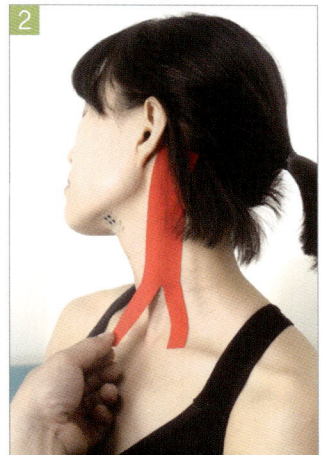
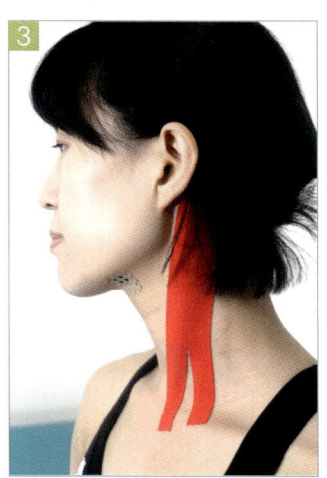
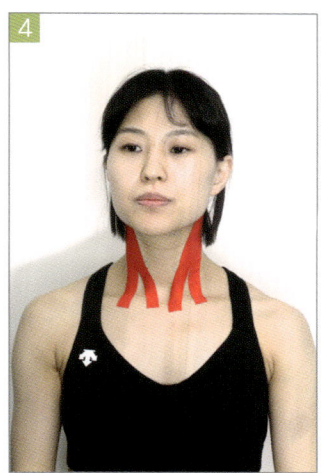

①~④ 목빗근에 대한 테이핑.

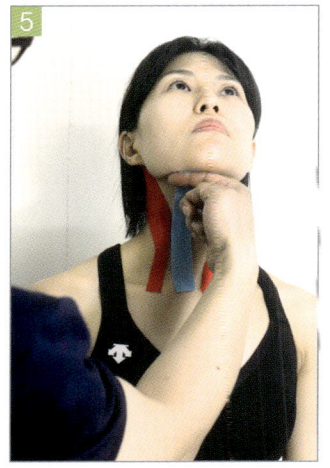 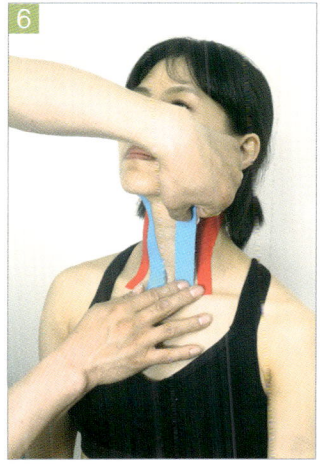 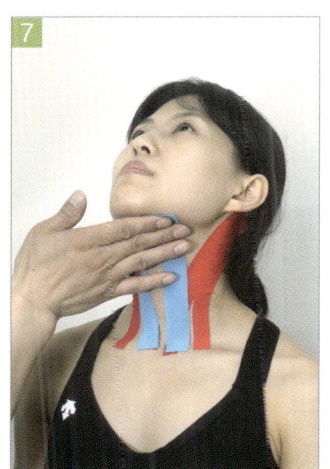

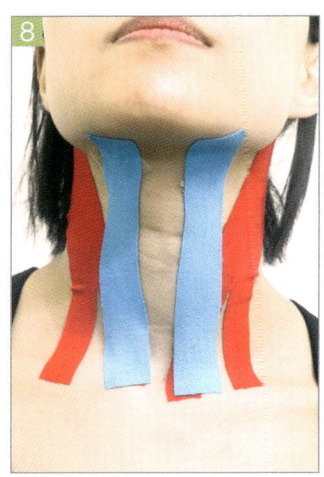

⑤~⑧ 목뿔 위근과 아래근(설골 상근과 하근, suprahyoid and infrahyoid m.)에 대한 테이핑.

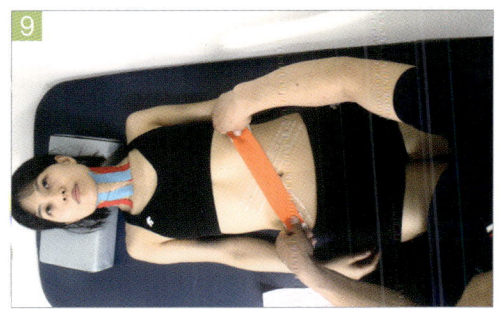 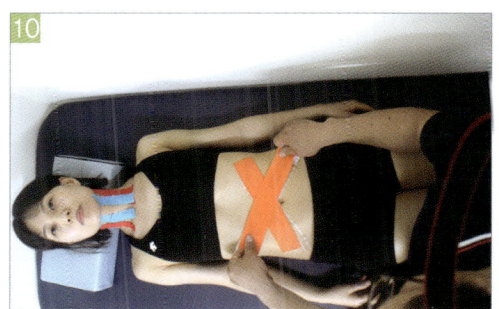

⑨~⑩ 복부근육에 대한 압박테이핑.

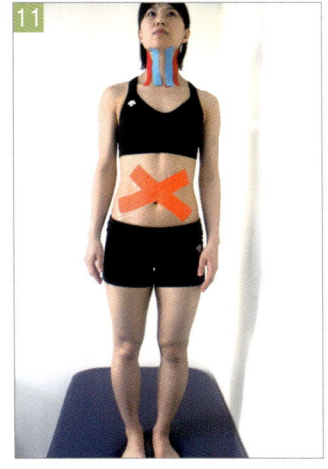

⑪ 완성된 모습.

### B. 하지 위치에 따른 허리 통증 완화 방법

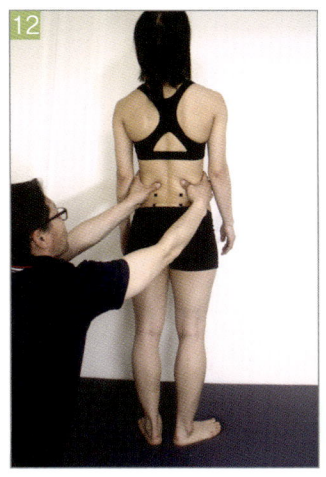 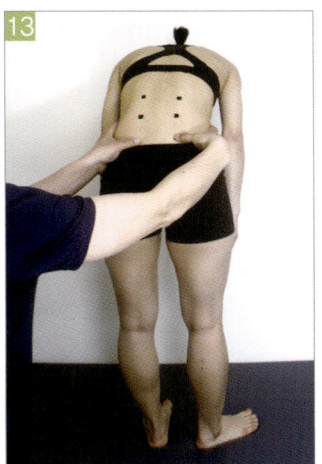

⑫~⑬ 오른쪽 발을 외회선 시킨 상태에서 허리굽힘이 편안한지,

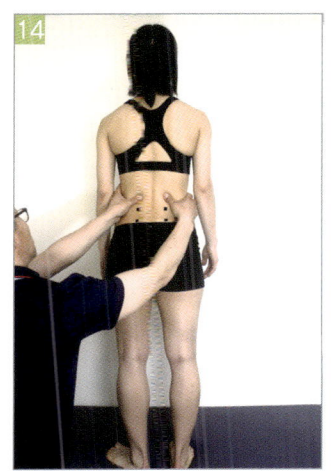 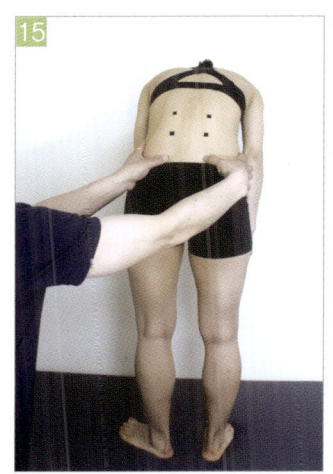

⑭~⑮ 왼쪽 발을 외회선 시킨 상태에서 허리굽힘이 편안한지를 확인한다.

외회전 시킨 상태는 하지의 굽힘을 촉진시키는 상태가 되고, 상대적으로 중립에 위치한 발은 폄을 의미한다. 이에 따라 하지의 굽힘과 폄을 각각 나눠서 처치함으로써 허리굽힘에 도움을 줄 수 있다.

### 3. 허리를 펼 때의 통증 I

물건을 들기 위해 허리를 구부렸다 일어서는 동작이나 의자에 앉아 있다 일어서는 동작에서, 그리고 서서 허리를 펼 때 통증을 느끼기도 한다. 똑바로 눕는 것조차 곤란한 경우도 마찬가지로 허리를 펼 때의 통증으로 볼 수 있다.

접촉검사는 허리를 구부릴 때의 통증과 같은 방법으로 한다. 엉덩뼈능선(iliac crest)을 중심으로 허리쪽으로 2~3 cm씩 올라가면서 세움근을 가볍게 압박한다. 주로 허리를 받치고 있는 세움근을 고정하거나 안정되게 함으로써 펼 때의 허리 통증을 경감시킬 수 있다. 테이핑은 이 중 가장 편안한 점을 확인하고, 세움근 전체를 감싸듯이 크로스 테이핑을 한다.

참고로, 허리를 펼 때의 접촉검사의 테이핑 점은 주로 골반 위쪽에 있는 경우가 많다. 그리고 허리를 지지하는 의미로 세움근에 교차하는 테이핑을 추가한다.

### A. 허리를 펼때의 검사 방법

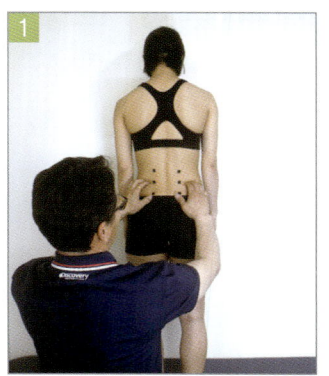
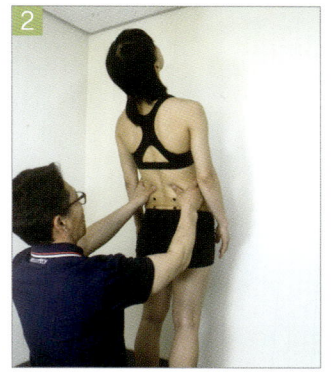
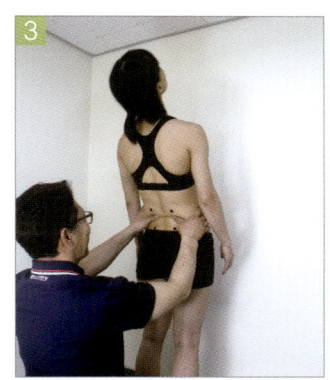
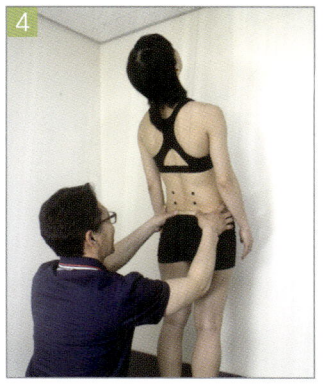

①~④ 양측 엉덩뼈능선을 잇는 세움근 부위와 위 아래 2~3 cm되는 부위를 접촉하여 폄을 시행했을 때보다 편안한 점을 찾는다.

질환별 테이핑 방법 | PART 2

## 스파이럴 테이핑

- ❖ 테이프 폭; 3~5 mm
- ❖ 자세; 통증이 없는 자세 또는 중립자세
- ❖ 시작점; 말초에서 중추로

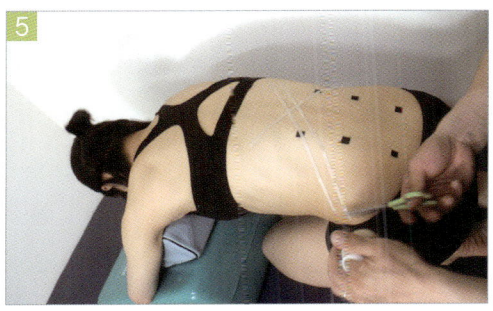
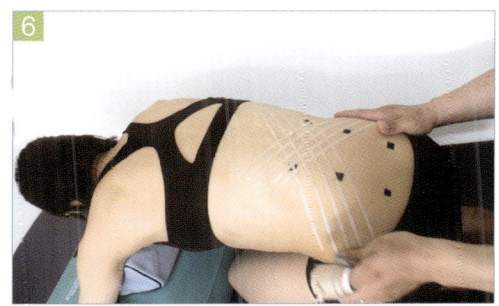

⑤~⑥ _ ①~④ 검사방법으로 편안한 점을 찾았다면, 절하는 자세를 취하게 한다. 이 자세는 허리폄에 있어 편안한 자세가 되며, 앞에 베개나 이불의 높이를 조정하여 더욱 진정되는 자세를 가질 수 있다. 먼저 위쪽 세움근 부위 두 점을 지나는 기준선을 음성 방향과 양성 방향으로 처치한다. 이어서 나머지 근육을 먼저 음성 방향으로 그리고 양성 방향으로 크로스 테이핑을 한다.

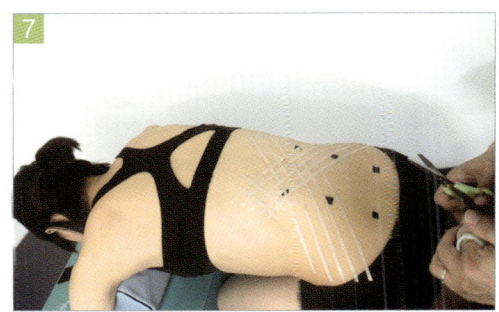
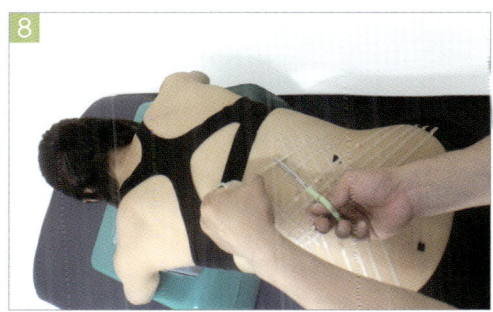

chapter 8. 척추에 대한 테이핑

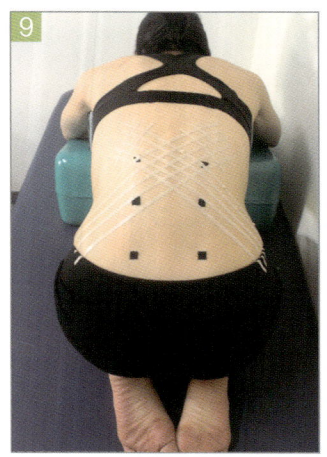
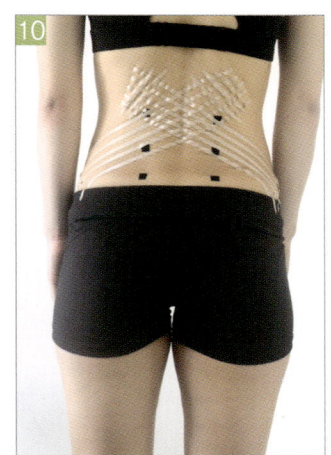

⑦~⑨ 허리굽힘과 달리 세움근의 안정적 압박을 위해 세움근 부위에 교차 테이핑으로 마무리한다.

⑩ 완성된 모습.

## 키네지오 테이핑

❖ 테이프 폭; 5 cm
❖ 자세; 편안한 자세에서 각 관절의 통증이 유발되지 않는 정도의 신장으로
❖ 시작점; 말초에서 중추로

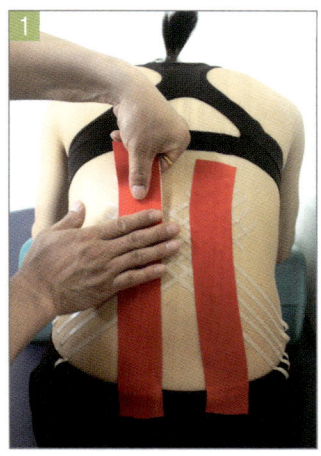

① 천장관절부터 양측 허리세움근에 탄력테이핑을 한다.

질환별 테이핑 방법 **PART 2**

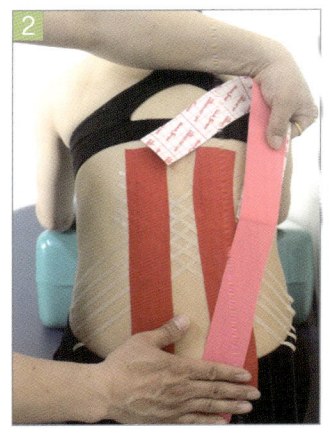
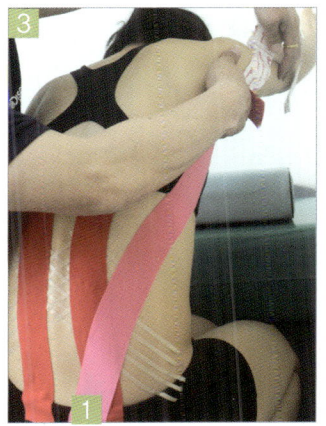
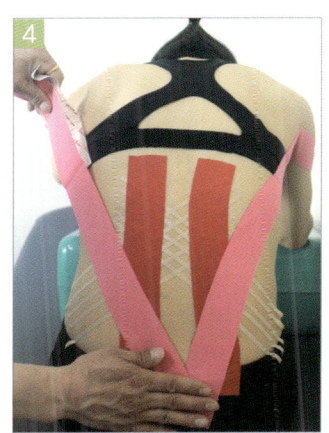

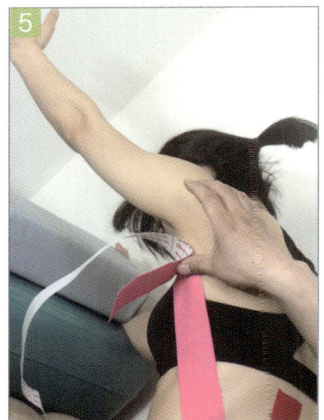
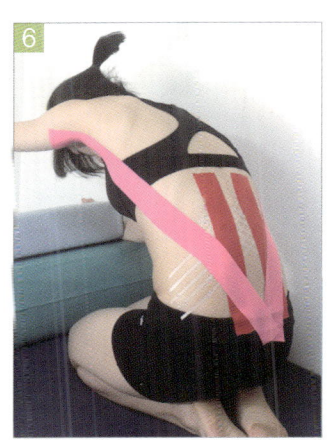

②~⑥ 천골에서 시작하여 위팔뼈의 두갈래근고랑 쪽 내측으로 양측 넓은등근을 처치한다. 이때 팔은 최대한 신장한 상태로 테이핑을 한다.

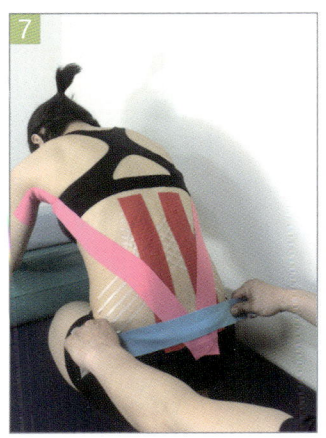
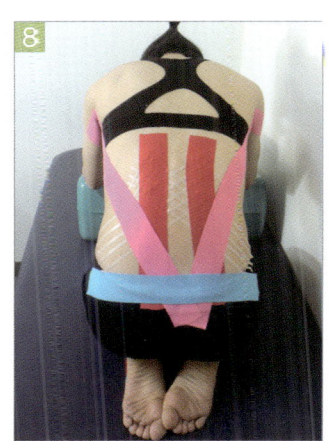
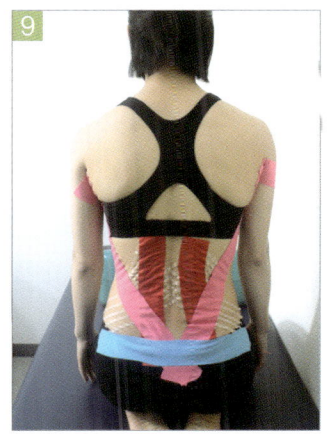

⑦ 나머지 근육을 모아즈고 엉치'엉덩관절을 지나는 탄력테이핑으로 마무리한다.
⑧~⑨ 완성된 모습.

chapter 8. 척추에 대한 테이핑

## 4. 허리를 펼 때의 통증 II

앞선 방법으로 어느 정도 펴는 동작에서의 통증이 완화되었다면, 이어서 허리를 펴는 데 작용하는 기능적 부위의 검사를 추가할 수 있다. 허리를 편다는 것은 머리를 드는 것이고, 허리쪽 근육을 수축시키는 행위이다. 따라서 머리를 뒤로 젖히게 하는 목의 뒤쪽 부위와 체간의 폄에 작용하는 넓은등근쪽을 검사하여 '펼 때의 허리 통증 I'의 방법과 함께 테이핑을 할 수 있다.

테이핑은 접촉한 만큼의 범위를 감싸는 정도의 크로스 테이핑을 첨부한다.

### ● 스파이랄 테이핑

- ❖ 테이프 폭; 3~5 mm
- ❖ 자세; 통증이 없는 자세 또는 중립자세
- ❖ 시작점; 말초에서 중추로

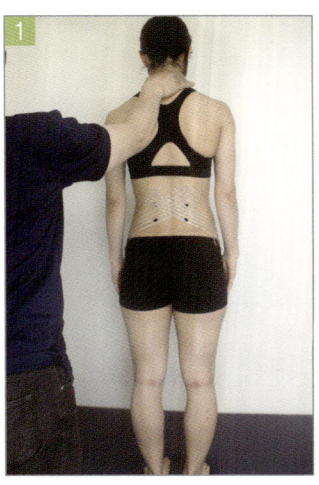
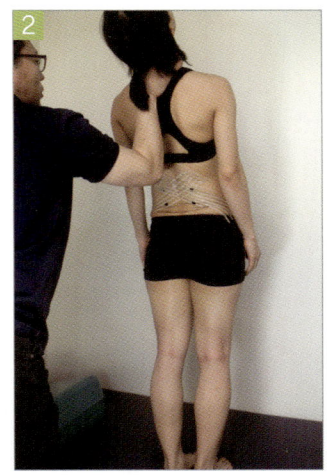
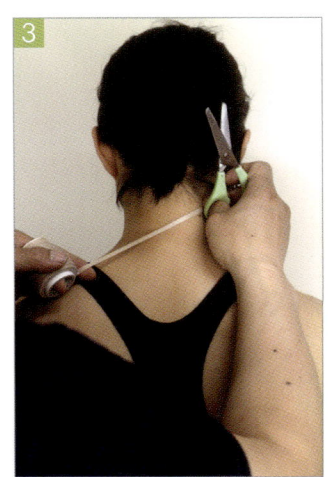

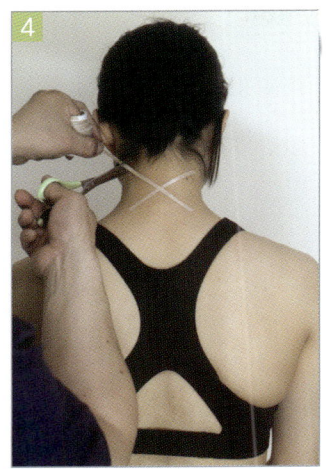

①~④ 목에 대한 검사방법은 목뼈 4, 5번을 중심으로 하고, 허리 폄이 편안하다면 교차하는 테이핑을 한다.

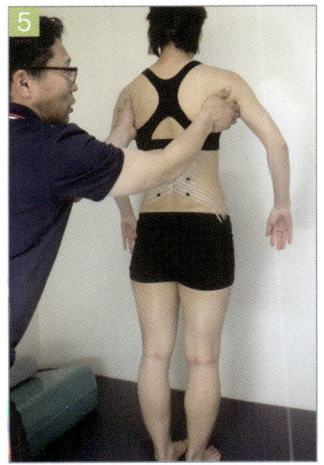
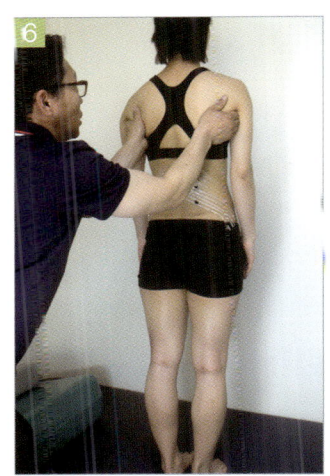
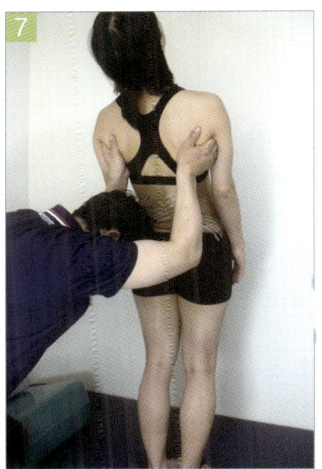

⑤~⑦ 체간의 폄에 관여하는 넓은등근은 뒤쪽에서 겨드랑이쪽 어깨뼈 외측면(lateral border)을 가볍게 접촉하여 폄을 시켜보면 훨씬 부드러운 움직임이 일어나는 것을 확인할 수 있다.

## 스파이럴 및 키네지오 테이핑

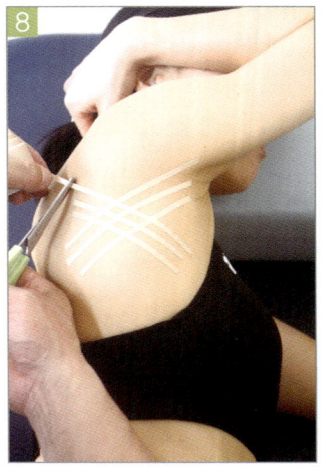 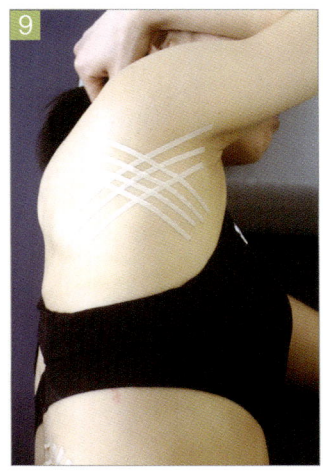 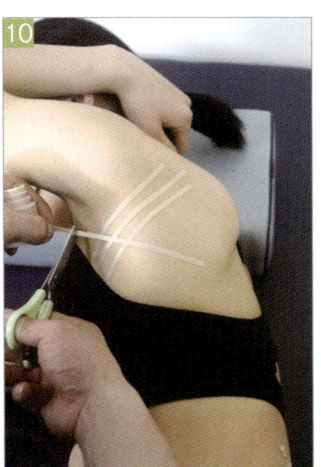

⑧~⑩ 접촉 부위에 크로스 테이핑을 한다.

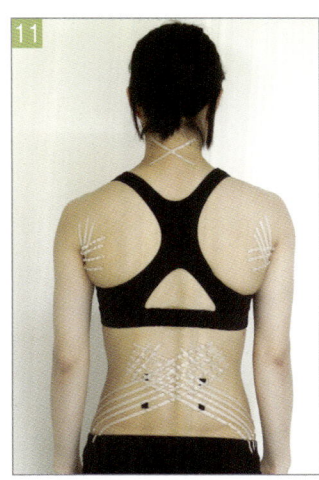

⑪ 완성된 모습.

## 5. 허리뼈의 통증이 명확할 경우

굽힘, 폄, 편측 구부림, 호전 등의 허리의 움직임에서 척추뼈에 통증이 명확할 때에는 그 척추 뼈를 중심으로 테이핑할 수 있다. 이 같은 방법은 심한 허리 통증이 아니며, 움직임 과정에서 통증 부위를 환자스스로가 지적할 수 있을 때도 처치가 가능하다. 이는 모든 허리 움직임의 영향이 한 관절에서 비롯된 경우를 말하며, 이 한 관절의 통증은 취약한 관절에 지속적인 손상으로 볼 수 있다.

### 스파이랄 테이핑

- 테이프 폭; 3~5 mm
- 자세; 통증이 없는 자세 또는 중립자세
- 시작점; 말초에서 중추로

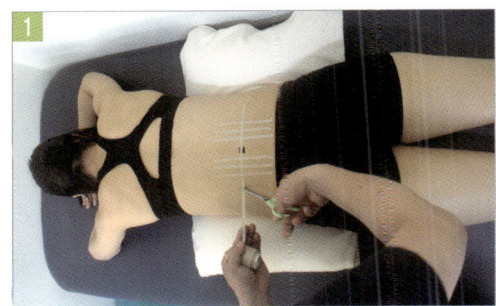 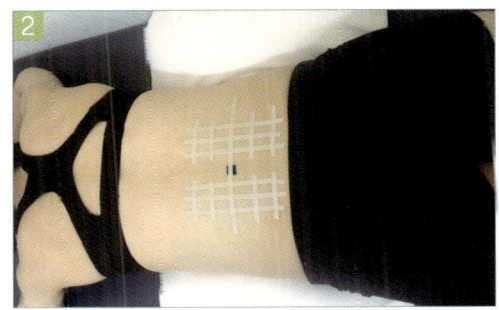

①~② 예를 들어, 허리뼈 4, 5번 사이(검은색 점)에 통증이 명확하다면, 먼저 허리뼈 4, 5번의 양측 세움근을 따라 각각 3개의 수직 테이프를 첨부한다. 양측 세움근 테이핑의 길이는 위 아래 허리뼈 즉, 3번과 천추 1번 중간 가로돌기까지 첨부한다. 이어 가로 방향 테이프를 허리뼈 4, 5번 사이를 지나가게 하고, 또 다른 횡방향 테이프는 각 세움근의 아래 위에 테이핑을 한다.

### 🍩 키네지오 테이핑

- ❖ 테이프 폭; 5 cm
- ❖ 자세; 편안한 자세에서 각 관절의 통증이 유발되지 않는 정도의 신장으로
- ❖ 시작점; 말초에서 중추로

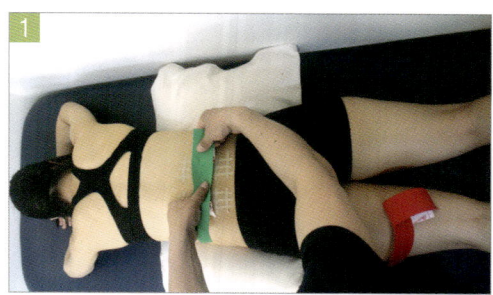 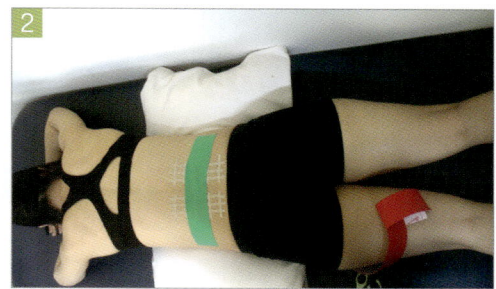

①~② 먼저 허리뼈 4, 5번 통증이 명확한 부위를 지나는 횡 테이핑을 한다.

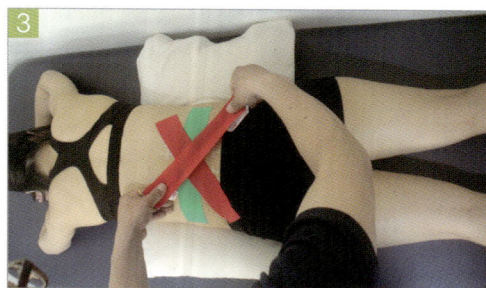

③ 허리뼈 4, 5번 통증이 명확한 부위를 지나는 교차 형태의 테이핑으로 마무리한다.

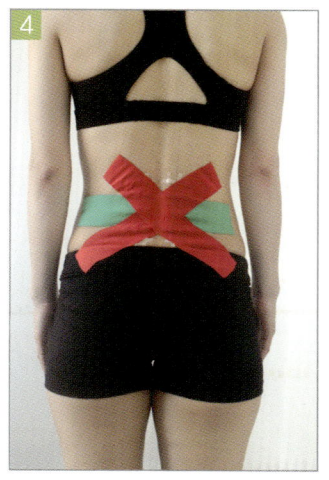

④ 완성된 모습.

## 6. 다리 길이 차이 조정 방법 I

다리 길이는 일반적으로 좌우가 똑같지 않다. 다리 길이의 차이(leg length discrepancy, LLD)는 해부학적 이상이 없는 한 일상생활 속에서 갖게 되는 자세적 습관에 따른 결과라고 할 수 있다.

특히 발목관절과 무릎관절의 이상, 골반의 뒤틀림, 전반적인 척추 균형의 이상 등의 근육과 그로 인한 관절의 영향으로 나타날 수 있다. 때때로 이러한 다리 길이 차이에 대한 정렬로 올바른 체형을 유지할 수 있다 하는데, 이는 디스크가 삐져나와 신경을 건드린다는 증상과 그에 따른 결과에 지나지 않는 단편적 접근이다. 실상은 왜 두 다리의 길이 차이가 있을까와 왜 디스크가 삐져나왔는가에 대한 원인에 대한 고민이 선행되어야 한다.

한편, 이러한 고민에 앞서 다리 길이 차이를 조정하는 방법은 지극히 단순하다. 엎드린 상태에서 두 다리의 길이를 측정해 본다. 두 다리 길이에 차이가 있다면, 이어서 머리를 좌측으로 돌린 상태에서 다시 측정한 후, 머리를 우측으로 돌린 상태에서도 측정해 본다. 최초 중립 위치에 있을 때와 머리의 움직임으로 차이가 없다면, 골반 조정을 중심으로 처치한다. 만일 좌측이든지 우측이든지 간에 머리의 움직임으로 다리 길이의 차이가 변한다면, 이 같은 다리 길이의 차이는 골반이 아니라 목뼈 1, 2번의 문제(cervical syndrome)이거나 첫번째 갈비뼈의 불균형 또는 상부 전반의 영향을 의심할 수 있다.

### A. 다리길이 차이 검사 방법

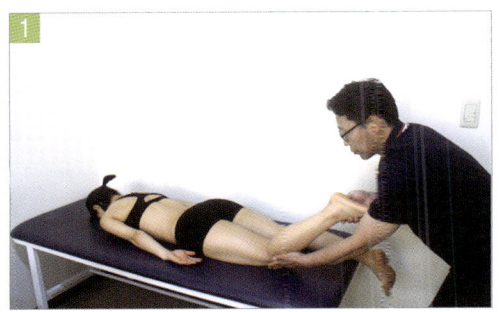
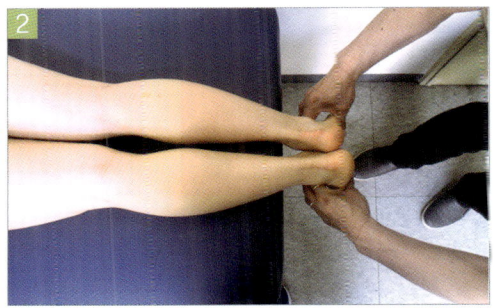

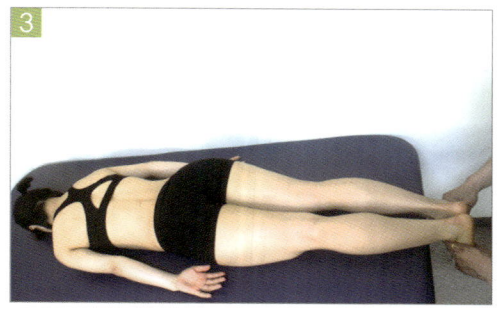
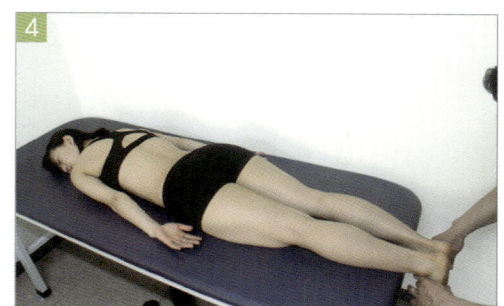

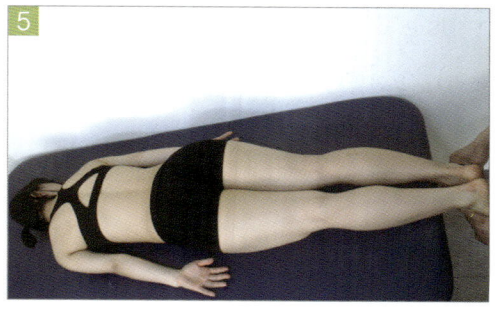

① 무릎뼈를 안쪽으로 모아 다리 길이를 측정한다.

② 예를 들어, 오른쪽이 짧고, 왼쪽이 길게 확인되었다면

③~⑤ 머리의 좌우 돌림으로 다리 길이 차이가 변화한 쪽을 치료점으로 삼는다.

## B. 첫번 째 갈비뼈에 대한 처치

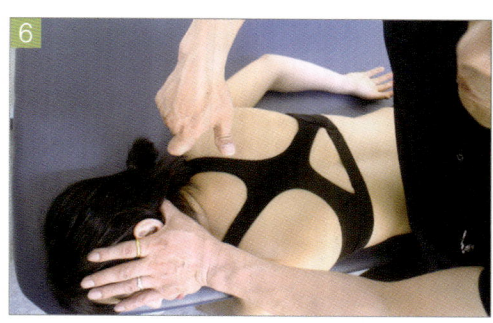
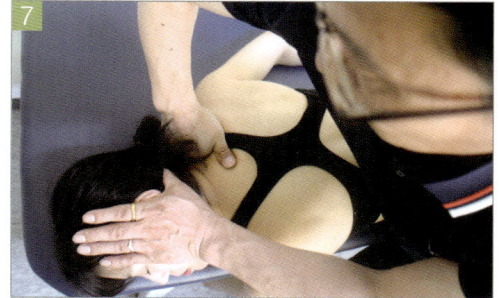

## C. 가슴우리(흉곽, thoracic cage) 입구에 대한 스러스트(thrust)

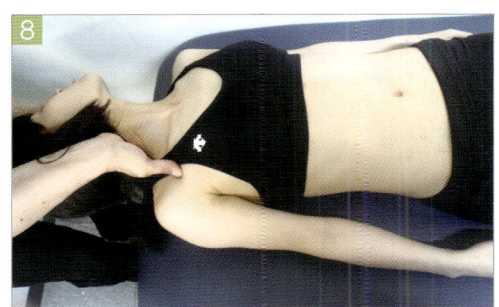
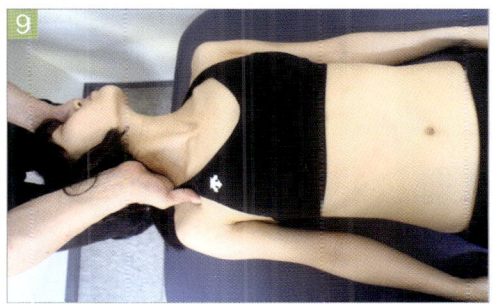

## D. 목뼈 2번에 대한 스러스트

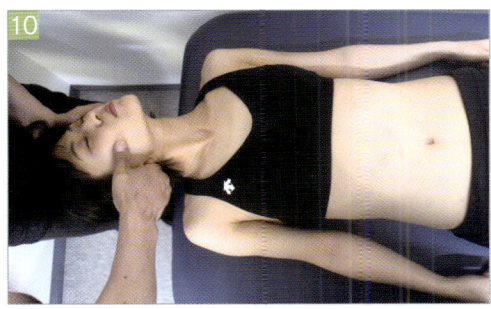

## 7. 다리 길이 차이 조정 방법 II

골반을 중심으로 다리 길이에 대한 조정 방법은 좌우측의 다리 길이 차이와는 상관없이 우측 2번 허리뼈를 중심으로 세움근을 넘어 압통점을 확인할 수 있다. 이어 좌측 4, 5번 세움근의 압통점, 우측 위뒤엉덩가시(상후장골극, Posterior Superior Iliac Spine, PSIS)와 엉치뼈가 만나는 압통점, 마지막으로 좌측에 위뒤엉덩가시와 엉치뼈가 만나는 압통점에 3×4 테이핑을 한다. 이 같은 압통점들은 정확하게 그 점이 아니도 괜찮으며, 그 주변을 중심으로 압통점이 심한 곳을 선택하여 첨부한다.

### 스파이랄 테이핑

- 테이프 폭; 2.5 cm의 격자 테이프, 3~5 mm
- 자세; 통증이 없는 자세 또는 중립자세
- 시작점; 말초에서 중추로

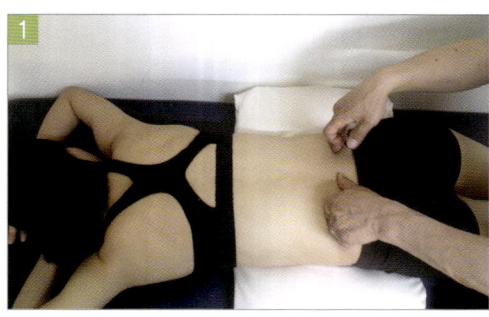
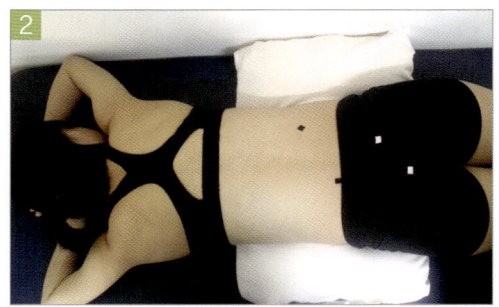

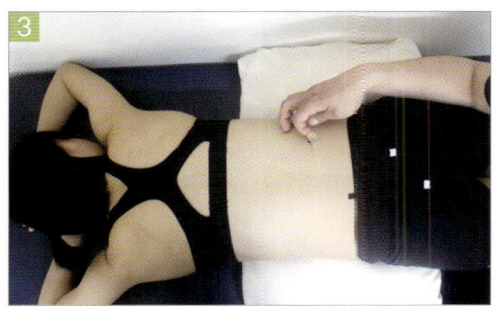
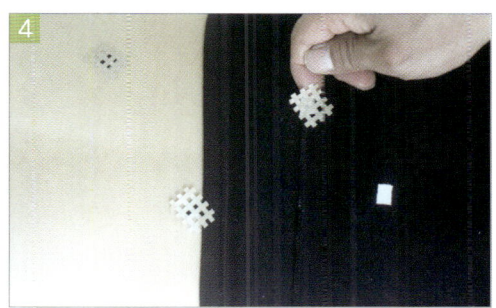

①~④ 엉덩뼈능선 좌우 선을 확인하고, 허리뼈 4, 5번을 확인한다. 이어 위에서 언급한 점들을 찾아 격자형 테이핑으로 처치한다.

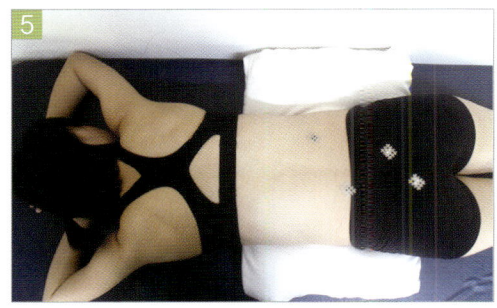

⑤ 완성된 모습.

## 8. 궁둥구멍근(이상근, piriformis)의 이완법

흔히 엉덩뼈신경통(좌골신경통, sciatica)을 일으킨다고 알려진 궁둥구멍근은 기능적 측면에서 보면 하지의 굽힘 패턴에 해당된다. 엉덩이관절에서 대퇴의 벌림이나 바깥 돌림을 만든다. 엉덩이관절에서 넙다리뼈(대퇴, femur)가 90도나 그 이상 굽힘한 상태에서는 안쪽돌림(internal rotation)을 일으켜 폄 패턴을 돕기도 하지만, 일상생활에서 주로 사용되는 기능은 하지의 굽힘과 관계가 있다. 또한 궁둥구멍근은 엉덩이근육 중에서 깊은 곳에 위치하고 있으며, 이러한 궁둥구멍근의 긴장은 그 밑을 지나가는 엉덩뼈신경통을 압박할 수 있다(piriformis syndrome).

테이핑은 궁둥구멍근의 약화에 대한 처치와 더불어 반대측 엉덩이근육의 전반적인 지지의 테이핑을 할 수 있다. 넙다리뼈의 큰돌기(대전자, greater trochanter)에서 엉치뼈의 외측면까지 근육을 전체적으로 감싸는 크로스 테이핑을 한다. 이어 반대측 엉덩이에도 대략 0.7 cm 간격을 두고 횡 테이핑을 한다.

### 스파이랄 테이핑

- 테이프 폭; 3~5 mm
- 자세; 통증이 없는 자세 또는 중립자세
- 시작점; 말초에서 중추로

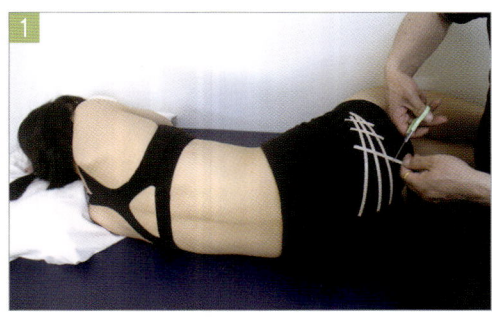
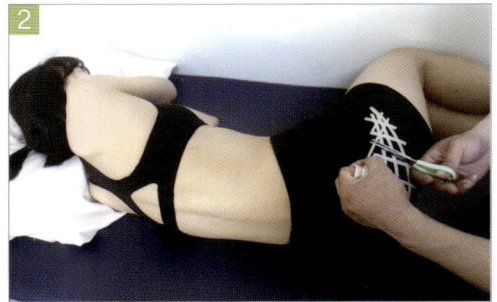

질환별 테이핑 방법  PART 2

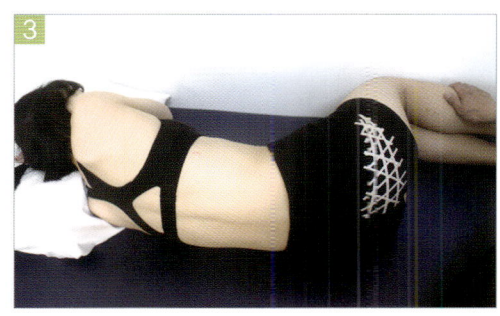

①~③ 예를 들어, 오른쪽 궁둥구멍근의 이상이라면 넙다리뼈의 큰돌기부터 시작하여 엉치뼈부위까지 궁둥구멍근을 감싸는 테이핑을 한다.

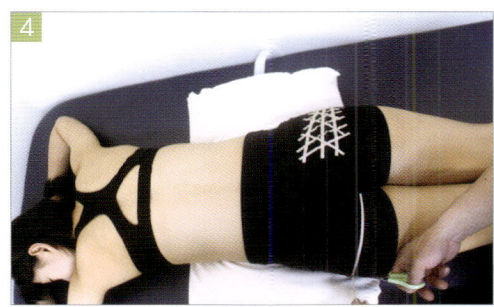 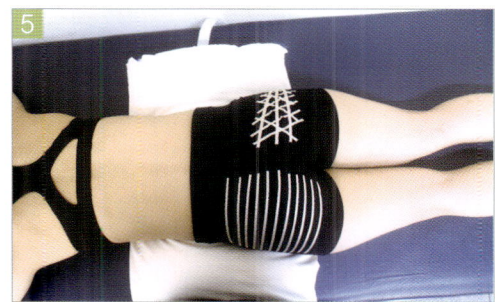

④~⑤ 반대측 왼쪽 엉덩이근육을 전체적으로 모아주는 횡 테이핑으로 마무리한다.

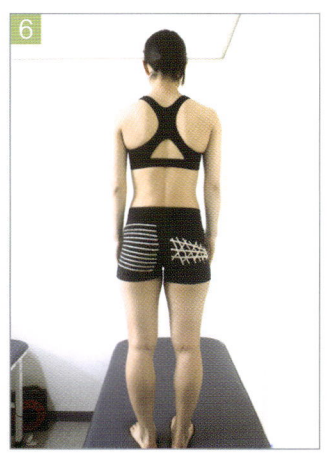

③ 완성된 모습.

### 키네지오 테이핑

- 테이프 폭; 5 cm
- 자세; 편안한 자세에서 각 관절의 통증이 유발되지 않는 정도의 신장으로
- 시작점; 말초에서 중추로

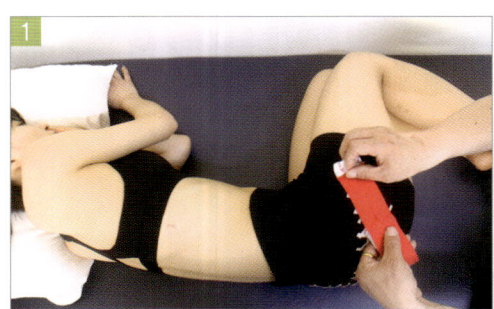 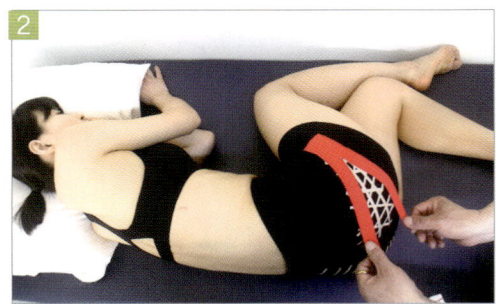

①~② 넙다리뼈의 큰돌기에서 시작하여 엉치뼈까지 'Y'자 형태의 테이프로 처치한다. 이때 궁둥구멍근이 최대한 신장될 수 있도록 넙다리뼈를 바깥쪽과 몸쪽으로 구부려서 테이핑한다.

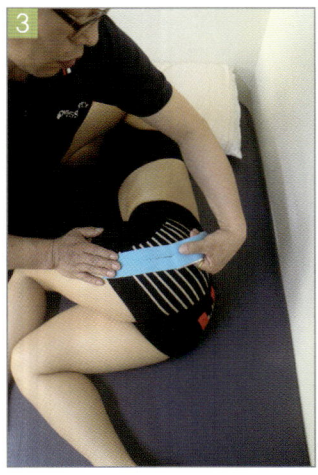 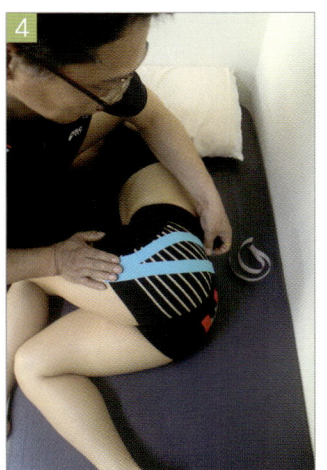

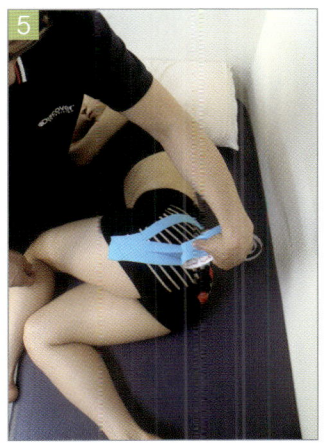 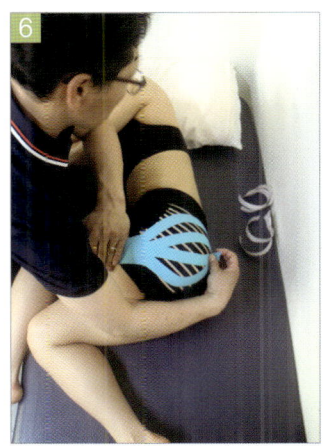

③~⑥ 반대측 엉덩이근육 전체를 감싸기 위해 넙다리뼈의 큰돌기 밑에서부터 'Y'자 형태의 테이프로 2본 또는 3본으로 처치한다.

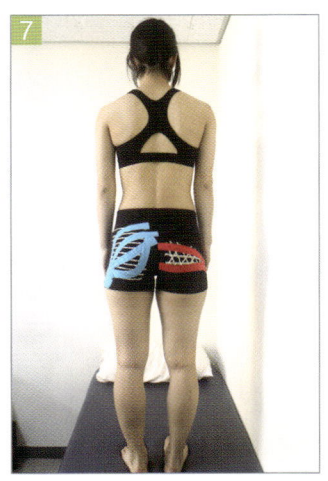

⑦ 완성된 모습.

## 9. 극심한 허리통증으로 걸음조차 힘겨울 때 또는 허리 좌우 회전 시 통증 I

갑작스런 허리의 통증으로 걸음조차 어렵게 만들 때가 있다. 이런 경우에는 배바깥빗근(external oblique abdominal m.)과 배속빗근(internal oblique abdominal m.)에 대한 지지 역할과 좌우 움직임을 만드는 허리의 회전 움직임을 제한한다. 이 때 배곧은근(복직근, rectus abdominis m.)과 배가로근(복횡근, transversus abdominis m.)은 상당히 긴장된 상태를 유지하며, 이로 인한 비정상적인 근육의 긴장은 허리의 움직임을 제한되게 한다. 이에 배바깥·안빗근의 좌우 움직임에 지지 역할을 감소시키고 보행이나 허리의 가벼운 움직임조차 의지할 지지 기반이 없이 무너지는 느낌으로 불안한 허리를 경험하게 만든다.

테이핑은 좌우 옆구리를 지지하는 처치로 양측 10번 갈비뼈 아래 가성갈비뼈를 중심으로 처치한다. 테이핑의 앞뒤 범위는 앞쪽의 배곧은근이나 뒤쪽의 척추세움근을 침범하지 않도록 한다. 회전 움직임을 만드는 배바깥·안빗근의 지지로 배곧은근과 척추세움근의 정상적인 근육의 긴장을 되돌려 놓는 게 목적이다.

### 🟠 스파이랄 테이핑

- ❖ 테이프 폭; 3~5 mm
- ❖ 자세; 통증이 없는 자세 또는 중립자세
- ❖ 시작점; 말초에서 중추로

PART 2 질환별 테이핑 방법

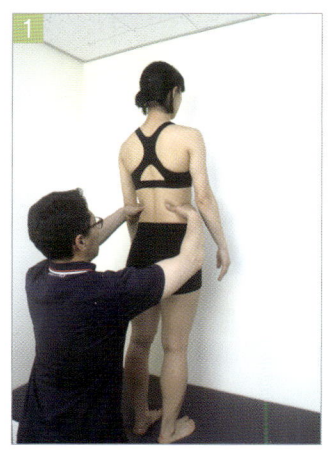

① 양측 10번 갈비뼈 아래에 접촉검사를 하여 편안한 움직임을 확인한다.

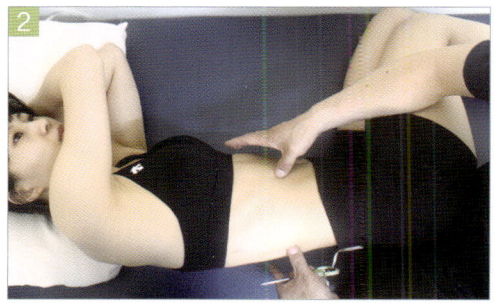
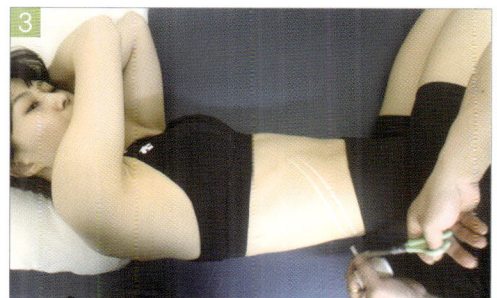
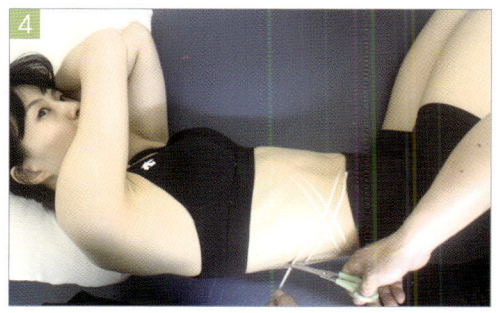
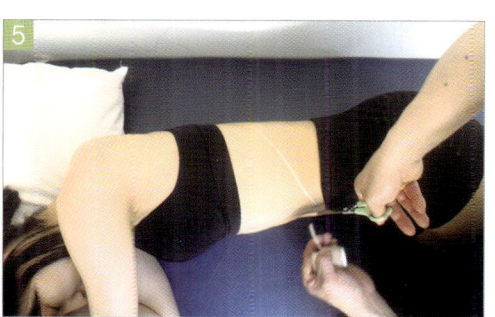
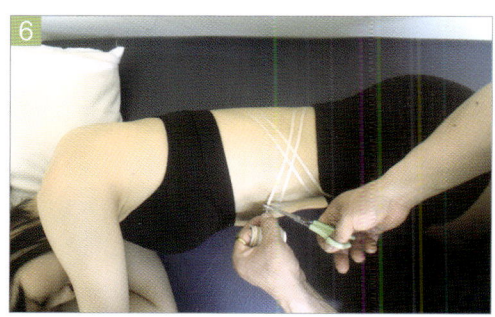

②~⑥ 양측 편안해 하는 부위를 중심으로 교차형 테이핑을 한다.

chapter 8. 척추에 대한 테이핑

## 스파이럴 및 키네지오 테이핑

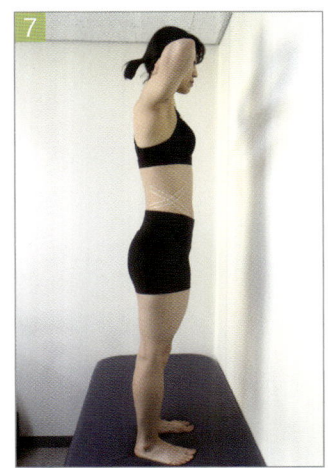 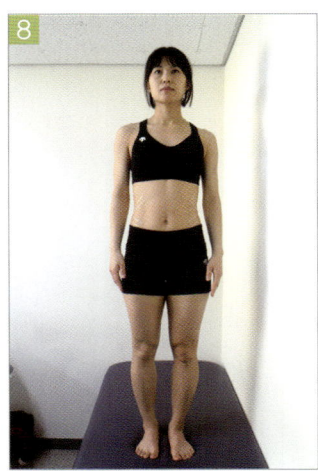

⑦~⑧ 완성된 모습.

## 10. 극심한 허리통증으로 걸음조차 힘겨울 때 또는 허리 좌우 회전 시 통증 II

'극심한 허리통증으로 걸음조차 힘겨울 때 또는 허리의 좌우 회전 시 통증 I'과 같은 방법으로 진정되지 않을 때에는 세 가지 방법으로 지지하는 부위를 달리할 수 있다. 먼저 한쪽의 10번 갈비뼈 아래와 반대측 엉덩뼈능선 위 또는 그 반대로 하고, 나머지 방법은 좌우 엉덩뼈능선 위를 지지함으로서 효과를 얻을 수 있다. 이 같은 방법은 극심한 허리통증뿐만 아니라 허리움직임 검사 시 좌우 회전 움직임을 원활히 하기 위한 방법으로 응용될 수 있다.

참고로, 걸을 때의 불편함은 불편한 상태로 걷는 만큼 좋지 않은 피드백을 지속적으로 허리와 몸에 전달하게 되고, 그로 인한 무의식적인 보상 움직임을 만들게 된다. 앞에서 본 극심한 허리통증으로 걸음조차 힘겨울 때 또는 허리 좌우 회전 시에 통증조절 테이핑법에 더해 추가할 수 있는 것은 엉덩뼈능선을 중심으로 테이핑을 하는 것이다. 허리와 엉덩이 부위 전체의 근육 긴장을 조절하고, 원활한 보행을 목적으로 테이핑을 할 수 있다.

테이핑은 엉덩뼈능선을 중심으로 아래 위를 지나는 5본의 크로스 테이핑을 한다.

### 스파이랄 테이핑

- 테이프 폭; 3~5 mm
- 자세; 통증이 없는 자세 또는 중립자세
- 시작점; 말초에서 중추로

## 스파이랄 및 키네지오 테이핑

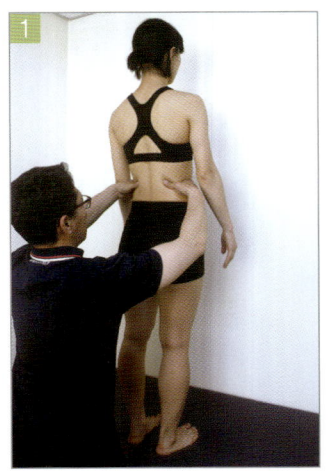
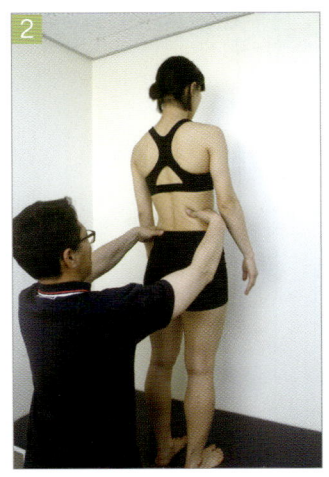
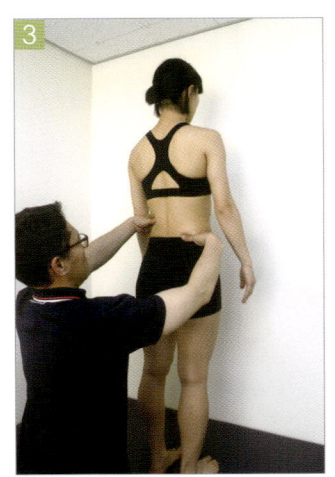
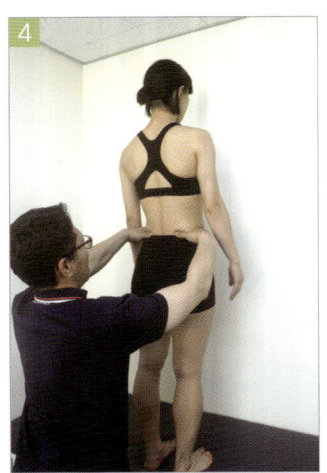

①~④ 양측 10번 갈비뼈 아래부터 엉덩뼈능선 또는 10번 갈비뼈 부위와 엉덩뼈능선의 좌우측을 엇갈려 접촉검사를 한 후, '극심한 허리통증으로 걸음조차 힘겨울 때 또는 허리 좌우 회전 시에는 통증Ⅰ'과 같이 테이핑을 한다.

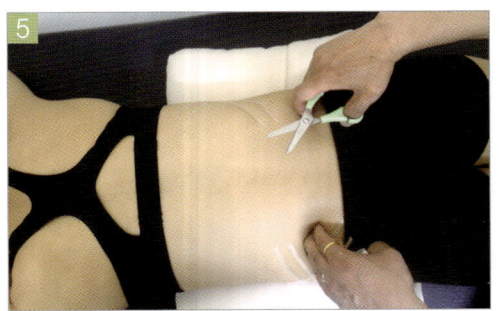
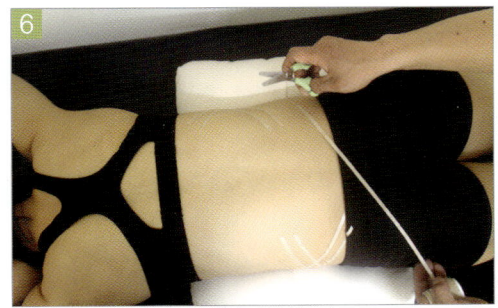

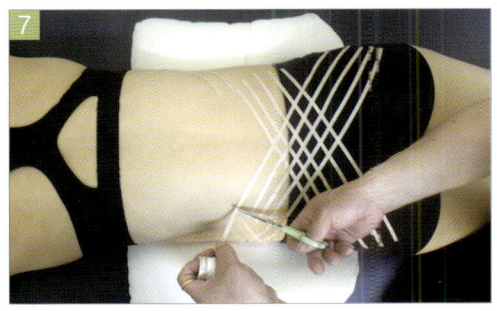
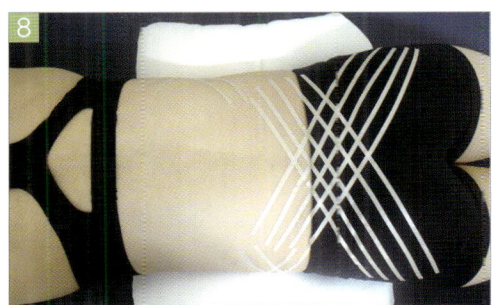

⑤~⑧ 엉덩뼈능선을 기준하여 아래 위에 음성 방향과 양성 방향의 크로스 테이핑으로 마무리한다.

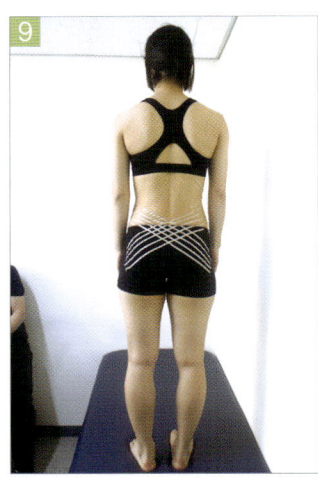

⑨ 완성된 모습.

## 11. 수술 상흔에 대한 처치

　수술 상흔은 모든 테이핑 시 가장 먼저 고려하여 처치할 손상이다. 근막(fascia) 흐름의 방해로 인한 잠정적 손상을 대비하기 위해 수술 상흔에 대한 처치는 중요한 일이다. 수술 부위를 중심으로 가볍게 장력을 확인하면 어떠한 수술 상흔이든지 장력의 차이를 보인다. 이 같은 장력의 변화는 작게는 수술 부위 주변에 그리고 넓게는 전신의 근막에 긴장으로 이어져서 불편함을 낳을 수 있다.

　테이핑 방법은 수술 부위를 중심으로 장력이 높은 곳은 상흔보다 좀더 멀리에서, 장력이 낮은 곳은 수술 부위 가깝게 처치한다. 척추 수술의 경우에는 수술 부위를 압박할 수 있으므로 예외적으로 수술부위를 교차하지 않고 양측을 독립적으로 처치한다.

### 스파이랄 테이핑

- 테이프 폭; 3~5 mm
- 자세; 통증이 없는 자세 또는 중립자세
- 시작점; 말초에서 중추로

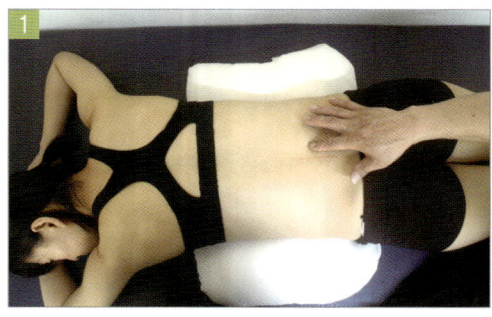 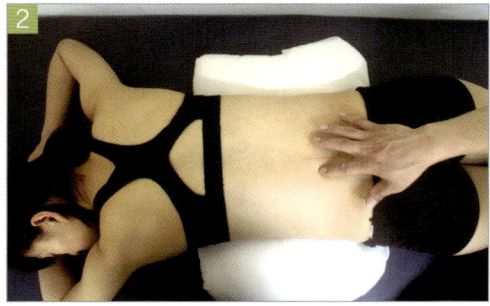

①~② 수술 상흔이 예와 같다면 좌우의 긴장도를 확인한다.

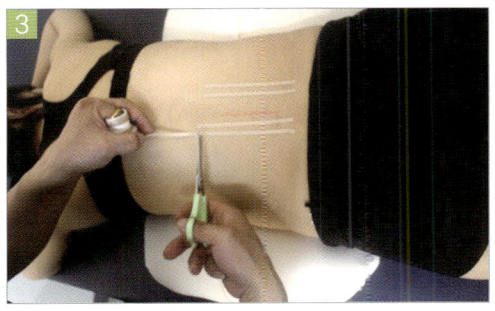 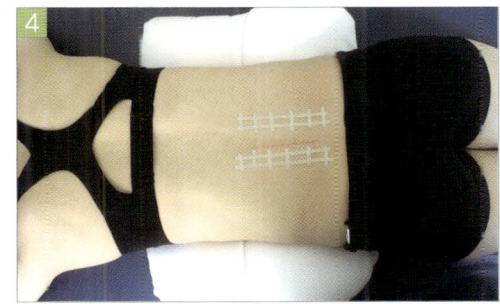

③~④ 수술 상흔의 오른쪽 부위에 긴장도가 높다면, 좀더 멀리 그렇지 않은 쪽은 수술 상흔 가까이에 수술 상흔보다 길게 처치하고 횡 테이핑으로 마무리한다.

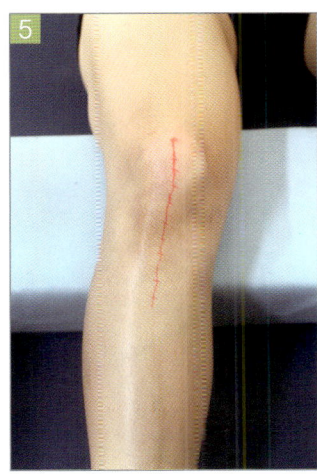 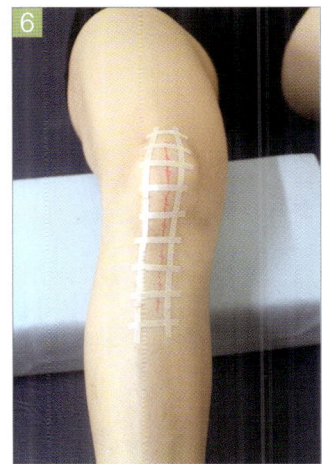

⑤~⑥ 그밖에 상흔, 예를 들어 무릎과 같은 경우는 수술 상흔을 길게 교차하는 횡 테이핑으로 처치한다.

## 12. 저린 방사통에 대한 처치

일반적으로 저린 방사통(radiating pain)이 있을 때에는 스파이랄 테이핑보다는 키네지오 테이핑이 효과가 뛰어나며, 신경섬유에 의해 지배되는 피부 영역을 따라 테이핑한다. 무엇보다 관절을 지나 처치할 때는 조직을 신장시키는 것이 중요하다.

### 키네지오 테이핑

- 테이프 폭; 5 cm
- 자세; 편안한 자세에서 각 관절의 통증이 유발되지 않는 정도의 신장으로
- 시작점; 말초에서 중추로

A. 정중신경손상에 따른 방사통

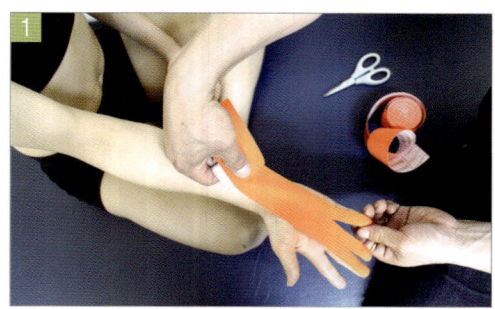 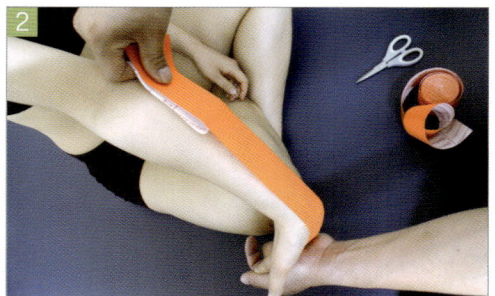

①~② 저린 방사통 끝부위인 손가락 끝에서 시작하여 손목 신전과 함께 내측 팔꿈치까지 테이핑한다.

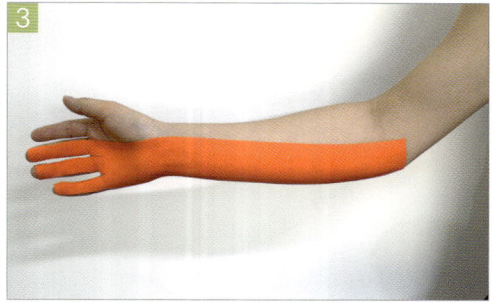

③ 완성된 모습.

## 🟠 키네지오 테이핑

- ❖ 테이프 폭; 5 cm
- ❖ 자세; 편안한 자세에서 각 관절의 통증이 유발되지 않는 정도의 신장으로
- ❖ 시작점; 말초에서 중추로

### B. 목뼈신경손상에 따른 방사통

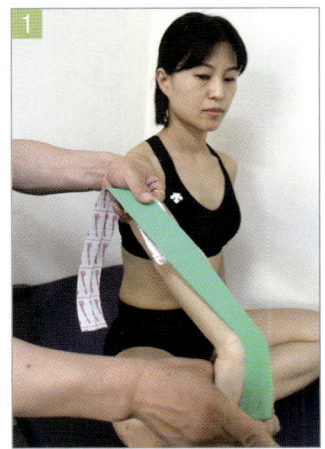
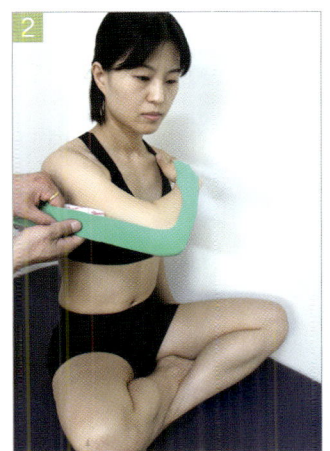
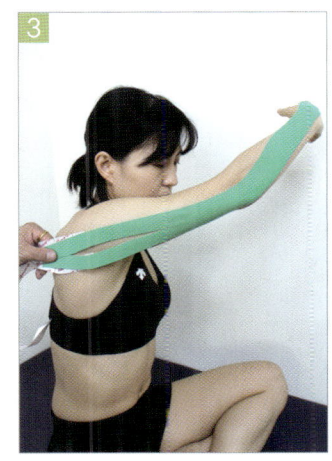
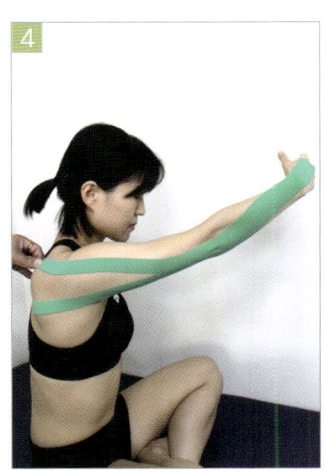
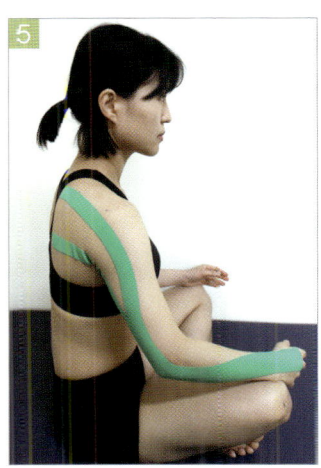

①~④ 저린 방사통 끝부위인 손등에서 시작하여 손돌 굽힘과 팔꿈치 굽힘, 그리고 어깨의 수평 내전으로 순차적으로 진행한다.

⑤ 완성된 모습.

### 키네지오 테이핑

- 테이프 폭; 5 cm
- 자세; 편안한 자세에서 각 관절의 통증이 유발되지 않는 정도의 신장으로
- 시작점; 말초에서 중추로

### C. 허리뼈신경손상에 따른 방사통

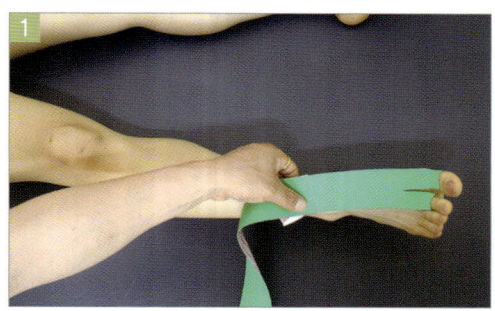
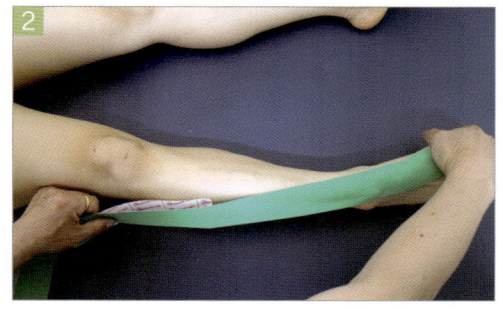
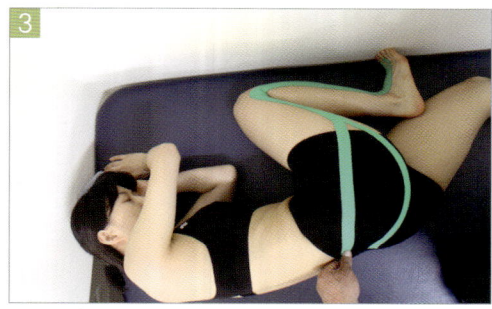

①~③ 허리뼈신경 4, 5번에 따른 저린 방사통 끝부위인 발가락 등쪽에서 시작하여 발목 바닥 젖힘, 무릎과 엉덩이 관절 굽힘 등으로 순차적으로 진행한다.

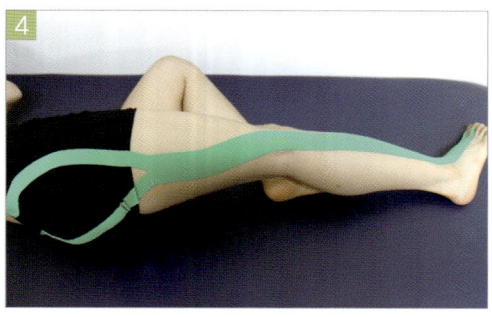

④ 완성된 모습.

# 05 재활운동(Rehabilitation exercises)

Spiral and Kinesio Taping

머리에서부터 엉덩이까지 이어진 몸통은 어떤 운동을 해야 할까?

머리를 포함한 몸통운동을 할 때면, '어떤 목적과 그 목적에 맞는 운동은 무엇일까?' 하는 고민도 잠시 해보지만, 선뜻 떠오르는 운동이라는 목을 돌리고 허리를 구부리고 펴는 등의 가벼운 자극일 뿐 달리 특별한 운동은 떠오르지 않는다. 여기에 좀 더 무게감을 주는 윗몸일으키기도 있지만, 그리 특별할 것이 없어 보인다. 지루함과 뻐근함을 잠시 풀어 주는 의미 외에는 그럴듯한 운동을 몸통은 가지고 있지 않다.

사실 몸통은 팔다리처럼 요란하거나 빠르게 흔들어대는 운동과는 맞지 않다. 우리가 중요하게 말하는 중추 구조는 두개골, 늑골, 골반 뼈로 딱딱하고 견고하게 둘러싸여 있다. 그 속에 놀랍도록 취약한 젤리와 같은 뇌와 장기는 고치 속에 사는 것처럼 여리다. 단 한 번의 충격으로, 조그만 상처에도 긴 후유증을 남기게 될 것을 대비하여 다칠 가능성에 노출시키는 것조차 꺼린다. 몸통은 뼈로 둘러싸인 만큼 안정성을 강조하고 있다.

굳이 몸통에서의 운동을 찾는다면 좀 더 가동성을 가진 목과 허리의 움직임이겠지만, 목이나 허리의 통증은 움직이지 않아서 오는 무거움이나 고정된 듯한 뻐근함 때문이 아닌 너무 많이 움직인 결과이다. 목을 돌리고 허리를 운동하는 것은 꽤나 조심스러워야 한다.

두개골과 늑골 사이의 접점인 목, 늑골과 골반 사이의 허리는 머리와 흉곽, 엉덩이라는 짐을 아슬아슬하게 떠받치고 있다. 그 무게의 사연만큼 짓눌려 앞으로 휘어져 있는 것을 보면 척추의 만곡은 그리 아름답지만은 않다.

이러한 곳에 운동이란 애당초 어울리지 않는 말이다. 아니 몸통만을 떼어놓고 운동을 말하는 것이 옳은지조차 의심스럽다. 나풀대고 넘실거리게 팔다리가 춤을 출 때, 몸통은 안정으로써 충분한 운동을 하고 있는 것이다.

척추 재활을 위한 간단한 팔다리 운동의 원리를 소개하고자 한다.

- **시작 자세**; 어깨 넓이만큼 발을 벌리고 팔은 펴서 옆에 놓는다.
- **운동**; 손목을 손등 쪽으로 꺾어 들어올리고, 발은 발가락부터 시작하여 앞꿈치를 손목운동과 동일한 속도로 들어올린다.

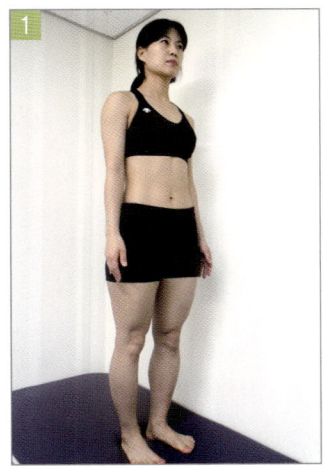 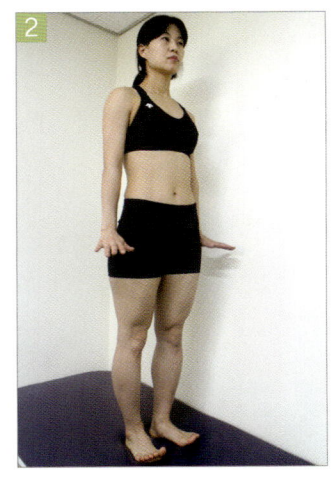

- ▣ **시작 자세**; 어깨 넓이만큼 발을 벌리고 무릎은 편 상태이고 팔은 몸쪽으로 구부려서 선 자세를 취한다.
- ▣ **운동**; 손가락부터 시작하여 손목을 손등 쪽으로 폄과 함께 구브렸던 팔을 펴고 무릎은 팔을 펴는 것과 동일한 속도로 구부리는데, 이때 역시 발가락부터 발등 굽힘과 함께 시작한다.

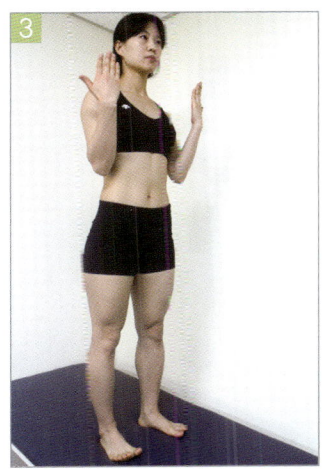 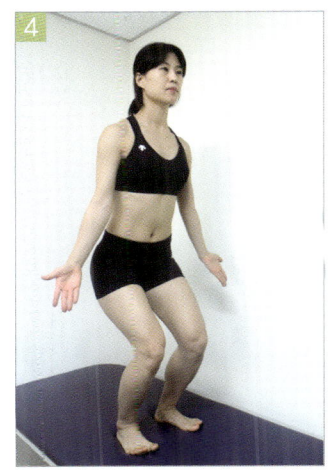

- ▣ **시작 자세**; 절하는 자세로 가슴에 손을 모으고 무릎은 펴서 선 자세를 취한다.
- ▣ **운동**; 절하는 자세의 마지막 모습으로 다리는 완전히 구부린 상태이고, 손은 손가락의 폄으로 시작하여 손목을 손등 굽힘을 한다.

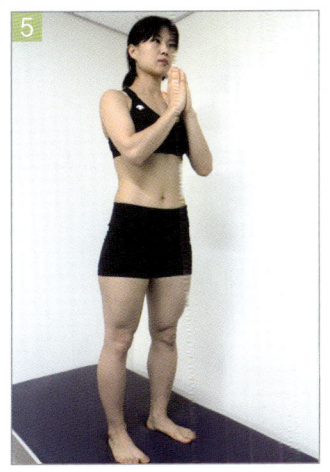 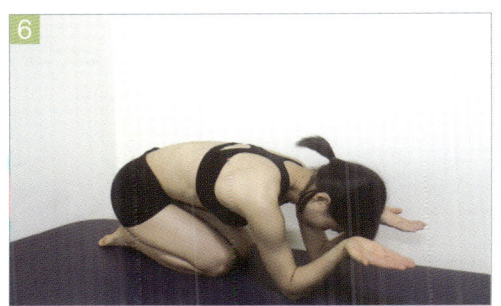

운동하는 모습에서 볼 수 있듯이 운동 범위의 차이는 확연히 드러나서 서로 다른 운동이라고 할 수 있다. 하지만 운동의 패턴이라는 입장에서 본다면 이 모든 운동은 같은 운동이다. 왜냐 하면, 운동의 시작이 모두 손끝과 발끝에서 시작하였고, 그 전체적 과정 역시 팔다리의 주 기능과 서로 상반된 움직임을 하고 있기 때문이다.

팔은 안는 기능을 잘할 수 있기 때문에 손상을 입는다면 펴는 기능에서 일차적으로 문제가 발생할 것이고, 다리의 주 기능은 서고 차는 움직임 때문에 만일 손상을 입는다면 쪼그리고 앉고 구부리는 기능에서 먼저 이상을 보일 것이다. 앞선 운동들은 팔은 펴고 다리는 구부리는 운동으로 약한 기능을 보강하는 강화운동을 한 것이다.

덧붙여, 이 같은 운동의 차이를 묻는다면, 더 힘드냐 그렇지 않으냐의 차이일 뿐 운동의 의미는 동일하다. 운동의 어려움 정도는 소개된 첫 번째, 두 번째, 세 번째 순이다. 정적이며 지지면이 좁아져서 안정을 취하기 어려운 첫 번째 운동이 가장 어렵다.

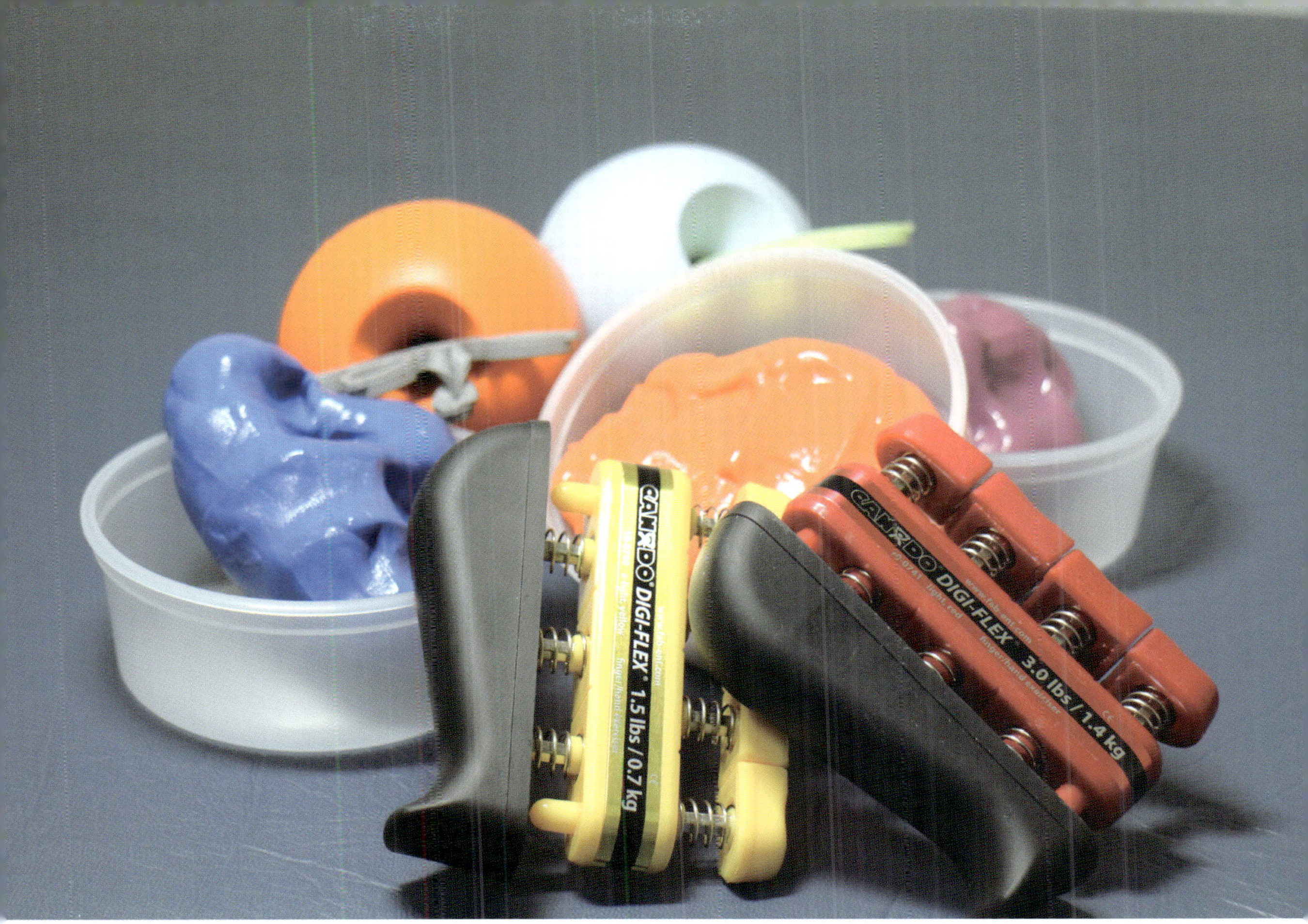

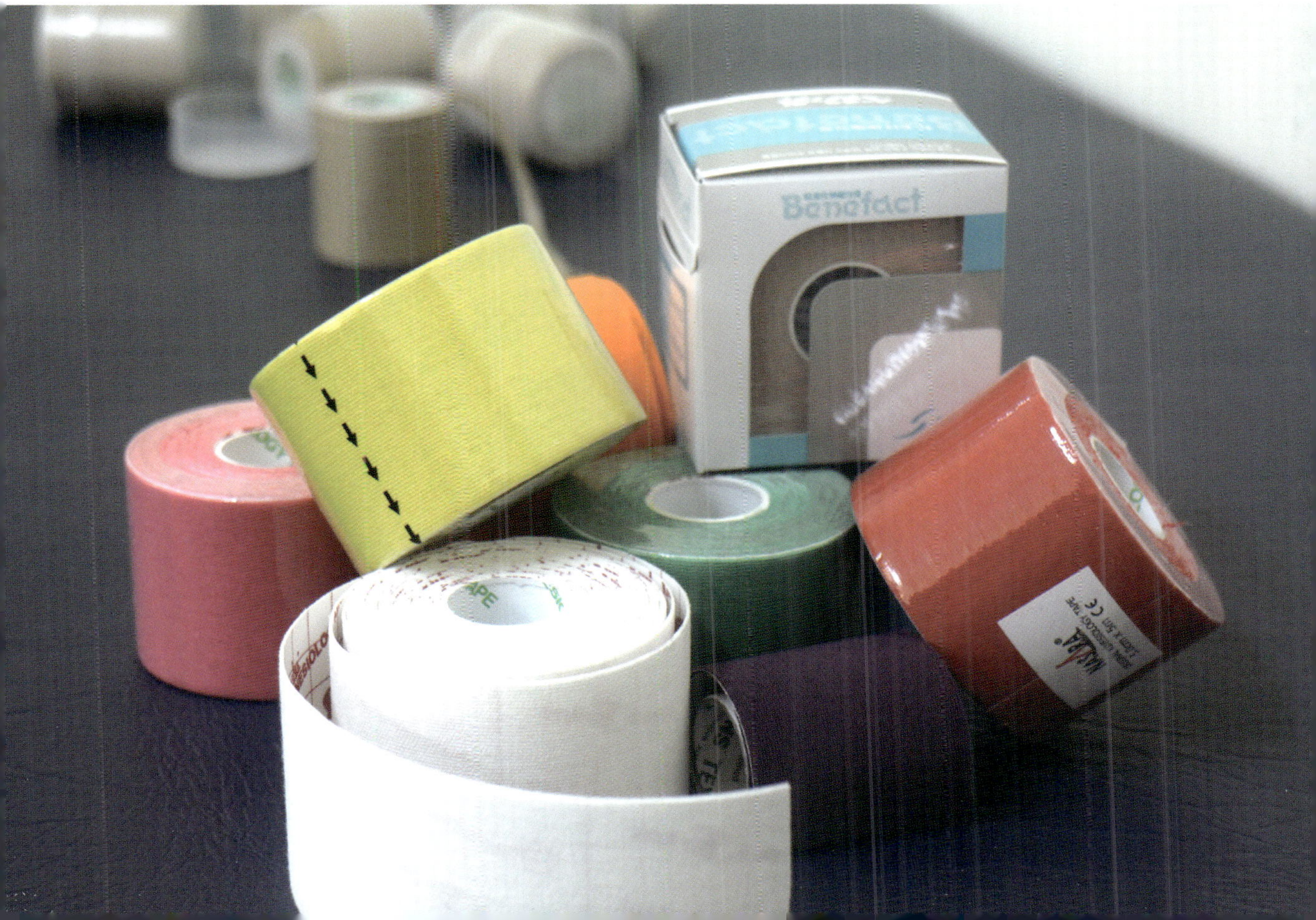

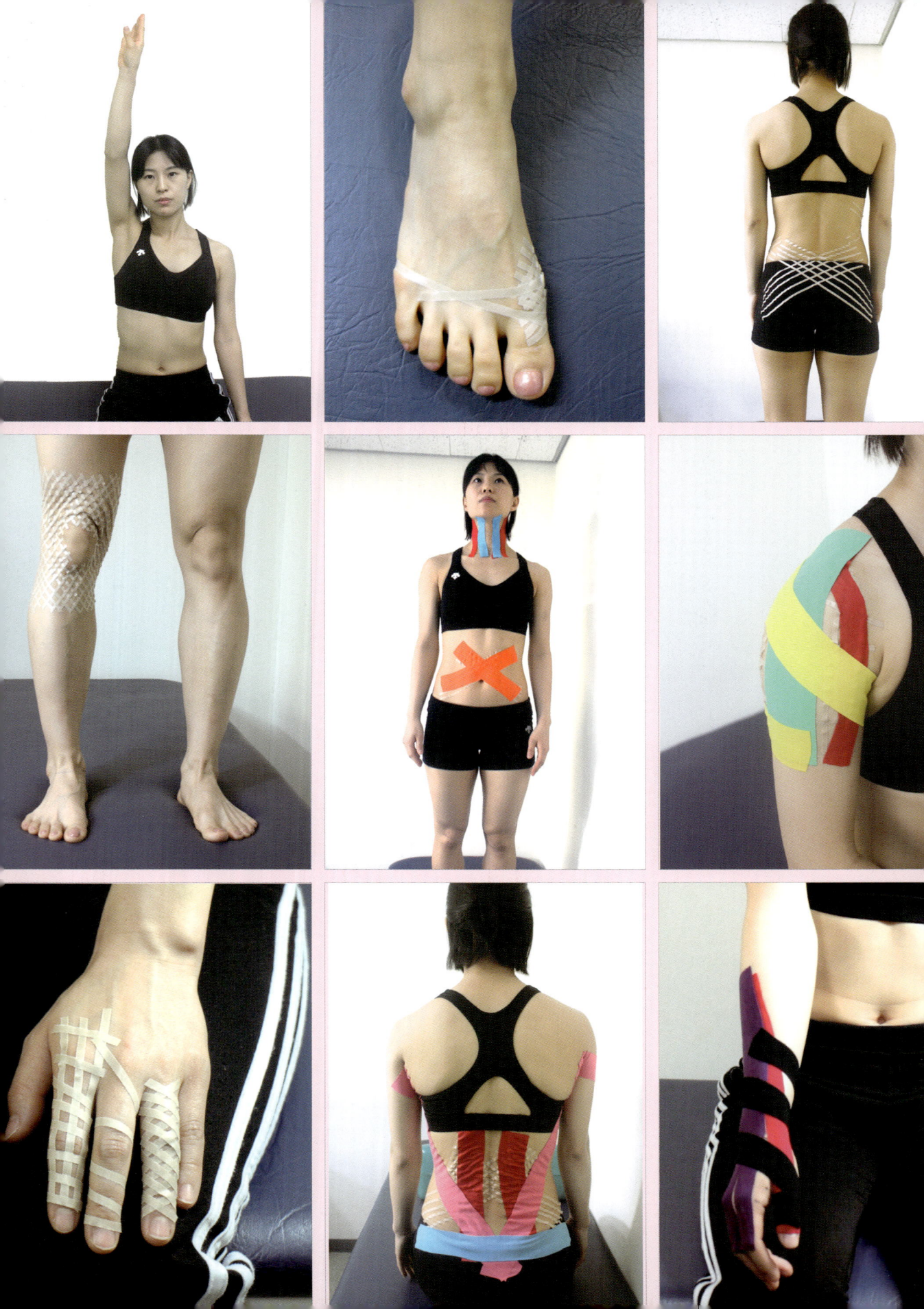